全国名老中医药专家学术传承系列教材(案例版)

总主编　许二平

跟全国名老中医
高体三做临床

主　编　高天旭　高　达

副主编　徐江雁　彭　新

编　委（以姓氏笔画为序）

丁睿哲　王漫漫　李海朋　时　玮

张积思　易　华　孟亚斌　徐　昉

雷团结　霍俊方　魏子杰

U0235308

人民卫生出版社

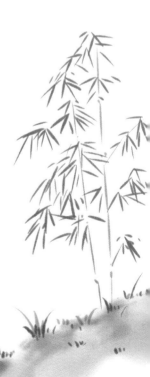

图书在版编目（CIP）数据

跟全国名老中医高体三做临床 / 高天旭，高达主编 . —北京：
人民卫生出版社，2019

（全国名老中医药专家学术传承系列教材：案例版）

ISBN 978-7-117-28503-2

Ⅰ.①跟⋯ Ⅱ.①高⋯ ②高⋯ Ⅲ.①中医临床 - 经验 -
中国 - 现代 Ⅳ.①R249.7

中国版本图书馆 CIP 数据核字（2019）第 099045 号

| 人卫智网 | www.ipmph.com | 医学教育、学术、考试、健康，购书智慧智能综合服务平台 |
| 人卫官网 | www.pmph.com | 人卫官方资讯发布平台 |

版权所有，侵权必究！

全国名老中医药专家学术传承系列教材（案例版）

跟全国名老中医高体三做临床

主　　编：高天旭　　高　达
出版发行：人民卫生出版社（中继线 010-59780011）
地　　址：北京市朝阳区潘家园南里 19 号
邮　　编：100021
E - mail：pmph @ pmph.com
购书热线：010-59787592　010-59787584　010-65264830
印　　刷：北京铭成印刷有限公司
经　　销：新华书店
开　　本：710×1000　1/16　印张：12　插页：4
字　　数：228 千字
版　　次：2019 年 8 月第 1 版　2019 年 8 月第 1 版第 1 次印刷
标准书号：ISBN 978-7-117-28503-2
定　　价：43.00 元

打击盗版举报电话：010-59787491　E-mail：WQ @ pmph.com
（凡属印装质量问题请与本社市场营销中心联系退换）

全国名老中医药专家学术传承系列教材（案例版）
编写委员会

编 写 说 明

中医学是中华民族的瑰宝，源远流长，博大精深，具有独特完整的理论体系和卓越的诊疗效果，为维护我国人民健康和民族繁衍做出了卓越贡献。名老中医学术经验是中医学宝库中的璀璨明珠，对于名老中医学术经验的传承与发展是提高我国健康卫生保障水平和发展中医学术的重要支撑，如何有效、完善地传承与发扬名老中医学术经验是当前亟须解决的重要研究课题。

河南是医圣张仲景的故乡，人杰地灵，名医荟萃。河南中医药大学创建于1958年，是全国建校较早的高等中医药院校之一，也是河南唯一的中医药高等院校，学校拥有一大批国家级名老中医，其中入选人事部、国务院学位委员会、教育部、卫生部、国家中医药管理局前5批全国老中医药专家学术经验继承工作指导老师的就有119人，他们精湛的医术和独特的诊疗经验，在全国享有较高声誉，是我校宝贵的资源和财富。将名老中医药专家宝贵的学术经验作为教学素材，采用全新的教学方法纳入教学计划并有效实施，对深化教学改革，促进中医药学术的传承与创新，具有十分重要的学术价值和现实意义。

随着教育教学改革的不断深化和新的国际化教育理念的引入，高等教育在教学内容、教学方法和教学手段上的改革不断创新。为进一步深化教学改革，突出办学特色，我们依托我校特有的资源和优势，编写了《全国名老中医药专家学术传承系列教材（案例版）》，在人才培养方案中设置"名老中医学术经验传承课程模块"，构建了"基于名老中医学术经验传承的案例式教学体系"。在教学实施过程中，采取以问题为中心的案例式教学方法，实现教学内容和教学方法的有效契合，达到跟名医做临床的良好效果，使名老中医学术思想和临床经验得到有效传承。

本系列教材在编写过程中，老师们付出了大量的心血和汗水，在此表示感谢！同时限于编者的能力与水平，本套教材难免存在有不足之处，敬请同行专家提出宝贵意见，以便再版时进一步修订完善。

编委会

2018 年 6 月

前　言

　　高体三教授是全国著名的中医学家，中医教育家，为国家卫生部、人事部、中医药管理局确定的全国第二批老中医药专家学术经验继承工作指导老师。高老业医60余载，精研中医古典医籍，博采众长，潜心钻研，教学、医疗、科研等成效斐然。在中医教学和实践中逐步形成独特的三阴辨治理论，创立了"水暖土和木达"的学术思想，在医学界享有较高声誉。

　　本案例教材以"高体三教授名医工作室"为依托，对高老学术思想和临证医案进行全面收集、归纳和整理，凝练学术思想，整理临证医案。在编写题例上以高体三教授"水暖土和木达"学术思想为主线，以案例为主题，以问题为中心进行编撰，力求概念明确，重点突出，思路清晰，简明准确，深入浅出，启迪思考，着力于中医思维能力的培养，实现高体三教授学术思想和临床经验的有效传承。

　　本教材分为高体三教授学术思想和临证医案两个部分。其中学术思想部分重点介绍高老"水暖土和木达"学术思想内涵及学术经验总结；临证医案分为肺系病证、心系病证、脾胃病证、肝胆病证、肾系病证、妇科病证及疑难杂病，每个医案均按照诊疗的时间、次序、过程进行叙述，并在诊疗过程中提出相关问题以启迪学生思考，最后针对相应的问题进行解析。本教材的特色之处在于将高老的学术思想贯穿于每个医案的诊疗过程中，充分体现以问题为中心的教育理念，通过学习，可使学生有效掌握高老临证辨治的思路和方法，达到跟名老中医做临床的良好效果，为今后从事临床打下良好的基础，同时亦为临床医师提高业务水平提供一部良好的参考素材。

　　由于编写时间仓促及编者水平所限，编写中难免存在不足之处，敬请专家同道提出宝贵意见，以便我们进一步改进和完善。

高天旭

2018年6月

高体三简介

高体三（1920—2011），男，河南省邓县人，中共党员，教授，主任医师。1959年毕业于河南中医学院并留校任教。曾任河南中医学院方剂教研室主任，中华全国中医学会河南分会理事，中南五省中医系列教材编委、顾问等职。历任中国人民政治协商会议河南省第五、第六届委员。为国家卫生部、人事部、中医药管理局确定的全国老中医药专家学术经验继承工作指导老师。

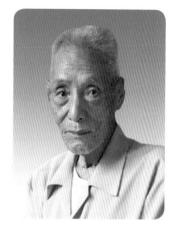

高体三教授出生于中医世家，幼承家训，熟读中医学古籍，研《黄帝内经》之理，遵《伤寒杂病论》之旨，深谙《神农本草经》之药性，一生注重中医学经典的研究，博采众长，在教学、医疗、科研等方面成效斐然。执教期间，编写《中医方剂学讲义》《中医常见病讲义》《临床中草药》《治法与方剂》《汤头歌诀新义》等10余部教材和专著，发表专业学术论文30余篇，具有较高的理论水平和学术价值。

在学术上，高体三教授在熟读经典的基础上，进一步深入研读清代医家黄元御《四圣心源》，喜读《黄元御医书十一种》，对张仲景学术思想之精髓探幽发微，并结合自身数十年的教学和临床实践经验，逐步形成了独特的"水暖土和木达"学术思想。

在临床上，高体三教授在数十年的临床实践中积累了丰富的临床经验，其医德高尚，医术精湛，在患者人群中享有较高声誉。临床诊疗以六经脏腑关系辨证为主，重视足三阴疑难病症的研治，其组方精良，用药独特，善用经方及温热药物，并形成了自身的治疗特色，对多种疑难病的治疗具有独特疗效，并得到了中医界的广泛认可。2008年8月被河南省中医管理局授予"河南中医事业终身成就奖"荣誉称号。

　　高体三教授是全国著名的中医学家、教育家,为河南中医药大学方剂学科的奠基人,在教学工作中,教风严谨,师德高尚,其严谨的治学态度、儒雅的教学风范和独特的学术思想,在中医界内享有较高声誉,为方剂学科的建设和发展做出了重大的贡献。目前,河南中医药大学方剂学科已发展成为国家级重点学科。

目　录

第一章　高体三学术思想

第一节　"水暖土和木达"

高体三教授临证治疗疑难杂症，多从足三阴入手，根据足三阴经的生理及病理特点，承袭仲景《伤寒论》扶阳法，并在此基础上加以发展，提出了"水暖土和木达"的学术思想。

一、"水暖土和木达"的生理概念

水者，肾也，足少阴肾经也，水曰润下，润下作咸。水性寒凉，其性属阴，外应于冬，水性本寒，水中无火，其寒必极，寒极则亡阳，而万物寂灭矣。肾主水，内寄元阴元阳。水火在于人身，是即元阴元阳，所谓先天之元气。肾阳为一身阳气之根本，"五脏之阳气，非此不能发"，体内五脏六腑、形体官窍均赖此以温煦，五脏六腑之机能均赖此以推动，精血津液的化生和运行输布均赖此以完成，即促进"有形化无形"的气化过程。肾阳充盛，则五脏六腑、形体官窍的各种生理活动得以正常发挥，同时机体代谢旺盛，产热增加，精神振奋。肾阴为一身阴气之源，"五脏之阴气，非此不能滋"，体内五脏六腑、形体官窍均赖此以滋养，五脏六腑之机能均赖此以凉润，精血津液的化生和运行输布均赖此以调摄。肾阴充足，脏腑形体官窍得以濡润，其功能活动得以调控而不亢奋，同时机体代谢减缓，产热减少，精神宁静内守即所谓"无形化有形"。郑钦安《医理真传》云："坎为水，属阴，血也，而真阳寓焉。中一爻，即天也。天一生水，在人身为肾，一点真阳含于二阴之中，居于至阴之地，乃人立命之根，真种子也"。种子是生命的根源，而种子的生长发育，需要立于肾水之中，少阴之地之上，并且必须种植在含水的土地之中，这个生命之火才能发展壮大。种子离开了土地，则无法孕育生命，而人体的真火离位，则会百病丛生。高老认为：肾中之水，寒则病生，暖则病愈，阳主阴从，机体机能正常，必须元阳充盛，即水暖是也。

土者，脾也，足太阴脾经也，土爱稼穑，稼穑作甘。应于长夏，具有濡润、

1

化育沉静的特性,旺于四时,为后天之本,气血生化之源,五脏六腑、四肢百骸皆赖其化生的水谷精微以奉养,因与长养万物的土相似,故称之为"土脏""脾土""坤土"等。土爰(yuan)四象,为心肝肺肾之母。脾胃水谷之气化生中气,中气旺则气机升降有序,脾胃纳谷运化有常,化生气血,滋生精华,养于四象,故称后天之本,为人体升降之枢轴。所谓土生金,金生水,水生木,木生火者是也。枢轴运转,除了脾胃本脏升降运化作用外,还能协助其他脏腑的升降活动,形成整体升降功能的和调统一。脾胃之中气,为升降之枢纽。脾主升清,则肝肾亦升,故水木不郁;胃主降浊,则心肺亦降,金火不滞,火降则水不下寒,水升则火不上热。平人下温而上清者,以中气之善运也。总之,通过脾胃中气之升降,能使全身气机条达,清阳得升,浊阴得降,阴平阳秘,气血和畅。高老认为:脾胃气机升降正常,则全身气机条达,则百病不生,则为土和也。

木者,肝也,足厥阴肝经也,木曰曲直,曲直作酸,为阴中之阳,外应于春,具有温和、生发、条达的特性。《素问·四气调神大论》说:"春三月,此曰发陈,天地俱生,万物以荣。"春天阳气始发,生机萌动,万象更新,推动自然万物的生长升发之气。春为风气当令,风气通于肝。风者,厥阴木气之所化也,在天为风,在地为木,在人为肝。肝气通于春,内藏生升之气,肝气升发则生养之机可化,诸脏之气生生有源,化育既施,则气血冲和,五脏安定,生机不息。人体气血阴阳的运行,法于自然阴阳升降消长之道。其气机的升降出入运动,则体现在脏腑经络的各种功能活动中。其中肝气对气机的影响主要表现为升举、疏通之作用。少阳肝脏应阳升之方,行春升之令,其气以升发为顺,主人体一身阳气之升腾。肝之疏泄,疏通、畅达全身气机,促进精血津液的运行输布,而且对于脾胃气机升降及情志的舒畅等均具有重要作用。因此,肝气的生理特点是主升、主动,这对于全身气机的疏通、畅达,是一个重要的因素。肝气的疏泄功能正常发挥,则气机调畅,气血和调,经络通利,脏腑、形体、官窍等的功能活动也稳定有序。高老认为:肝木条达,疏泄正常,则为木达也。

二、"水暖土和木达"的临证意义

"水暖土和木达"是指通过调理足三阴,使人体达到正常的健康生理状态。所谓足三阴,是指足厥阴肝经、足太阴脾经、足少阴肾经。根据临床观察,此三经无论在生理上或是在病理上都有着极为密切的关系,其发病率也较高。如果其中某一经发病,往往影响其他二经,导致三经同病。

足厥阴肝属木,足太阴脾属土,足少阴肾属水。为了说明三阴经肝、脾、肾三者之间的生理关系,我们恰切的比喻谓"肝木好比树,脾土好比地,肾水好比墒"。三者在生理上相互滋助,在病理关系上相互影响,故有"见肝之病,知肝传脾,当先实脾"之论。临床常说的"木郁克土""水不生木""调经不离肝脾""脾肾阳虚""肝肾阴虚"等,都充分说明了三者关系之密切,这对指导临床启发很大,值得重视。

脾土应长夏,属太阴而主湿,不病则已,病则多湿等;肾水应冬,属少阴而主寒,不病则已,病则多寒等;肝木应春,属厥阴而主风,不病则已,病则多风等,此为足三阴的病理特点。所谓"肝主风""脾主湿""肾主寒"即此义也。

脾主升清,功能运化,化生精华上奉,养育周身。病则脾湿下陷,可见食欲不振,倦怠乏力,便溏泄利等症。肾主藏精,秘而不泄,肾阴化水上交于心,病则肾寒失藏,可见小便失常,腰膝冷痛,痰饮脚气,阳痿遗精等症。肝主升发,功能疏泄,运行气血,灌注周身,病则肝风郁怒,可见胸脘胁肋胀痛,烦躁易怒,震颤抽搐等症。

脾土功能制水,土湿不能制水则肾经寒水邪气泛滥,寒水又反侮土,形成水土寒湿,不能生培肝木,肝木郁遏,生气不遂,于是足之三阴病作。此为太阴脾土病湿而累及肝肾,实为三阴合病,以脾为主,治宜温阳健脾为主,兼补肝肾,代表方如黄土汤。本方主治中焦虚寒所致的各种出血证,实属三阴同病以脾虚为主,一则肝木克土,二则寒水侮土,致脾虚失统。方中灶心土温中健脾止血为君药;臣以白术燥湿健脾,附子温肾散寒;配伍干地黄、阿胶、黄芩清滋养肝,补血寓止为佐;炙甘草补中培土,调和诸药为使。如此相伍可使水暖、土和、木达,脾阳复而血自止。

肾水功能生木,肾水寒不生木则厥阴功能失调,肝木郁陷,反克脾土,形成土被木克而水侮,于是三阴并作,此为少阴寒水病寒而累及肝脾,实为三阴合病,以肾为主,代表方剂如真武汤。本方主治脾肾阳虚之小便不利、水肿、心下悸、头眩等症,其发病乃因脾土湿陷,肾水虚寒,木郁风动致少阴寒水无制,泛滥而为水肿,治宜温肾壮阳,化气行水,兼补肝脾。方中附子温补肾命,蒸水化气为君药;白术、生姜、茯苓燥湿健脾以助运化为臣佐;更佐酸敛养阴之芍药养血疏肝,清风木治头眩,并缓姜附之辛燥。诸药合用共成温肾补脾,疏木清风,化气行水之剂。

肝木功能升发,肝风郁怒,贼克中土,脾土湿陷,无力制水,肝木克之湿气又无力解少阴之寒气,于是足之三阴并作,此为厥阴肝木失调而累及脾肾,实为三阴合病,以肝为主,代表方剂如乌梅丸。本方主治蛔厥证,又治久痢。其发病乃因脾肾虚寒,土不培木,水不涵木导致肝经血虚,化火上炎,形成虚实并见,上热下寒之证,实属三阴同病以厥阴风木为主。方中乌梅酸敛养阴补肝,以助厥阴春生之气为君药;臣以当归、桂枝助乌梅养阴补肝,疏木达郁;配人参、干姜、附子、蜀椒、细辛温补肾阳,暖脾和中为佐使,更佐连柏以清上热。诸药合用,可使水暖、土和、木达,以求温脏补肝成春之功。

总之,三阴经在生理上密切联系,病理上相互影响,一经发病往往累及其他二经,终致三阴同病而杂病丛生,或木郁蠹生而蛔厥,或手足厥寒而脉细,或寒疝腹痛而逆冷,或木郁乘土而痛泻,或虚劳腰痛而尿频,或妇人转胞不得溺,或下消而上渴,或脐悸而奔豚,或男子失精,或女子梦交,或带下崩漏,不一而足。故在临床上,治肝之病,须兼脾肾;治脾之湿,应兼治肝肾;治肾之寒当兼医肝脾,方可获得较好疗效。

第二节 论"营卫与气血、脏腑的关系"

营卫与气血均为构成人体和维持人体生命活动最基本的物质,是脏腑机能活动的物质基础,而脏腑的机能活动又是产生这些物质的保证。因此,它们之间有着相互依存、相互为用、密不可分的关系。在生理上相互联系,病理上相互影响。笔者试就其之间的关系从以下几个方面作进一步的探讨。

一、营卫的产生与功能

《灵枢·营卫生会》曰:"何气为营?何气为卫?营安从生,卫于焉会……答曰:人受气于谷,谷入于胃,以传于肺,五藏六腑,皆以受气,其清者为营,浊者为卫,营在脉中,卫在脉外,营周不休……"《素问·痹论》曰:"营者,水谷之精气也……循脉上下,贯五藏,络六腑也;卫者,水谷之悍气也……不能入于脉也,故循皮肤之中,分肉之间,熏于盲膜,散于胸腹"。可见营卫两者乃为水谷精微所化。而营卫的生成,实赖于中焦的健运。中气旺盛,则胃善纳而脾善运,谷精充沛,精华滋生,游溢而上归于肺,通过肺气的宣发肃降,将其洒陈于五脏六腑,输布于四肢百骸,营卫循周,揆度为常。若中气颓败,脾气陷而胃逆,谷精竭绝,营卫虚馁,则人病多夭。

卫者,其气疾滑利,内温脏腑,外煦皮腠,有卫护体表、抗御外邪的功能;营者,其质精专滋濡,内养脏腑,外营筋肉,脏腑功能活动,无不本乎于此。精专者为阴,悍者为阳。《素问·生气通天论》:"阴者,藏精而起亟也;阳者,卫外而为固也"正是对营阴卫阳两者功能的高度概括。

二、营卫与气血的关系

营即血,卫即气。《灵枢·决气》云:"上焦开发,宣五谷味,熏肤、充身、泽毛,若雾露之溉,是谓气"。《灵枢·本藏》曰:"卫气者,所以温分肉,充皮肤,肥腠理,司开合者也。"以此互参,足见卫之"温分肉,充皮肤,肥腠理",即气之"熏肤、充身、泽毛",名目虽殊,而其言实为一物,故卫之与气,本同一体。《灵枢·邪客》云:"营气者,泌其津液,注之于脉,化以为血,以荣四末,内注五藏六府"。《难经·三十难》曰:"营行脉中"。而脉络者,乃为血液运行之通道。故营之与血,实异名而同类。

以上所言卫与气、营与血之彼此互文者,皆见于《素》《灵》诸篇。而营卫气血之奥秘,直言不讳,一语道破者,无过越人、仲景。如《难经·三十二难》云:"心者血,肺者气,血为营,气为卫,相随上下,谓之营卫"。《伤寒·脉法》云:"寸口脉弱而迟,弱者卫气微,迟者营中寒。营为血,血寒则发热;卫为气,气微者心内饥"。《伤寒论》第50条:"……假令尺中迟者,不可发汗,何以知之然,以营气不足,血少故也"。此皆明言"营为血""卫为气""血为营""气为卫",故笔者在营卫与气血关系的开篇首云:营即是血,卫即是气。换言之,血便是营,气即是卫。气血行于经,为营卫之根本;营卫行于络,而布于肉腠、肌表、皮毛,为气血之枝叶。气为阳而血为阴;卫为阳而营为阴。气卫为阳,营血为阴。

三、营卫与气血、脏腑的关系

营内根于血,卫内根于气。然气血之生,乃化于中焦,故脾为生血之本,胃为化气之源。血生于脾,藏于肝而主于心。《灵枢·本神》曰:"肝藏血,血舍魂……心藏脉,脉舍神"。肝木升发疏泄,心气畅通旷达,将血内行脏腑、外布经络,里外上下,无所不至。故凡脏腑经络之血,皆为心肝之所流注。其行于经脉,如巨川之奔涌者,谓之血;其行于支络,如溪流之涓涓者,谓之营。营血内根于脾而主司于肝、心,脾土主升,脾升则肝木亦升,肝脾升达则营血彰显而化魂神。营血者,秉于木火之气,肝木应春而心火应夏,春生夏长,木温火热,故营血属阴而其性温暖、升散,是为阴中含阳。气源于胃,藏于肺而主于肾。《难经校释·八难》注释:"肺为气之主,肾为气之根"。《灵枢·本神》云:"肺藏气,气舍魄……肾藏精,精舍志"。肺金清肃宣发,肾气温升徐嘘,将气内行脏腑,外布经腠,人身内外,无处不及,故凡脏腑经络之气,皆肺肾之所宣达。其行于脏腑如烜烜之疾者,谓之气;其行于皮毛如栩栩之煦翕者,谓之卫。卫气内根于胃腑而主司于肺肾,胃主降,胃降则肺气亦降,肺胃降敛,则气卫凝肃而化魄精。卫气者,秉于金水之性,肺金应秋而肾水应冬,秋收冬藏,金凉水寒,故卫气属阳而其性清肃、收敛,是谓阳中含阴。

总之,脾胃化生气血,化生以后,气统于肺,血司于肝。肝肺功能协作,推动气血运行,内行脏腑,外注经络,内外上下,无处不至。内行脏腑名气血,外注经络称营卫。营卫者,乃行于太阳、肌表、经络浅层之气血也。正如清代医家黄元御所云:"肝藏血,肺藏气,而气原于胃,血本于脾……气统于肺,凡藏府经络之气,皆肺气之所宣布也,其在藏府则曰气,而在经络则为卫。血流于肝,凡藏府经络之血,皆肝血之所流注也,其在藏府则曰血,而在经络则为营。营卫者,经络之气血也。"即是对营卫、气血、脏腑之间关系的精辟概括。

气血为营卫之根本,营卫乃气血之枝叶,本固则枝荣,根深则叶茂,必然之理也。所谓"正气内存，邪不可干"者，即内之气血充足，营卫外不受病。所谓"邪之所凑，其气必虚"者，即营卫外感病邪，其气血内虚故也。

第三节   论"脾胃升降关系"

"脾主升清，胃主降浊"，为中医脏腑学说重要内容之一。从临床观察看，凡属脾虚之证，大都呈现腹胀腹痛，或便溏泄痢以及清阳下陷脱肛等证；凡属胃虚之证，往往多见胃痛吐水，或胃脘满闷以及浊阴上逆不食等证；凡属脾胃实证，常会导致脘腹胀满，食谷欲呕，大便秘结等升降窒塞、壅塞不通等证。在这一基础上，形成了脾主升清、胃主降浊，脾主运化、胃主纳谷等理论。《黄帝内经》所谓"饮入于胃，游溢精气，上输于脾，脾气散精，上归于肺，通调水道，下输膀胱，水精四布，五经并行"，正是此义。

一、脾胃升降的生理

脾胃升降的关键，在于燥湿从化而阴阳相济。盖脾与胃两者具有相互制约及相互资助的密切关系，故曰脾与胃相表里。脾为阴土属太阴，胃为阳土属阳明，太阴主湿而阳明主燥，乃《伤寒论》对此二经性质之定理也。然，湿者，太阴土气之所化也，在天为湿，在地为土，在人为脾。足太阴脾以湿土司气，辛金之燥从脾而化湿，故曰太阴湿土，这就是土主湿的理论依据。燥者，阳明金气之所化也，在天为燥，在地为金，在人为大肠。手阳明大肠以燥金主令，戊土从大肠庚金而化燥，故曰阳明燥金。土性本质主湿，所谓胃为燥土者，正是由此而来。

以上说明了脾土主湿而胃为燥土，还应进一步说明脾胃两者的燥湿从化及阴阳相济等关系。脾为太阴气主升，胃为阳明气主降。脾为湿土而性阴，胃为燥土而性阳。太阴脾脏湿土之阴，能济阳明胃腑燥土之阳；阳明胃腑燥土之阳，能济太阴脾脏湿土之阴，使其脾胃两者燥湿相制，阴阳相济，己土不致偏湿，戊土不致偏燥，从而燥湿平衡，阴平阳秘，中土和煦，脾胃强壮，中气旺盛，脾胃自然升降。脾气上升可促使胃土顺降，胃气下降可促使脾土上升，脾升胃降犹如车轮之枢轴，枢轴运动，升降往复而循环不息。所谓"无有升而不降，无有降而不升"者，正乃此理。

二、脾胃升降的关系

脾胃属土，位居中焦，为四象之母，实生四象，四象即心肝肺肾。所谓土生金，金生水，水生木，木生火者是也。脾胃功能化生中气，中气旺则升降运转，纳谷运化，化生气血，滋生精华，养于四象，故称后天之本，为人体升降之枢轴。枢轴运转，除了脾胃本脏升降运化作用之外，还能协助其他脏腑的升降活动，形成整体升降功能的和调统一。例如脾气旋升，可推动肝肾上达而交于心，故水木不郁；胃气转降可带动心肺下行，故火金不滞。是以有"脾升则肝肾也升，胃降则心肺也降"之论。水升交火则心不上炎，火降交水则肾不下寒，平人上清而下温者，乃中焦脾胃土气之善运也。反之，中气衰则升降窒塞，火不交水则肾水下寒而精病，精病者则遗泄而不秘；水不交火则心火上炎而神病，神病者多惊怯而不宁；肝木郁滞而血病，血病者则凝瘀而不流；肺金郁滞而气病，气病者则痞塞而不宣。由此可知，心肝肺肾之病，大都与脾胃升降失常者有关。总之，通过脾胃中气之升降，能使坎离交济，龙虎回环，阴阳互根，气血和畅。

三、升降与精神魂魄

如前所述，脾胃属土为四象之母，实生四象，四象即心肝肺肾。肾藏精，心藏神，肝藏魂，肺藏魄。从精神魂魄来看，悉与脾胃升降有关。如脾胃升降运化，为化生气血之源。化生之气归于肺，化生之血藏于肝。肝血温升则魂生，温升不已，温化为热（正常）上升则生心神。肺气清降则魄生，清降不已，清化为寒（正常）下降则生肾精。心为阳而肾为阴，心火下降交于水，阴中有阳故水暖而精盈，肾水上升交于火，阳中有阴故气清而神旺。神发于心而其根在肝，神气未旺之前，先现其阳魂。精藏于肾而其本在肺，精气未盈之前，先结其阴魄。《黄帝内经》所谓"随神往来者谓之魂，并精出入者谓之魄"亦即指此。肝木应春气温而主升，肝之温气方升，未能化神而先化其魂，温气全升为热由魂而化神，魂为神之初萌，故曰随神而往来；肺金应秋气清而主降，肺之清气方降，未能化精而先结其魄，清气全降为寒由魄而生精，魄为精之始基，故曰并精而出入。总之，精神魂魄之化生，不能离开脾胃中气之升降，脾气主升，脾升肝达而化魂神；胃气主降，胃降肺敛而化魄精。所谓土为四象之母而实生四象者，道理就在于此。

四、脾胃升降失常的病理

一方面，脾与胃相表里，脾为湿土，胃为燥土，一燥一湿而阴阳殊途。另一方面，脾土之湿济其胃土之燥，胃土之燥济其脾土之湿，彼此相济而又互为制约，使戊土不燥而己土不湿，双土之气和合，中气运转，胃降而善纳谷，脾升而主运化；所以不病。病则或湿胜其燥，或燥胜其湿，病理不同，治法亦异。

1. 脾胃湿病

太阴脾土主气之湿现其本气，湿气偏盛，累及于胃，脾湿胜其胃燥，使胃土客气之燥从脾而化湿，形成脾胃湿盛，运化失常，升降反作，脾陷胃逆，发为太阴湿盛虚寒之病。正因如此，一则可出现便溏泄利，或腹胀、腹痛等症，二则可见到胃逆不食，或恶心、呕吐等疾，三则导致脾陷胃逆，吐利并作。治宜补中健脾、和胃降逆。如便溏、泄利、腹痛偏重者，可补中健脾升陷为主而和胃降逆为辅；如不食或呕吐偏重者，宜和胃降逆为主而补中健脾为辅；如吐利并作俱重者，应补中健脾与和胃降逆并济，但根据治疗经验，尽管是吐利并作俱重，在处方用药上，还是以和胃降逆之药微重于补中健脾之品为好，因为这样可以防止在补中健脾升陷治下的情况下，造成不食呕吐上逆更甚。若治不如法，形成上不能食，再加上泄痢滑脱不止者，往往也会导致虚脱垂危。

2. 脾胃燥病

临床也有阳明胃土现其司化者庚金之燥气，致使胃土化燥，燥气偏盛，累及于脾，胃燥胜其脾湿，使脾土之湿从胃土而化燥，形成脾胃燥盛，运化失职，升降窒塞，壅塞不通，发为阳明燥盛实热之病。所以证见脘腹痞满，或食谷欲呕，甚则发热口渴，形成高热便秘等症。在治疗方法上，轻者消积导滞；重者清热生津；再重则苦寒泻下。以上三种治法，也包括实则阳明之义。

五、脾胃湿病偏多的大意

从临床实践看，脾胃患病的特点是湿病多于燥病。高老认为，欲想研究这个问题，应抓住两点，一是重视脾胃属土而土性主湿的理论本质，二是必须从太阴、阳明二经的主客从化着眼，如此才是研究脾胃湿病多于燥病的关键所在。

根据五行学说，肺、大肠相表里属金，肝、胆相表里属木，肾、膀胱相表里属水，心、小肠相表里属火，脾、胃相表里属土。同时，中医学又提出"金主燥""土主湿"等理论，这就充分说明了脾胃属土而土性本湿，病则脾胃现其本质主气之湿，这正是脾胃患湿病多的原因之一。

根据《伤寒论》，足太阴脾以湿土司气，手太阴肺之燥金从土而化湿，湿为太阴之主气，而肺金之燥从化为湿是客气，主气难变而客从主化，故曰太阴湿土，但不名太阴燥金，此为脾胃患湿病多的原因之二。

手阳明大肠以燥金主令，足阳明胃土之湿从金而化燥，燥为阳明金之主气，而胃土之湿从化为燥是客气，主气难变而客从主化，故曰阳明燥金，但不名阳明燥土，因其土性本湿，此为脾胃患湿病多的原因之三。

总之，足太阴脾土之湿，为本质的主气，并非从化之客气。足阳明胃土之燥，乃从金所化是客气，虽曰燥土是客气，并非胃土之本气，主气难变而客从主化，究之客气终不敌主气之旺，所以脾胃病中太阴湿盛者偏多，而阳明燥盛者偏少。由此可见，脾胃属土而土主湿，乃戊己本质主之特点。

综上所述，脾胃升降功能，主要在于燥湿互为相济，阴阳互为制约，燥湿平衡，阴平阳秘，脾胃表里关系和合，中土之气运转，为形成脾胃升降的关键所在。正由于脾胃中气运化升降，所以升清阳能助肝肾，降浊阴可敛心肺、生化气血、养育四旁、滋培精神魂魄、调济水火气血，悉与脾胃升降有关，故中土为后天之本。

第四节　论"脾为生痰之源，肺为贮痰之器"

"脾为生痰之源，肺为贮痰之器"这一句经文，对于临床实践具有重要的指导意义。因此，很有必要进一步从中医学理论有关方面加以阐述，从而更好地指导临床实践。

一、从理论方面研究

"脾为生痰之源，肺为贮痰之器"一说，与中医学的脏腑学说、五行学说、六经辨证、六气从化等有着密切关系。脾肺二脏为太阴经，脾属土而土性主湿，湿为六气之一，土为五行之一，由于足太阴脾土湿，影响了手太阴肺金，肺失宣降而化生痰浊。前人有"生我者为母，我生者为子"以及"虚则补其母，实则泻其子"等论述，也说明了太阴脾肺的母子相生关系，所谓"土生金"或"培土生金"正是此理。从临床实践看，一般来说，母壮（正常）则子强，母虚（反常）则子病，故曰"脾为生痰之源，肺为贮痰之器"。

二、从生理方面研究

脾居中州，有运化水谷、吸收营养和升清降浊等功能。肺居上焦，司呼吸吐故纳新，有外主皮毛、内主肃降等作用。从脾肺的关系看，脾土主湿而肺金主燥，在正常生理情况下，脾土之湿可约制肺金之燥，而肺金之燥又可约制脾土之湿，如此则燥湿相敌，互为制约，使土不偏湿而金不偏燥，脾土肺金和煦，所以不病。脾升清阳滋养于肺，肺气肃降以导湿浊，故有"脾气散精，上归于肺，通调水道，下输膀胱"之论（《素问·经脉别论》）。由此可知，脾肺在生理关系上，具有相互资助和相互制约的密切关系。特别是脾为肺之母，如果脾湿不能升清而土不生金，就会导致肺之肃降失常而症见咳嗽吐痰。故有"见痰休治痰"的说法。所以前人根据临床实践提出了"脾为生痰之源，肺为贮痰之器"的论断。

三、从病理方面研究

临床对痰的命名颇多，如燥痰、热痰、风痰、寒痰、湿痰、顽痰等。尽管分类不少，但大都与脾湿生痰有关，其病理概述如下：

中土湿不能升清降浊，浊邪壅塞于上，影响上焦肺金肃降，手太阴肺金秘其本气而生燥，故致燥痰咳嗽，证见咳痰干黏。

中土湿不能生金，肺金失其宣降之常，手太阴肺金从足太阴脾土而化湿，致成湿痰咳嗽，症见咳痰偏多，色白而不黏。

中土湿不能培木，木郁风动，肝脾失调，湿化为痰，风痰上泛，形成风痰诸候，症见头晕目眩，或心悸癫狂昏迷等。

中土湿阻气机，也有木郁化火，火刑肺金，导致热痰咳嗽，或热灼肺津而成老痰或顽痰，症见咳嗽吐痰色黄或痰黄稠黏。

中土湿不制水，造成肾虚命门火衰不能生土，脾土化寒致成痰饮寒咳；或中土湿脾虚化寒，无力资助肺金，手太阴肺从足太阴脾化为湿寒，致成寒痰咳嗽，症见咳痰清稀，或咳痰而凉，或遇寒咳重。

由此可知，"脾为生痰之源，肺为贮痰之器"这个论点，主要是对太阴脾肺两脏而立。中土在正常生理情况下，具有升清阳和降浊阴等功能。所谓升清阳，实际上包括了功能气化的上助调节和精华物质的上奉营养；所谓降浊阴，实际上包括了功能气化的运转下行及痰湿浊邪的顺导下出。病则中湿不运，升降窒塞，不能化气如沤，清阳不能上达，导致上焦功能气化失调及精华营养无源；浊阴不能下降，致使上焦不能化气如雾，功能气化不利及痰浊湿邪壅滞于内，累及他脏，症见痰咳喘满，或头晕目眩，或心悸癫狂，或痰蒙心窍昏迷等。

四、从治法方面研究

根据脾土主湿而肺金主燥的原则，对脾应以补中祛湿健脾为法；对肺则宜化痰止咳为主，并需参考或清或润或温或补等法。若累及肝肾，还应结合补肾疏肝之法。

五、从方药方面研究

根据湿生痰，湿为阴邪，寒湿腻滞，肺气不利，导致咳痰喘满的特点，在一般情况下，可选用温阳化湿、渗湿健脾、理气化痰方药为主，灵活配方治疗。

1. 二陈汤　陈皮（亦有用橘红者）、半夏、茯苓、炙甘草。
2. 加味黄芽汤　干姜、茯苓、党参、炙甘草、陈皮、杏仁。
3. 加减变化　气虚者重用党参；寒重者重用干姜；肺有燥热者可加生石膏、麦冬、全瓜蒌、黄芩；属于风痰者可加天麻、荆芥、桂枝；意取敛肺止咳者可加五味子、罂粟壳等。

第五节　论"土中泻木"

"土中泻木"一语，古人在解释某方药功用时偶有提及。如李东垣谓小建中汤"以芍药之酸，土中泻木"。汪昂谓泻黄散"重用防风者……能于土中泻木也"。高老则认为，土中泻木是"见肝之病，知肝传脾，当先实脾"理论的延伸和继续，是历代医家临床经验的总结。

肝、胆、脾、胃在生理上相互滋助，在病理过程中又相互影响（肝胆属木，脾胃属土），这一规律早为古人所重视。如《难经·七十七难》云："见肝之病，则知肝传之于脾，故先实其脾气，勿令得受肝之邪，故曰治未病焉。"张仲景《金匮要略》，开宗明义第一篇第一条示人以规范："问曰：上工治未病者，何也？师曰：夫治未病者，见肝之病，知肝传脾，当先实脾。"说明了土木之间的密切关系及指导临床治疗的重要意义。清代黄元御明确提出："木生于水长于土"，"甲木克戊土，痛在心胸；乙木克己土，痛在脐腹"。更清楚地揭示了肝、胆、脾、胃之间病理变化相互影响的一般规律。高老认为，土木关系这一辨证理论还应在黄氏论述的基础上加以补充阐明，即见肝之病，知肝传脾，当先实脾；见胆之病，知胆传胃，当先和胃。临床凡见肝胆之病，应预测将来有累及脾胃的可能，在疏利肝胆之时，勿忘调理脾胃；脾胃之病（特别是长期慢性虚弱性脾胃病），则应考虑其中有木郁克土或土不培木的因素存在，在调理脾胃之时，勿忘疏利肝胆，才能取得比较满意的治疗效果。

一、疏利肝胆之时，勿忘调理脾胃

经方中的名方桂枝汤、小柴胡汤，其药物配伍即是在此思想指导下组成的。桂枝汤治太阳中风，卫病及营，营郁不能外透，症见发热。营郁即血郁，血郁可致肝郁（营即血之流布于经络肌表者，营与血实为一物，同为脾所生，肝主疏泄。此意详见《四圣心源·卷一·气血原本》），肝郁不达，犯及脾胃，故太阳中风证原条文中有"干呕"之症。方中桂枝、白芍疏木达郁，透营解肌疏表；炙甘草、姜、枣调补脾胃，滋其汗源。另《金匮要略·妇人妊娠病脉并治》载：桂枝汤又治妊娠恶阻者，以肝木主生，胎妊之生，居于腹中（腹属脾胃），三月胎妊渐大，初犯胃气，碍胃土顺降之路，故恶阻而不食。方中桂、芍达肝郁助其生长，姜、枣、甘草调脾胃以进饮食。小柴胡汤治少阳病，方中柴胡、黄芩疏解少阳以治往来寒热、胸胁苦满，人参、半夏、姜、枣、炙甘草调补脾胃，以防邪气内传。其原方加减，则更是次序井然，"若腹中痛者，去黄芩加芍药三两"，腹中急痛，乃肝木之克脾土，故去清解少阳之黄芩，加滋木清风、归经厥阴之芍药，此即黄氏所谓"乙木克己土，痛在脐腹"。另如《伤寒论》桂枝加芍药汤治伤寒太阳误下，腹满时痛者属太阴（脾），亦取酸寒之芍药以泄木郁，桂枝辛温助升散，疏木达郁以缓太阴之急迫。后世时方逍遥散等配伍亦莫不仿此。此皆治肝胆之患，以治肝胆为主，兼顾脾胃。

二、调理脾胃之时，勿忘疏利肝胆

既然木郁克土，而临床长期慢性脾胃疾患，木郁不达、土被木克则更是在所难免，故许多治脾胃名方的药物配伍，无不以此作为立法选药的理论依据。如《金匮要略》小建中汤治虚劳里急、悸衄、腹中痛、梦失精、四肢酸痛、手足烦热、咽干口燥者，以中土颓败，不能化精血以培肝木，肝木失于条达，侵克脾土则腹中急痛，疏泄不藏则梦而失精，木郁化火则烦热咽干，木火刑金则衄，木气奔冲则悸。此皆为土不培木，木郁不达，反乘脾土所致。方中胶饴、姜、枣、甘草补脾精以健中气，兼以桂枝、芍药达木郁而清风燥。《素问·脏气法时论》所说"肝欲散，急食辛以散之，用辛补之，酸泄之"，即是此义。其他如小建中汤疗胃溃疡及慢性胃炎、蛔虫型腹痛、胃肠神经官能症、阳虚发热；黄芪建中汤治疗虚劳里急诸不足及溃疡病；《景岳全书》引刘草窗之痛泻要方治腹痛泄泻，用厥阴肝经之芍药、防风；刘完素《河间六书》芍药汤治湿热痢，重用芍药；钱乙《小儿药证直诀》泻脾散，用清解少阳之栀子、辛散厥阴之防风；李东垣《脾胃论》补中益气汤，用清解少阳之柴胡、滋养肝木之当归等。以上皆以治肠胃立名，而用药常配疏木泄郁之品，后世医家何以如此制方而疗效卓著？因其照顾到了土木之间的相互关系，体现了中医学辨证论治的思想和整体观念这一特色。李东垣以善治脾胃著称，其奥妙之一在于善用风药。李氏治脾胃方中之升麻、柴胡、薄荷、当归、防风之类，辛散疏达之性，皆与木之生发相合，考其归经皆入肝胆。名为治脾胃，而兼用疏利肝胆之药，概取其木达则土亦和，亦即所谓"病在中，傍取之"之意。

总之，"土中泻木"者，意同"抑木扶土"，即寓治木于治土法中，名为治土，实则土木双治；名为调理脾胃，实则兼顾肝胆。此意皆在《难经》《伤寒论》《金匮》肝脾理论之字里行间，仲景虽未尽言，而已于虚劳杂病诸方中昭然若揭矣。

第六节　论"清阳下陷和浊阴上逆"

清阳下陷和浊阴上逆为脏腑发病的病理表现，在临床上可表现出多种复杂证候。因此，深刻理解清阳下陷和浊阴上逆的实质内涵，对临证治疗具有重要的指导意义。

一、清阳下陷

所谓清阳下陷病，就是指肝脾肾三经的证候。由于肝脾肾三经主升，病则多为生长之气不足，再加上三经在生理病理上关系密切，三者如果一方发病，往往可影响另外两个脏腑，因此在治疗本经病的同时，要注意兼治他经。久治不愈的疑难病症，均为多脏器的功能失调。正如《金匮要略》云："见肝之病，知肝传脾，当先实脾"，就是这个意思。例如肝硬化到后期出现腹水、饮食不下，就是三经的混合病证，但必须以肝为主，饮食不下属脾病，腹水应该归为肾病。

1. 疾病举例

（1）肝经疾病：慢性肝炎、肝硬化腹水、疝气腹痛、囊部阴湿、阴部湿疹、阴部湿痒、妇科疾病等。

（2）脾经疾病：腹痛下利，五更泄泻，胃下垂，脱肛，久痢，慢性大便下血、慢性肠胃寒病等。

（3）肾经疾病：腰痛，遗精，遗尿，阳痿，尿混，慢性肾炎，肾结石，水肿，下部发凉等。

2. 药物及代表方剂

（1）肝经方药：桂枝、白芍、阿胶、当归、乌梅；代表方剂：桂枝汤、乌梅丸、当归四逆汤、四物汤。

（2）脾经方药：党参、白术、茯苓、黄芪、大枣；代表方剂：理中丸、四君子汤、补中益气汤。

（3）肾经方药：附子、肉桂、杜仲、补骨脂、鹿茸；代表方剂：四逆汤、真武汤、肾气丸。

二、浊阴上逆

所谓浊阴上逆病，是指心肺胆胃4个脏腑的证候。这四脏在病机关系上也较密切。因胃气不降，也往往影响心、肺、胆之降路。因此，在治疗肺咳的同时，要加降逆和胃之药，治疗心胆也是如此。例如小柴胡汤为胆经方剂，方中加用半夏、生姜，就是降胃逆而促使胆火下降之义。

1. 疾病举例

（1）肺逆不降：咳嗽或喘，咳痰咳血，鼻衄，肺痈，胸满、胸痹。

（2）胃逆不降：胃痛，胃脘胀满，嗳腐吞酸，呃逆，呕吐饮液。

（3）胆火不降：口苦，咽干，目眩，寒热往来，耳聋，黄疸，头痛。

（4）心火不降：心烦急躁，口舌生疮，心烦失眠，心悸怔忡，多梦健忘。

2. 药物及代表方剂

（1）胃经方药：生姜、半夏、陈皮、砂仁、竹茹；代表方剂：橘皮竹茹汤、平胃散、香砂六君子汤。

（2）肺经方药：桑白皮、五味子、川贝母、杏仁、款冬花；代表方剂：二陈汤、泻白散、清气化痰丸、止嗽散。

（3）胆经方药：柴胡、黄芩、白芍、茵陈；代表方剂：小柴胡汤、大柴胡汤。

（4）心经方药：水牛角、黄连、竹叶、柏子仁；代表方剂：导赤散、黄连阿胶汤、天王补心丹。

第七节　论桂枝治内伤杂病

高老在深入探研《伤寒论》《金匮要略》的基础上，临床善用桂枝治疗内伤杂病，并且取得了较好的临床疗效。问其何故？答曰：桂枝味辛甘性温，为肝经主药，具有辛散疏木达郁之功。因肝主风，风为百病之长，肝为脏腑之贼，百病丛生,多与肝经相关,故多用之。并将仲景用桂枝治内伤杂病归纳为以下7个方面。

一、用治心病

枳实薤白桂枝汤,用桂枝一两,通阳开结,平冲降逆。桂枝生姜枳实汤,用桂枝三两,通经而达木。炙甘草汤、桂枝甘草汤分别用桂枝三两、四两,皆取其通阳复脉、以定心悸的作用。

二、治肺病痰饮

泽漆汤用桂枝通阳以利水。苓桂术甘汤用桂枝辛温通阳以行水。五苓散、茯苓甘草汤用桂枝二两,皆取其通阳化气行水之功。肾气丸用桂枝一两,疏肝行水,祛除痰饮。

三、治肝胆病

乌梅丸用桂枝六两,合当归养血疏肝达其郁滞。当归四逆汤、黄芪桂枝五物汤两方均用桂枝三两,温肝达血以透营,配当归养血通脉,起经脉之欲绝;配黄芪补气充卫,营卫外发则痹证自去。桃核承气汤用桂枝味辛能散能行,助桃仁、芒硝、大黄破结血而荡郁陈。乌头桂枝汤用桂枝辛散疏郁、暖肝散寒,配乌头驱里外之寒凝。蜘蛛散用桂枝半两,以散厥阴之郁滞,均因"治疝皆取肝经"的缘故。小建中汤、茵陈五苓散、桂枝加黄芪汤治黄家皆用桂枝,取其辛能散湿、温能胜湿、补益渗湿之用,配桂枝疏肝达郁,利湿退黄,亦属"火郁发之"之类。

四、治脾胃病

《伤寒论·太阳篇》第27条桂枝加芍药汤、桂枝加大黄汤,皆用桂枝三两,辛温入肝,疏木达郁,倍芍药土中泻木,使木达土和,则腹满时痛自止。茯苓泽泻汤用桂枝二两,配茯苓、泽泻化气行水,水去则胃反自平。

五、用治肾病

肾气丸用桂枝辛温以助其气化,则小便自出。又治"男子消渴,小便反多,以饮一斗,小便一斗",方用桂枝一两,以肾虚失约,故小便反多,下消津液亡失,故见消渴。方以补肾固约为主,配桂枝疏肝达郁,升清举陷,肾实清升则小便约束,"津液藏焉"。桂枝加桂汤用桂枝五两,苓桂甘枣汤用桂枝四两,取桂枝辛温疏通,行阴水而发阳气,木气条达则奔豚自息。仲景《伤寒论》第386条理中丸原方加减:"若脐上筑者,肾气动也,去术,加桂四两",可谓一语道破。

六、治虚劳杂病

小建中汤、黄芪建中汤、桂枝龙骨牡蛎汤皆用桂枝三两，以虚劳之病，皆生长之气不足而为，脾土应长夏而主长，肝木应春而主生，方用饴糖、黄芪、姜、枣、炙甘草补脾土以助其长，桂枝、芍药养血疏肝以助其生，桂枝辛温通达，生机充沛，则虚劳杂病，何患之有！薯蓣丸用桂枝十分、防风六分者，达木郁助生机，用治"虚劳诸不足"，理无二致也。

七、治妇科杂病

桂枝汤原方原剂量治妇人妊娠恶阻，以肝木主生，胎妊之生，居于腹中，妊娠三月，胎妊渐大，初犯胃气，碍胃土顺降之路，故恶阻而不食，方用桂枝白芍达木郁而助其长，姜枣炙甘草调脾胃而进饮食。竹皮大丸治"妇人中虚，烦乱呕逆"，用桂枝一分达木郁而降冲气，则呕逆自平。桂枝茯苓丸、温经汤方用桂枝二两，土瓜根散方用桂枝三两，皆取桂枝辛温疏通、达木郁而行瘀血之功。

据此，高老认为：虚劳杂病，或病起于内，或病自外至内，或先天不足，或后天失养，多表现为病程较长，五脏气血阴阳不足，脏腑功能受损，且往往以一脏功能失调为主，累及其他脏腑，因而临床表现证候及发病机理也常较急性病复杂。纯虚无实，或虚实兼夹，或阳虚气弱而见寒证，或阴寒之中兼有虚热（如小建中汤治虚劳里急腹中痛，症有咽干口燥；温经汤治带下，少腹寒久不受胎而手掌烦热，口唇干燥），故高老早年总结："急性病多实多热，慢性病多虚多寒，慢性病多有上热"，是符合临床客观规律的。而虚劳杂病（包括妇科杂病），发病机会较多者，不外五脏两腑（心、肝、脾、肺、肾、胆、胃），按气、血、阴、阳等法辨证，除出现虚劳诸不足外，其脏腑异常病理表现的共同特点是：肝、脾、肾清阳不升，心、肺、胆、胃浊阴不降。足三阴清阳不升，或木郁虫生而蛔厥，或手足厥寒而脉细，或寒疝腹痛而逆冷，或木郁乘土而痛泻，或虚劳腰痛而尿频，或妇人转胞不得溺，或下消而上渴，或脐悸而奔豚，或男子失精，或女子梦交，或宿有癥病，或带下崩漏，不一而足。心、肺、胆、胃浊阴不降，或胸痹而心中痞，或过汗而脉结悸，或短气有微饮，吐涎沫而癫眩，或水入而即吐，胃反而呕逆，恶阻而不食，或小便不利而身黄，或咽干口燥，或入暮发热等诸病丛生。或虚或实，或寒或热，皆为生气不足所致。桂枝辛温发散，入肝脾而行营血，通达经络，泄营郁而发皮毛，故善表风邪。肝应春而主生，木生于水而长于土，水暖土和，阳气升达而生气畅茂；水寒土湿，生气失政，于是滞塞而克脾土，以其生机不遂，故抑郁而作贼也。桂枝温散发疏，性与肝合，得之脏气条达，经血流畅，是以善达肝郁，经脏荣舒而条风扇布，土气松和则土木双调矣。土治于中则枢轴旋转而木气荣和，是以既能降逆，亦能升陷；善安惊悸，又止奔豚；至于调经开闭、疏木止痛、通关逐痹、活络舒筋，泄哕吞酸便血之属，胎坠脱肛崩中带下之条，皆其所优为之能事也。大抵杂证百出，非缘肺胃之逆，即因肝脾之陷。桂枝既宜于逆，又宜于陷，左之右之，无不宜之，良工莫悉，殊效难详，凡润肝养血之药，一得桂枝，则化阴滞而为阳和，滋培生气，畅遂荣华，非群药所能及也。

总之，桂枝味辛甘性温，入心、肺、肝、肾及膀胱等经，具有解肌发表、温经通脉、疏木达郁、通阳散寒之功。临证用之，可使郁者散、痹者通、陷者举、逆者平，虚劳杂病皆可用之，实为用治虚劳诸疾之良药也。

第八节   治咳嗽当立足太阴

咳嗽为临床常见疾病之一，为西医学急慢性气管、支气管炎等呼吸系统疾病的主要症状，多因感染、物理、化学刺激或过敏而引起气管、支气管黏膜急性炎症。不论老幼皆可发病，常在寒冷季节或气候突变之时诱发。起病较急，常先有急性上呼吸道感染症状，如鼻塞、流涕、咽痛、头痛、恶寒发热、咳嗽咳痰，如支气管痉挛可出现哮喘，X线大多正常或肺纹理增粗。慢性支气管炎是由多种因素引起的气管、支气管黏膜及其周围组织的慢性非特异性炎症。临床表现为反复发作咳嗽、咳痰或伴有喘息，可逐渐成为慢性阻塞性肺气肿或肺心病，X线可见肺纹理增粗、紊乱或呈网状或条索状。

高老治疗咳嗽，具有独特的临床经验，疗效之好令人心服口服。一般用药不过3剂，或咳嗽即止，或大为减轻。问其体会，回答说："特殊之处不过干姜、细辛、五味子三味。"因为应诊病人，在以前或已输注、口服抗菌消炎药物，或已用过咳特灵、祛痰灵、复方甘草片，清热解毒止咳化痰中药更为常用之法，之所以不效，说明病人不只是外邪所伤，往往与内因相合，内因不过"寒饮痰湿"，故一味清热止咳而咳反不愈。因脾为生痰之源，肺为贮痰之器，脾属土，病则多湿，痰湿之病非温化不能祛之。

基础方药：茯苓30g，干姜15g，五味子15g，细辛3~5g，炙甘草10g，紫菀15g，款冬花10g，白前10g。

诊疗经验：必须首先问清是否为外感引发。如果是感冒后久咳不已，说明病人同时存在邪郁不达，故在基本方药的基础上应加解表药，解表药又宜辛温复辛凉：柴胡15g，葛根20g，防风10g，桂枝10g，麻黄10g等。如果病人发热、痰质黄稠、口干口渴，可以基础方加石膏30g，知母20g，柴胡15g，黄芩15g，以清泄阳明、和解少阳。如果病人外感征象不明显，或纯属慢性支气管炎，则又当基础方合真武汤或苓桂术甘汤以温化痰饮，杜绝生痰之源。若胸闷、气喘心悸者，合金匮橘枳姜汤、茯苓杏仁汤以健脾理气宣肺，有热象之喘证合麻杏石甘汤。若心悸气短者，合生脉饮以益气养阴。

第九节　治胸痹配合调肝

冠心病最常表现为心绞痛，是由于冠状动脉供血不足，心肌急剧缺血缺氧所引起的一组证候群。随着生活条件的改善，工作环境的压力，以及饮食结构的改变，本病已成为危害中老年人身心健康的主要疾病之一。临床主要表现为胸骨后或心前区窒闷、气短，疼痛放射至左肩颈，一般持续在 5 分钟以内。本病属中医"胸痹"范畴，一般认为与寒邪内侵，饮食不当，情志失调，年老体虚有关。其病机有虚实两个方面：实为寒凝、气滞、血瘀、痰湿，痹遏胸阳，阻滞心脉；虚为心脾肝肾之虚，心脉失养。一般治疗胸痹、心悸此类病证，大多从瘀、虚、痰论治。随着中西医结合的不断深入，益气活血化瘀法几乎成为该病的常规治法，如使用黄芪、丹参、赤芍、桃仁、红花等，但是临床上相当一部分病人仍效果不好。

高老根据中医基本理论，辨证与辨病相结合，认为胸痹病位在胸，从心从肺论治之外，不要忽略肝之经脉布于胸胁，以柴胡之剂为主治疗许多心系证候每获良效。

其用药规律：①首应注意大便通畅与否。大便正常者以小柴胡汤为主；大便秘结或呈现一派实热证候者以大柴胡汤为主。②若心悸、气短者合生脉饮，胸闷窒痛者合《金匮要略》之橘枳姜汤、茯苓杏仁汤。

第十节　治胃病重在调理肝胆

临床常遇到许多慢性胃病患者，缠绵反复，历久不愈，均诉服用了不少治疗胃病的中西方药但效果不佳，临床常出现胃脘胀满，或痞塞时痛，食欲不振，消化不良，或呕逆吞酸，嘈杂难受，或兼胸胁胀痛，口苦咽干，或苔白腻或黄腻，脉细数或弦数等。多见于西医学之慢性胃炎、消化性溃疡、胆囊炎及肝炎等消化系统疾病的过程中。

在治疗上，高老认为除按胃腑本经虚实寒热失调论治外，应充分考虑与肝胆功能失调有密切关系。故有"肝胃不和"，"土壅木郁"，"甲木克戊土，乙木克己土"，"见肝之病，知肝传脾"之论。经方小柴胡汤是医治足少阳胆经功能失调的代表方剂。运用小柴胡汤化裁治疗胃失和降证，即治疗胃病时运用一些调理肝胆的药物，其效果比单纯运用胃药治疗胃病优越得多。再从李东垣治疗脾胃病的组方规律看，除用脾胃药物组方外，妙在配合疏理肝胆之药，验之临床，疗效颇佳。故后世医者认为李东垣是脾胃疾病论治专家。

基本方：柴胡 15g，黄芩 10g，党参 15g，半夏 15g，炙甘草 10g，陈皮 20g，木香 10g，生姜 10g。

随症加减：食欲不振者，配合保和丸等；呕逆欲吐者，重用半夏、生姜、陈皮，加竹茹、砂仁等；胃部胀满者，去党参，加枳实、焦三仙等；胃脘时痛者，配用柴胡桂枝鳖甲汤及延胡索、川芎等；如系慢性浅表性胃炎，镜检有充血者加金银花、连翘，水肿者加茯苓、泽泻等；如系胆囊炎类疾病影响于胃者，加金钱草、茵陈、白芍等；胆区不舒时痛者，加郁金、延胡索、青皮等；如属慢性肝炎影响于胃而食欲不振者，合用四君子汤或逍遥散等；如系急性便秘属实热者，去党参，加用小承气汤或麻子仁丸等；慢性便秘属虚者，配合济川煎加阿胶；慢性腹泻或慢性结肠炎影响于胃者，可配用痛泻要方或升陷汤等；如系胃及十二指肠溃疡者，可加小建中汤或黄土汤。

第十一节　治肾病应从三阴论治

肾病综合征以肾小球毛细血管壁对血浆蛋白通透性明显增高为特征，可伴或不伴肾小球的炎症改变。临床表现有大量蛋白尿，和继发于蛋白尿的低蛋白血症、水肿及高脂血症等。由于血浆蛋白、免疫球蛋白含量降低，有时还有细胞免疫功能不足，因此易患感染，而感染又可使肾病综合征加剧。本病属中医学"水肿""虚劳"等病范畴。

高老认为，肾病综合征归为水肿、虚劳病，本身就已说明此病属虚实夹杂。因为病史较长，迁延难愈，而慢性病又多虚多寒，即便有热，也是肝经血虚有热。故辨证治疗前应弄清：寒有寒所，热有热处，不可不明。因此大致可分为两大类进行施治：

1. 有热象

面部及下肢浮肿，腰膝酸软，头晕心烦，口干口苦，腹胀，嗳气，小便黄少，大便偏干，舌质红，苔黄而干或黄腻，脉弦细或数。此类为三阴综合病，肝经血虚，郁而化热，脾肾虚寒。方选乌梅丸合真武汤加减。

2. 无热象

水肿较甚，以下肢腰背为主，小便不利，少气乏力，面色萎黄或白，纳差便溏，形寒肢冷，易于感冒，舌质淡体胖，苔白，脉沉细。此为三阴综合病以脾肾为主。方选茯苓四逆汤合真武汤加减。

第十二节　论风湿病的证治机理

风湿病为临床疑难杂病之一。高老认为风湿病实际上包括西医学所说的风湿性关节炎、类风湿性关节炎、风湿性心脏病、肩周炎、坐骨神经痛、血管神经性头痛以及骨质增生、颈椎病、强直性脊柱炎、腰椎间盘突出等一系列疾病，均属中医学"痹证"范畴。《黄帝内经》曰："风寒湿三气杂至，合而为痹"，然而"邪之所凑，其气必虚"。所以痹证的发生主要在于内虚所致，即外邪通过内虚而致痹。所谓内虚实际上是肝脾肾三虚，因肝主风，脾主湿，肾主寒，肝脾肾三脏功能失调，导致风湿一类疾病的发生，具体而言肝虚则生风，脾虚则生湿，肾虚则生寒。所以，风湿病应该是双方面的，一方面因气候的变化，或者起居不慎重，或居住潮湿，导致风寒湿邪外袭；另一方面为肝脾肾三脏功能失调，导致风湿病内生。因此，无论外感或内伤，肝脾肾三脏功能失调为本病发病之关键，换而言之风湿类疾病是一个肝脾肾方面的综合疾病。根据肝脾肾三脏功能失调的侧重点不同，有行痹、痛痹、着痹之分；又因在风寒湿三种邪气中，寒湿性质已定，只有风邪性质不定，有热风有寒风，风归肝管，若肝经功能失调，木郁化火，又可导致热痹，即所谓风湿热，简单而言，肝脾肾三脏功能失调，若肝经有热，即为热痹。

在治疗上应以外散风寒湿、内补肝脾肾为治疗大法，即补肝在于祛风，健脾可以祛湿，温肾方可散寒，如此以达到祛除风寒湿之目的。在选药配方时，高老擅长选用经方治疗，肝经常以桂枝汤、当归四逆汤类养血补肝祛风；脾经常以理中丸类温阳健脾祛湿；肾经常以四逆汤类温肾壮阳散寒；对于热痹则在温补三阴的同时，配合桂枝芍药知母汤及牡丹皮、生地黄、黄连、黄柏等清肝泻火类方药。例如：在颈椎病方面，高老有自己的看法，认为颈椎病可以是感冒后遗症的一种，其发病原因在于外感风寒湿邪，经过发散解表治疗未能痊愈，加上内在的肝脾肾虚弱，日久逐渐形成颈椎病。《伤寒论》中提出："太阳之为病，脉浮，头项强痛而恶寒。"这里所说的头项强痛应包括局部酸、困、胀、麻、木、痛等不同症状表现。主方选用葛根汤，合麻黄附子细辛加减治疗，临床可获佳效。

总之，治疗痹证只要紧紧围绕肝脾肾三个脏腑进行论治，均能达到理想的治疗效果。

第十三节　寒热并用治疗顽固性口疮

口腔溃疡是临床常见的杂病之一，主要表现为口腔黏膜溃疡、糜烂、疼痛等。顽固性口腔溃疡呈反复发作史，一般认为是由于体内缺乏维生素 B_2，机体免疫力低下所致。轻者数天可愈，重者迁延不愈，寝食难安。

中医学认为本病多因心火上炎或脾胃积热而发，故一味清热泻火、解毒养阴凉血为惯常用法，但其中一部分病人往往无效。高老认为顽固性口疮之所以难治，往往受习惯治法影响，从热论治，故屡治屡败。此时一定要注意，凡是疑难杂症，均非单一病机，往往蕴含着寒热错杂、虚实并存的复杂病机。因此，不要从众走老路，应寒热并用，攻补兼施，常用乌梅丸加减治疗，往往可获得意想不到的效果。

一般治疗口疮多以胃中积热、心火炽盛或阴虚生热而投以清热解毒、滋阴凉血泻下之剂。如果不效，当审证细辨。此病属清阳下陷、浊热上逆之证，总属肝脾肾三脏功能失调。肝血亏虚生风，木郁化火，风火相煽，炽炎于上，而脾湿肾寒无以济火，形成上热下寒之疑难病证。乌梅合当归、桂枝，酸收养肝疏木，加连、柏之苦寒，配导赤散，使上热可清；姜、附、细辛燥湿健脾、温肾化水，可补阳祛寒。诸药合用可使郁火得清，寒湿得除，真正达到水火相济，阴阳平衡。本病证治疗独到之处是在一派火炎炽烈之中加入干姜、附子、桂枝等温热之药，从小量开始，逐渐温化寒水，实寓引火归原之意。

第二章　跟师临证

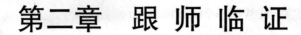

第一节　肺系病证

一、感　冒

（一）概述

感冒是外感风寒、风热或时行病毒，以恶寒发热、鼻塞、流涕、咳嗽、头身疼痛、全身不适为特征的病证。感冒有普通感冒与时行感冒之分，中医感冒与西医学感冒基本相同，普通感冒相当于西医学的普通感冒、上呼吸道感染，时行感冒相当于西医学的流行性感冒，故西医感冒可参考本节辨证论治。

（二）辨治思路

高体三教授认为临床上以中药汤剂治疗感冒者，多为西药效果不佳，或用清热解毒之中成药也难奏效的患者，此类患者之所以难治是因为前期一般使用了大量的消炎药和清热解毒类药物而伤及脾阳，致使正气不足无力祛邪外出而缠绵难愈，所以单纯使用辛凉或辛温类方剂则难以治愈。

高体三教授临证治疗感冒以六经辨证为纲，以脏腑辨证为核心进行辨证施治，常获显效。高老认为此类患者乃太阳表邪不解而内陷入里，出现变证、兼证之证候，涉及太阳、少阳、阳明以及太阴、少阴、厥阴六经同病，治法应立足于"清三阳之热，补太阴之虚，温少阴之寒，疏厥阴之郁"。在方剂配伍方面应根据六经辨证进行选药配方：太阳经麻黄汤、桂枝汤；少阳经小柴胡汤；阳明经白虎汤；太阴经理中丸；厥阴经桂枝汤；少阴经麻黄附子细辛汤，临证灵活配方均能取得良好效果。

（三）典型医案

病例1：胡某，女，79岁；1998年11月1日初诊。

【主诉】间断性恶寒汗出多年，再发半月余。

【病史】病人40年前曾患疟疾，持续多天方愈。自此之后，每稍感风寒即觉畏寒，夜间汗出，常服一般治感冒药物如清热解毒口服液、感冒通等无效，反复发作,缠绵难愈。半月前因受凉再次出现上述症状,经输青霉素、清开灵注射液等无效。

【现症】恶寒,低热,夜间汗出,乏力。舌边尖红,舌苔厚腻微黄,脉弦紧。体温37.5℃。血常规:WBC 5.2×10^9/L, N 0.65, L 0.35。

> 问题
> 1. 病人曾患疟疾,属六经辨证的哪一经发病?
> 2. 病人稍感风寒即反复发作,乏力属哪一经发病?
> 3. 病人恶寒,低热,汗出,属哪一经发病?
> 4. 舌苔厚腻微黄,脉弦紧,属哪一经和脏腑发病?
> 5. 按照六经辨证,本案共涉及哪几经发病? 各采取何种治法? 可选用哪些方剂配合治疗?

【治疗过程】

初诊:1998年11月1日。柴胡15g,黄芩12g,桂枝10g,白芍15g,干姜10g,煅牡蛎30g,花粉15g,常山15g,茵陈20g,金银花20g,连翘20g,炙甘草10g。3剂,水煎服。医嘱:忌生冷辛辣食物,避风寒,勿过劳。

二诊:1998年11月13日。服药平和,畏寒减轻,汗出减少,仍感乏力,精神尚可,舌尖红,苔厚腻微黄,脉弦细。以上方加黄芪30g,白术10g。3剂,水煎服。

三诊:1998年11月17日。病人畏寒症状已消失,体温正常,无不正常汗出,稍感乏力,纳食正常。舌质淡红,苔腻,脉弦细。体温36.5℃。为巩固治疗,中药照上方加防风10g。3剂,水煎服。

> 问题
> 6. 处方中选用的主方是什么? 如何理解处方配伍?
> 7. 二诊中为何又加黄芪、白术?
> 8. 三诊中为何又加防风?

病例2:董某,女,35岁;2008年10月31日初诊。

【主诉】头痛、发热1个月余。

【初诊】患者因感受风寒,出现发热、头痛、咽痛。到某医院门诊求治,西医诊断为"上呼吸道感染",给予西药治疗,热退但仍觉身热不扬,故又求治于中医。既往史:患者原有慢性结肠炎病史。

【现症】自觉发热,体温 37℃,口干苦,渴喜饮,食欲不佳,精神不振,大便稀薄。舌质淡,舌苔黄,脉弦紧。

问题

1. 患者素有慢性结肠炎病史,为哪一脏腑发病?
2. 患者初病时,为哪一经发病?
3. 患者低热、头痛、口干苦、渴喜饮病在何经?
4. 患者纳差、精神不振、大便稀薄为何经、脏腑发病?
5. 患者舌淡苔黄,脉弦紧,是何原因引起的?
6. 按照六经辨证,本案共涉及哪几经发病? 应采取何种治法? 可选用哪些方剂配伍治疗?

【治疗过程】

初诊:2008 年 10 月 31 日初诊。柴胡 18g,黄芩 12g,炙甘草 10g,白芍 15g,当归 15g,川芎 30g,生地 15g,干姜 15g,葛根 30g,桑白皮 15g,炙麻黄 10g,附子 6g,细辛 4g,党参 20g,苏叶 12g,桂枝 15g,白术 6g,生姜 30g。3 剂,水煎服。医嘱:慎食辛辣凉物,避风寒,畅情志。

二诊:2008 年 11 月 4 日。服药后病情好转,发热减轻,后顶部头胀,现食欲可,二便可。舌质淡,舌苔黄。上方去生地,加麦冬 10g。4 剂,水煎服。

三诊:2008 年 11 月 9 日。服药后发热退,头痛止,精神好转,食纳可,大便稍稀,每日 2~3 次,小便可,睡眠欠佳。舌质淡,舌苔黄。予上方加生龙牡各 30g、夜交藤 30g、竹茹 15g。3 剂,水煎服。

问题

7. 处方中选用的主方是什么? 如何理解处方配伍?
8. 二诊中为何去生地,加麦冬?
9. 三诊中为何加生龙牡、夜交藤?

病例 3:曹某,女,24 岁;2009 年 7 月 26 日初诊。

【主诉】全身酸困疼痛 1 周。

【病史】1 周前因受凉致全身酸困疼痛,经输液(用药不详),出现尿结晶,继而出现周身疼痛,头痛,嗜睡,腋下淋巴结肿痛,伴咽痛,乳头刺痛。经人介绍遂来诊。既往史:曾患骶髂关节炎,原有月经不调病史。

【现症】全身酸困疼痛,头痛,口干,右侧腋下淋巴结肿痛,伴咽痛,乳头刺痛,月经色黯,有少量血块。近期检出卵巢囊肿。舌质黯,舌苔白,脉沉弦缓。

问题

1. 患者全身酸困疼痛、头痛为哪些邪气致病? 病在哪一经?

2. 既因寒邪为病,那么口干、咽痛、乳头刺痛病机应如何理解?

3. 舌质黯,舌苔白,脉沉弦缓为哪一经及脏腑发病?

4. 按照六经辨证本案病在何经,应采取何种治法? 可选用哪些方剂配合治疗?

【治疗过程】

初诊:2009 年 7 月 26 日初诊。炙麻黄 6g,附子 3g,细辛 3g,桂枝 12g,白芍 24g,炙甘草 10g,羌活 20g,防风 10g,玄参 15g,牛蒡子 15g,射干 12g,山豆根 10g,柴胡 15g,黄芩 10g,连翘 20g,金银花 30g,党参 15g,苏叶 12g,生姜 30g。3 剂,水煎服。医嘱:慎食辛辣凉食,畅情志,勿过劳。

二诊:2009 年 7 月 28 日。服上方乏力、全身酸困疼痛愈,咽痛止,现仍头痛,右腋下淋巴结肿大疼痛。舌质淡红,舌苔白,脉弦细数。处方:炙麻黄 6g,附子 3g,细辛 5g,桂枝 12g,白芍 24g,炙甘草 10g,羌活 20g,防风 10g,玄参 15g,柴胡 15g,黄芩 10g,连翘 20g,金银花 30g,党参 15g,苏叶 12g,煅牡蛎 20g,鳖甲 15g,川芎 30g,苍术 10g,白芷 6g,生姜 30g。3 剂,水煎服,每日 1 剂。

三诊:2009 年 7 月 31 日。服上方病愈,右腋下淋巴结肿大消失,疼痛消失,现每饮冷水则加重,足跟痛,大便正常。舌淡红,苔白,脉弦数。处方:炙麻黄 6g,附子 3g,细辛 5g,桂枝 12g,白芍 24g,炙甘草 10g,羌活 20g,防风 10g,玄参 15g,柴胡 15g,黄芩 10g,连翘 20g,金银花 30g,党参 15g,干姜 12g,煅牡蛎 20g,鳖甲 15g,川芎 30g,苍术 10g,白芷 6g,生姜 30g。3 剂,水煎服。

问题

5. 处方中主方是什么? 如何理解处方配伍?

6. 处方中还配伍有哪些方剂? 按照六经辨治各方剂起何作用?

7. 二诊、三诊为何加入煅牡蛎、鳖甲?

(四)问题解析

病例 1

1. 患者 40 年前曾患疟疾,古人曰"疟属少阳",故病属少阳。

2. 少阳枢机不利,木郁克土,累及太阴,太阴为病而脾肺气虚,因此,患者数十年来防御外感之力极差,反复发作,缠绵难愈,乏力,当属太阴虚寒,脾肺气虚。

3. 病人稍感风寒即觉畏寒,夜间汗出,低热,为外感风寒,病发太阳,营卫不和。

4. 少阳、太阴发病,肝胆脾胃功能失调,肝胆郁热,脾虚湿盛,症见舌苔厚腻微黄,脉弦紧。

5. 综合分析,按照六经辨证,本案共涉及太阳、少阳和太阴三经发病,应采取发散太阳、清解少阳、温补太阴为治法,可选用桂枝汤、小柴胡汤、理中丸等方剂进行加减治疗。

6. 处方中选用柴胡桂枝干姜为主方,因患者既往治疗大多为辛凉解表、清热解毒之品,致使太阳之邪内陷,少阳枢机不利,又有内陷太阴之势。《伤寒论》原文提出:"伤寒五六日,已发汗,而复下之,胸胁满,微结,小便不利,渴而不呕,但头汗出,往来寒热,心烦者,此为未解也,柴胡桂枝干姜汤主之。"历代医家均认为该方是治疗少阳兼水饮的方剂。《伤寒论》中认为少阳为半表半里,是表里传变的枢机,不仅是表证传里的枢机,也是三阳病传入三阴的枢机。所以少阳病多有兼证,"少阳病有阴证机转",临床运用该方,当理解方义,灵活调整药物的用量。柴胡桂枝干姜汤系小柴胡汤化裁而成,外解少阳表邪,里温太阴寒湿。方中柴胡、黄芩合用,和解少阳,疏利肝胆;桂枝、干姜、炙甘草合使,能温化太阴水饮以益中;瓜蒌根、牡蛎合配,可生津润燥以止渴,逐饮消满以开结。共组成外解少阳、内温太阴、解表温里双治之法。从《伤寒论》六经辨证用药看,柴胡、黄芩为少阳和解之主药;干姜则是温化太阴里寒之佳品,今柴、芩与干姜配伍,则成少、太双医之法,为治少阳入太阴去路之良方。在此基础上加入常山、茵陈以增强清解少阳之力,配伍金银花、连翘合用桂枝汤于清热解毒之中寓有发散太阳之功。

7. 因为病情迁延,体虚不固,故在二诊中加黄芪、白术益气健脾合干姜、炙甘草温补太阴,达到"正气存内,邪不可干"之目的。

8. 患者体虚易感风邪,故三诊时加防风即合益气固表散邪之玉屏风散,寓有温补太阴,疏达肝木之意。

病例2

1. 患者原有慢性结肠炎病史大便稀薄,说明患者素体脾肾阳虚。

2. 患者当初为太阳经发病,继而病邪入里。

3. 低热、头痛、口苦、口渴欲饮为太阳、少阳、阳明(三阳)同病。太阳、少阳、阳明同病。

4. 患者感受风寒1个月余未愈,为正气虚损,无力祛邪外出而为,且伴有食欲不振,大便稀薄为脾肾阳虚之证,因正气虚损,病邪进一步入里而内陷三阴,太阴、少阴虚寒则食欲不振,大便稀薄;厥阴肝血虚滞则见发热、头痛等症。

5. 舌淡苔黄,脉弦紧为太阴脾虚,厥阴肝郁之征。

6. 按照六经辨证,本病最终为六经同病,即热在三阳,虚寒在三阴;治以清解三阳,温补三阴;可选用小柴胡汤、桂枝汤、理中丸、麻黄附子细辛汤、奔豚汤等方加减化裁。

7. 本案方选奔豚汤合麻黄附子细辛汤加减。奔豚汤出自《金匮要略》卷上,具有和血平肝,降逆平冲功效,主奔豚气上冲胸,腹痛,往来寒热。高老认为:奔豚汤虽为治奔豚之主方,实为清解三阳之良方。方中黄芩清解少阳,葛根清解阳明,生姜、桑白皮发散太阳;在清解三阳的同时,当归、白芍、川芎合用,调厥阴、疏肝木,缓急止痛;炙甘草温补太阴,和中健脾。本案中在奔豚汤的基础上合麻黄附子细辛汤一则增强发散太阳之功,二则温散少阴之寒;加柴胡以助黄芩清解少阳之热;加党参、干姜、白术合炙甘草为理中,温补太阴,健脾祛湿,补气扶正;加苏叶归脾肺经,宣发皮毛、疏散风寒;加生地甘寒滋阴,清肝凉血。

8. 二诊中因发热退,肝经血热已清,故去生地,加入甘润之麦冬,益胃滋肺,培土生金,以防津枯火逆。

9. 三诊患者睡眠欠佳加生龙牡、夜交藤以镇心安神。诸药合用,可使三阳热清,三阴得补,邪祛正复,诸症悉除。

病例3

1. 患者全身酸困疼痛、头痛为寒湿侵袭人体肌表,因太阳主一身之表,寒湿侵袭,卫阳郁遏,寒邪伤营,血寒凝滞,不通则痛,故病在太阳。

2. 营血虚滞,木郁化火,则乳头刺痛,木火刑金,火毒炽盛,故口干、咽痛。

3. 卫阳郁遏,寒邪伤营,血虚寒凝,症见月经色黯,有少量血块,舌质黯,舌苔白,脉弦缓,病因风寒湿邪外侵太阳,伤及营卫,导致营卫不和,肺(卫气)肝(营血)功能失调;病在太阳,脉应浮而反沉者,为外邪由太阳直透少阴。

4. 综合分析本案为太阳与少阴合病,累及少阳(胆)、太阴(脾)和厥阴(肝)。治以外散(太阳)风寒湿,内温(少阴、太阴)脾肾,兼清肝胆肺经郁热。可选麻黄附子细辛汤、桂枝汤、九味羌活汤、小柴胡汤加减。

5. 方中主方选用麻黄附子细辛汤,《伤寒论》原文:"少阴病,始得之,反发热脉沉者,麻黄附子细辛汤主之。"此为外感之寒凉,由太阳直透少阴,乃太阳与少阴合病也。方中附子大辛大热,入少阴温里助阳;麻黄味辛性温走太阳发汗解表;配合细辛通彻表里,内散少阴之寒;外解太阳之表,使风寒湿得以外散,而又固护里阳,成为表里双治之法。

6. 处方中还配伍有桂枝汤、九味羌活汤、小柴胡汤等方进行加减。其中桂枝汤解肌透营,疏肝疏风,九味羌活汤外散风寒湿邪,共助麻黄附子细辛汤发散太阳，温通经脉，散寒止痛。小柴胡汤清解少阳，合干姜调补太阴；配伍金银花、连翘气味芳香，在透散卫分表邪的同时，兼顾了温热病邪易蕴结成毒及多夹秽浊之气的特点。另配高老自拟解毒利咽汤（牛蒡子、玄参、射干、山豆根），可清热解毒，利咽消肿。

7. 二诊时咽痛止，去牛蒡子、射干、山豆根，又因右腋下淋巴结肿大疼痛故加入煅牡蛎、鳖甲味咸性寒，滋阴清热，软坚散结。诸药合用，共成太阳、少阳、太阴、少阴、厥阴同调之剂，可使风寒湿邪外散，里热郁毒得清，营卫调和，血脉通畅，则诸症自愈。

（五）学习小结

从以上病案可以看出患者前期均使用了大量的消炎药和清热解毒类药物而伤及脾阳，致使正气不足无力祛邪外出而缠绵难愈。高老临证以六经辨证为纲，治法立足于"清三阳之热，补太阴之虚，温少阴之寒，疏厥阴之郁"，并根据六经辨证进行选药配方：太阳经麻黄汤、桂枝汤；少阳经小柴胡汤；阳明经白虎汤；太阴经理中丸；厥阴经桂枝汤；少阴经麻黄附子细辛汤。临证灵活配伍，方能取得良好效果。

（六）拓展

1. 查找与上述病案相关的伤寒论条文。

2. 分析上述病案之间的异同点。

3. 找出每个病案中处方的几个关键性药物，分析关键性药物的性味、归经、功用和古代医家对其药物的认识。

4. 写出学习本病后的心得体会。

二、咳　　嗽

（一）概述

咳嗽是外邪侵袭肺系，或脏腑功能失调，导致肺失宣肃，肺气上逆，冲击息道，以发出咳声或伴咯痰为临床特征的一种病证。咳嗽既是独立性的病证，又是肺系多种病证的一个症状。西医学的上呼吸道感染、支气管炎、支气管扩张、肺炎等以咳嗽为主症者可参考本病证进行辨证论治，其他疾病兼见咳嗽者，可与本病证联系互参。

（二）辨治思路

高老认为咳嗽属太阴（脾肺）病之一，与厥阴（肝）、少阴（肾）密切相关。推崇"脾为生痰之源、肺为贮痰之器"以及"土不生金""木火刑金""益火补土"的论点。

手太阴肺现其本气而生燥，故致燥痰咳嗽，症见咳痰干黏；中土湿不能生金，肺金失其宣降之常，致成湿痰咳嗽，症见咳痰偏多，色白而不黏；木郁化火，火刑肺金，导致热痰咳嗽，或热灼肺津而成老痰或顽痰，症见咳嗽吐痰色黄或痰黄稠黏；肾虚命门火衰不能生土，脾土化寒致成痰饮寒咳；或中土湿脾虚化寒，无力资助肺金，手太阴肺从足太阴脾化为湿寒，致成寒痰咳嗽，症见咳痰清稀，或咳痰而凉，或遇寒咳重。

在治疗方面应立足于三阴（肺脾肝肾）同调，治以宣肺气以止咳平喘，补脾土以培土生金，清肝木以泻肺热，温肾阳以补太阴，临床许多寒热错杂之顽固性咳嗽，须寒热并用，自拟姜辛五味止咳汤加减运用，疗效颇佳。

（三）典型医案

病例 1：郭某，女，51 岁；2008 年 8 月 28 日。

【主诉】咳嗽 10 余年，伴大便稀。

【病史】患者干咳，每至冬天发病，至春而愈。近半年加重，入秋即咳。到某西医医院就诊，西医诊断为"慢性支气管炎"，给予西药治疗，效果欠佳，故求治于中医。既往有慢性阑尾炎病史。

【现症】干咳无痰，咽痒，大便稀，纳可，小便可。舌质红，苔白，脉弦。

问题

1. 患者素来大便稀，属六经哪一脏腑发病？

2. 患者既往有慢性阑尾炎病史，属六经哪一经、脏腑发病？

3. 患者干咳每至冬天发病，至春而愈，属六经哪一经、脏腑发病？

4. 舌质红苔白，脉弦，是何原因引起的？

5. 按照脏腑辨证，本案共涉及哪几脏腑发病？应采取何种治法？可选用哪些方剂配合治疗？

【治疗过程】

初诊：2008 年 8 月 28 日。党参 30g，麦冬 10g，五味子 12g，干姜 15g，细辛 4g，柴胡 15g，黄芩 10g，炙麻黄 6g，附子 6g，桂枝 15g，白芍 15g，炙甘草 10g。15 剂，水煎服。医嘱：忌生冷辛辣食物，避风寒，勿过劳。

二诊：2008 年 9 月 21 日。咳嗽明显改善，现遇冷咽痒，咳嗽无痰，咽中犹如物阻，纳可，二便调。舌淡，苔白，脉弦。以上方加桔梗 12g、半夏 12g。15 剂，水煎服。

三诊：2008 年 10 月 14 日。咳嗽基本止，偶尔咳嗽，无痰，大便每日一次，便稀。舌淡，苔白，脉弦。上方去桔梗、半夏，加黄芪 30g。10 剂，水煎服。

四诊：2008 年 10 月 24 日。服上方，咳嗽明显改善，每天偶咳两声。自觉咽有物阻，大便稀，每日 1 次。舌质淡舌尖红苔白，脉弦。上方加白术 10g、茯苓 20g、陈皮 15g、苏叶 12g、桔梗 12g。15 剂，水煎服。

问题

6. 处方中选用的主方是什么？如何理解处方配伍？

7. 二诊中为何加入桔梗、半夏？

8. 三诊为何去桔梗、半夏？为何加入黄芪？

9. 四诊中为何加入白术、茯苓、陈皮、苏叶、桔梗？

病例2：杜某，男，18岁；1998年11月24日初诊。

【主诉】间断性咳嗽、胸闷4年，再发并加重1周。

【病史】病人4年前因感冒后引起咳嗽、吐痰、胸闷，遇冷加重，服用感冒清、克咳敏、复方甘草片可减轻，但缠绵难愈，每至冬天即反复发作，中西药治疗效果欠佳。1周前，因感寒再次发作，静脉点滴青霉素3天无明显效果，多种止咳药服之无效。

【现症】咳嗽吐痰黏稠色白量多，胸闷气喘，咳甚则胸腹疼痛，纳差乏力，口干烦躁。听诊两肺可闻及痰鸣音。X线透视：两肺纹理增粗，支气管炎。舌淡稍黯，苔薄白根部稍厚，脉浮紧。

问题

1. 患者咳嗽胸闷气喘，哪一经和脏腑发病？咳甚则胸腹疼痛，为何冬季反复发作？

2. 患者吐痰黏稠色白量多的原因是什么？

3. 患者纳差乏力、口干烦躁为哪一脏腑发病？

4. 患者舌淡稍黯苔薄白根部稍厚，脉浮紧为哪一经和脏腑发病？

5. 按照脏腑辨证，本案共涉及哪几脏腑发病？应采取何种治法？可选用哪些方剂配合治疗？

【治疗过程】

初诊：1998年11月24日初诊。茯苓30g，炙甘草10g，五味子10g，干姜10g，细辛3g，生石膏30g，炙麻黄3g，杏仁10g，陈皮20g，枳实10g，厚朴20g，桂枝15g，白芍15g，罂粟壳3g，生姜10g，大枣3个。日1剂，连服4天。医嘱：忌生冷辛辣食物，避风寒，勿过劳。

二诊：1998年12月8日。病人服上方4剂，咳喘、胸闷等症状已消失，随之停药。近2天因受寒后上述症状复发，但症状轻微，又咳喘、胸闷，无初诊时严重，吐痰黏腻不爽，食欲、大便正常，小便色黄，常有黏稠鼻涕，舌淡红稍黯，苔薄黄，脉缓。上方去石膏、麻黄、枳实、罂粟壳，加半夏 15g，荆芥 10g，紫菀 30g，竹茹 15g。3 剂，水煎服。

三诊：1998 年 12 月 11 日。病人服上方 3 剂，咳喘、胸闷减轻明显，咳痰减少，鼻涕黏稠仍有鼻塞，病人自述病已去其八成，要求巩固治本，舌淡红稍黯，苔薄黄，脉缓。上方去陈皮、竹茹，加柴胡 15g、黄芩 10g。水煎服，日 1 剂，连服 3 天。

问题

6. 初诊中选用的主方是什么？如何理解处方配伍？

7. 二诊中为何去麻黄、石膏、罂粟壳，加半夏、荆芥、紫菀、竹茹？

8. 三诊中为何加入柴胡、黄芩？

病例 3：姚某，女，25 岁；2008 年 11 月 18 日。

【主诉】干咳、咽痒 1 个月余。

【病史】患者 1 个月前因鼻炎复发，后出现咳嗽，门诊给予消炎、抗感冒治疗，效果不佳，咳嗽依旧，遂来诊。

【现症】干咳，咽中如有异物，无痰，口干渴苦，饮食尚可，眠可，时有腹痛，腰部困痛。闻诊时有咳嗽，咳声气促音低。舌质淡，边有齿痕，苔白，脉沉缓。既往史：2008 年 4 月患过敏性鼻炎。

问题

1. 患者素有鼻炎病史，为哪一经和脏腑发病？

2. 患者干咳、无痰，咽中如有异物，咳声气促音低的原因是什么？

3. 患者口干渴苦，时有腹痛，腰部困痛，是什么原因引起的？

4. 患者舌质淡，边有齿痕，苔白，脉沉缓为哪一经和脏腑发病？

5. 按照脏腑辨证，本案共涉及哪几脏腑发病？应采取何种治法？可选用哪些方剂配合治疗？

【治疗过程】

初诊：2008 年 11 月 18 日。党参 30g，麦冬 10g，五味子 15g，干姜 15g，细辛 5g，炙麻黄 6g，附子 5g，柴胡 15g，黄芩 15g，杏仁 10g，生石膏 20g，炙甘草 10g，地龙 20g，玄参 15g，生地黄 15g，桔梗 12g，桂枝 15g，白芍 15g。4 剂，水煎服。医嘱：饮食宜清淡，少食寒凉，加强锻炼，增强体质。

二诊：2008 年 11 月 23 日。咳嗽、腰部困痛减轻，口苦、口干、咽痛减轻，鼻炎好转，仍时有咳嗽，咽痒，口干渴，晨起口苦。舌质红，舌苔薄黄，脉弦细滑。处方：党参 30g，麦冬 10g，五味子 15g，桑叶 10g，杏仁 10g，桂枝 12g，炙甘草 10g，干姜 15g，细辛 5g，炙麻黄 6g，附子 6g，玄参 15g，生地黄 15g，赤白芍各15g，薄荷 6g，牡丹皮 15g，桂枝 15g，地龙 20g。6 剂，水煎服。

三诊：2008 年 12 月 2 日。咳嗽基本消失，仅下午 4~5 点偶有咳嗽，咽痒，气短。舌尖红，舌苔白腻，脉弦细。上方桑叶 12g、干姜 18g，去赤芍、牡丹皮、薄荷，加入茯苓 30g、白僵蚕 15g。6 剂，水煎服。

问题

6. 处方中的主方是什么？如何理解处方配伍？

7. 二诊中方药如何发生变化？如何理解处方配伍？

8. 三诊中为何加重桑叶、干姜的用量？为何去赤芍、丹皮、薄荷，加入茯苓、白僵蚕？

病例 4：梁某，男，47 岁；2009 年 1 月 2 日初诊。

【主诉】咳喘 10 年余，加重 2 年。

【初诊】患者于 10 年前出现咳嗽、气喘症状，晨起吸烟后症状加重，伴咳嗽、吐白痰，未予治疗。近 2 年症状日渐加重，遂来诊。

【现症】阵发性咳嗽、气喘，吐白痰，鼻塞，活动后气喘加剧，心慌、胸闷，饮食尚可，便溏，一日 3~4 次。舌质黯，舌苔黄腻，脉细数。过敏原：橡胶、冷空气。

心电图提示：

1. 窦性心动过速：心率 103 次/分；

2. 侧壁及下壁缺血，T 波改变。胸片提示：支气管炎性改变（肺纹理增粗，模糊，肺中下野点状阴影）。

问题

1. 患者咳嗽、气喘，病机为何？

2. 患者为何会出现活动后气喘加剧，心慌、胸闷？

3. 患者大便溏，为哪一经或脏腑发病？

4. 舌质黯，舌苔黄腻，脉细数的原因是什么？

5. 按照脏腑辨证，本案共涉及哪一经、脏腑发病？应采取何种治法？可选用哪些方剂配合治疗？

【治疗过程】

初诊：2009 年 1 月 2 日初诊。炙麻黄 6g，桂枝 15g，炙甘草 10g，干姜 12g，细辛 3g, 五味子 10g, 白芍 15g, 党参 30g, 麦冬 10g, 陈皮 20g, 杏仁 10g, 附子 6g, 茯苓 30g, 厚朴 20g, 白芥子 12g, 苏子 15g, 莱菔子 15g, 柴胡 15g, 黄芩 12g, 生姜 30g。6 剂, 水煎服。

二诊: 2009 年 1 月 9 日。咳喘明显减轻, 活动后仍有气喘, 大便稀薄, 1 日 2~3 次。舌质红, 舌苔腻, 脉细数。上方炙麻黄 9g、干姜 18g、附子 9g、黄芩 10g, 加入白僵蚕 15g、白术 10g。6 剂, 水煎服。

三诊: 2009 年 1 月 13 日。偶尔轻微咳吐白痰, 活动后稍有气喘, 大便稀薄, 1 日 2~3 次。舌质红, 舌苔黄腻, 脉弦数。上方改为干姜 25g、细辛 5g、附子 12g、白芥子 15g, 加入地龙 15g、石菖蒲 15g、肉桂 6g。6 剂, 水煎服。

问题
6. 处方中的主方是什么? 如何理解处方配伍?
7. 方中是如何体现太阳太阴合剂的?
8. 方中加入柴胡、黄芩, 应如何理解?
9. 二诊中为何加入白僵蚕、白术?
10. 三诊中为何加入地龙、石菖蒲、肉桂?

病例 5: 金某, 男, 14 岁; 2008 年 10 月 26 日初诊。
【主诉】咳嗽半月余。
【初诊】因感受风寒引起, 发热、恶寒、咳嗽。到某西医院, 给予常规治疗, 其他症状缓解, 咳嗽未愈, 遂来诊。饮食生冷或不节则胃痛, 恶心。
【现症】咳嗽, 无痰, 咽痒, 时胃痛, 恶心。舌质红, 舌苔白, 脉缓。

问题
1. 患者饮食生冷或不节则胃痛、恶心病机是什么?
2. 患者咳嗽, 为何常规治疗效果不佳?
3. 患者咳嗽, 无痰, 是哪一脏腑为病?
4. 患者舌质红, 舌苔白, 脉缓, 为哪一经和脏腑发病?
5. 按照脏腑、六经辨证, 本案共涉及哪一经和脏腑发病? 应采取何种治法? 可用哪些方剂配合治疗?

【治疗过程】
初诊: 2008 年 10 月 26 日初诊。党参 25g, 麦冬 10g, 五味子 12g, 干姜 15g, 细辛 4g, 桑叶 12g, 杏仁 10g, 柴胡 15g, 黄芩 12g, 桂枝 15g, 白芍 30g, 炙甘草

15g,茯苓 30g,鳖甲 12g,黄连 10g,吴茱萸 3g,木香 15g,砂仁 10g。3 剂,水煎服。医嘱:慎食生冷食物,避风寒,调情志。

二诊:2008 年 11 月 2 日。服药后咳嗽明显减轻,晨起偶咳两声。胃痛止,恶心消失,食纳可,二便正常,精神可。舌质淡,尖红,舌苔白厚,脉沉缓。疏风清肺,润燥止咳,加入温阳解表之剂以清余邪。处方:党参 25g,麦冬 10g,五味子 12g,干姜 15g,细辛 5g,炙麻黄 5g,附子 3g,柴胡 15g,黄芩 12g,桂枝 15g,白芍 30g,炙甘草 15g,桑叶 12g,杏仁 10g,桔梗 12g,白僵蚕 12g。6 剂,水煎服。

问题

6. 处方中的主方是什么? 如何理解处方配伍?

7. 如何理解,方中柴胡桂枝鳖甲汤的应用?

8. 二诊加入麻黄附子细辛汤,应如何理解?

病例 6:王某,男,32 岁;1997 年 8 月 1 日初诊。

【主诉】咳嗽、吐痰黄稠 1 个月余。

【初诊】1 个月前无明显原因出现咽痒、咳嗽,吐黄稠痰,咳甚则胸痛,善太息,无发热,服用西药螺旋霉素及中成药急支糖浆等效果欠佳,且咳嗽日益加重伴干哕,口渴。血常规:WBC 6.8×10^9/L,N 0.68,L 0.32。X 光透视:肺纹理增粗。

【现症】咳嗽频繁,吐黄稠痰,咽痒,咳甚则胸痛,善太息,形体消瘦,咽喉无红肿。舌质淡红,舌苔薄白,脉沉细。

问题

1. 本案咳嗽,病机为何?

2. 患者舌质淡红,舌苔薄白,脉沉细,为哪一经和脏腑发病?

3. 按照脏腑辨证,本案共涉及哪一经、脏腑发病? 应采取何种治法? 可用哪些方剂配合治疗?

【治疗过程】

初诊:1997 年 8 月 1 日初诊。干姜 10g,细辛 5g,五味子 10g,紫菀 30g,白前 15g,炙甘草 15g,荆芥 10g,百部 12g,陈皮 20g,桔梗 10g,罂粟壳 3g,柴胡 15g,黄芩 10g,川贝母 10g,生地 15g。3 剂,水煎服。医嘱:避风寒。

二诊:1997 年 8 月 4 日。咳嗽明显减轻,痰量减少,色白,咽痒亦随之减轻,口干渴,余无不适。舌质淡红,舌苔薄白,脉沉细。以上方加生石膏 20g,知母 10g。3 剂,水煎服。

三诊：1997 年 8 月 8 日。咳嗽止，精神尚可，咽喉清利，痰量明显减少，口微渴。舌质淡，舌苔薄白，脉细。患者病情进一步减轻，药证相符，继服原方 6 剂以巩固疗效。

问题

4. 处方中的主方是什么？如何理解处方配伍？

5. 应如何理解甘草、桔梗合用？

6. 应如何理解二诊加入石膏、知母？

（四）问题解析

病例 1

1. 患者素来大便稀，为太阴脾虚失统为主所引起，脾土虚弱，无力制水则少阴肾阳衰微而水寒，如此形成寒水侮土，而致脾虚失运而泄泻。

2. 太阴虚寒，不能培木则厥阴肝经郁而生热，湿与热合，蕴结于阳明大肠而成肠痈，故患者既往有慢性阑尾炎病史。

3. 患者咳嗽 10 年，迁延日久，肺脾气虚，肝郁血虚，致使土不生金，木火刑金，肺气阴两虚，肺失宣降，肺气上逆，则发干咳无痰，冬季为太阳寒水当令，阳虚水寒，更侮虚土，故而冬天即发，春主升发，应于肝，肝气条达，脾土得升，母强则子壮，故至春而愈。

4. 木郁克土，郁而化热，水寒侮土，肝肺脾肾功能失调，症见舌质红，脉弦。

5. 综合分析，本案共涉及肺脾肝肾发病，应采取益气养阴，清疏肝木，温补脾肾，宣肺止咳为治法，可选用麻黄附子细辛汤、桂枝汤、小柴胡汤等加减化裁。

6. 本案方中选用姜辛五味止咳汤（干姜、细辛、五味子、茯苓、紫菀、款冬花、白前、炙甘草）加减。该方是《金匮要略》治寒痰苓甘五味姜辛汤的加减，《素问·咳论》：其寒饮食入胃，从肺脉上至肺而寒，肺寒则外内合邪，因而克之，则为肺咳。是咳嗽之证，因于胃逆而肺寒，故仲景治咳，必用干姜、细辛，高老以此自拟姜辛五味止咳汤。方中党参大补脾肺之气，麦冬甘寒养阴清热、润肺生津，党参、麦冬合用，则益气养阴之功益彰，五味子酸温，敛肺止咳，养阴生津。三药合用，一补一润一敛，益气养阴，使气复津生；配伍辛温之干姜，温脾肺以化痰饮，助党参培土生金；更配麻黄附子细辛汤，温肾散寒、宣肺透表，与五味子相伍，一温一散一敛，使散不伤正，敛不留邪，且能调节肺司开合之职；桂枝、白芍补肝疏肝，以疏脾土之壅滞；柴胡、黄芩清肝疏肝，以制木火刑金；炙甘草补中调药。

7. 二诊时患者咽痒，加入桔梗、半夏宣肺利咽，燥湿化痰。

8. 三诊患者咳嗽基本止，去半夏、桔梗以防清燥太过而伤肺，患者久病，加入补益脾肺之黄芪，益气固表。

9. 四诊时加入茯苓、白术健脾益气，桔梗、苏叶、陈皮以理肺化痰，宣肺利咽。是以咳嗽之治，需详审病情，辨析证因，方能切中病机，准确施治。

病例2

1. "脾为生痰之源，肺为贮痰之器。"咳证病在太阴，缘于脾土湿陷，清阳不升，土不生金，肺气不宣，肺金不降，致使上焦不能化气如雾，气化不利，痰浊湿邪壅滞，症见痰咳胸闷喘满；久咳伤气，气机郁滞，咳甚则引及胸腹部疼痛；高老在临证中明确提出"急性病多实多热，慢性病多虚多寒。"本案病久，性属虚寒，故见遇冷及冬季发作加重。

2. 土湿不运，聚湿生痰，湿为阴邪，寒湿腻滞，可见痰多色白黏稠。

3. 患者脾土虚寒，运化无力，可见纳差乏力；土不培木，木郁化热，木火刑金，肝肺郁热则口干烦躁。

4. 脾虚失运，痰湿阻滞，症见舌淡稍黯苔薄白根部稍厚，风寒外束脉现浮紧。

5. 综合分析，本案共涉及肺及脾肝脏发病，应采用温补太阴，宣肺化痰，止咳平喘为治法，可选用小青龙汤、桂枝加厚朴杏子汤等加减化裁。

6. 方中选用姜辛五味止咳汤合麻杏甘石汤加减。苓甘五味姜辛汤为治疗寒痰的常用方剂，《金匮要略》原文曰："冲气即低，而反更咳，胸满者，用桂苓五味甘草汤，去桂加干姜、细辛，以治其咳满。"以咳嗽痰稀色白、舌苔白滑、脉浮紧为证治要点。麻杏甘石汤源自《伤寒论》，原文："发汗后，不可更行桂枝汤，汗出而喘，无大热者，可与麻黄杏仁甘草石膏汤"。后世医家多用此方治疗肺经郁热之咳喘。本案方中茯苓健脾利湿；干姜温补太阴；细辛、生姜温脾肺化痰饮；五味子、罂粟壳敛肺止咳；麻黄配石膏，清宣肺中郁热而定喘逆；桂枝、白芍解肌祛风，疏达肝木；枳实下气平喘；厚朴苦辛温，化湿导滞，降气平喘；杏仁宣肺降气而治咳喘；炙甘草和中缓急，调和诸药。

7. 二诊中患者肺热之证减轻，去麻黄、石膏，为防久用成瘾去掉罂粟壳，患者痰涎较重，加半夏降逆化痰，荆芥轻宣肺气，紫菀润肺化痰止咳，竹茹清心除烦。

8. 三诊患者症状减轻，加柴胡、黄芩以和解少阳，运转枢机，清疏肝木，杜绝木火刑金。诸药合用，脾土健运，肝木条达，土旺金生，肺得宣降，咳喘自除。

病例3

1. 患者素体脾土虚寒，土不制水，寒水侮土，土不培木，肝郁化火，一则土不生金，二则木火刑金，终致气阴两虚，肺失清肃，三阴同病，卫外不固，风寒乘袭，故鼻炎时作。

2. 太阴虚寒，肺脾气虚，土不生金，咳嗽日久，耗气伤阴，肺失清润，肺气上逆，可见干咳、无痰；患者脾虚生痰，肝木郁滞，痰气交阻，则咽中如有异物；患者脾肺阳虚，气阴不足，无力鼓动，症见咳声气促音低。

3. 太阴土虚，脾胃生化无力，津不上承，口干渴，木郁化火，胆火上炎，口苦，木郁克土，中焦虚寒，气血郁滞不通，不通则痛，则腹痛时作、腰部困痛。

4. 患者脾土湿寒，气血虚弱，症见舌质淡，边有齿痕，苔白，脉沉缓。

5. 综合分析，本案共涉及肺肝脾肾脏腑发病，应采取益气养阴、温补三阴、宣肺止咳为治法，可选用生脉散、理中丸、麻黄附子细辛汤、小柴胡汤加减化裁。

6. 本案方中以姜辛五味止咳汤合生脉散。咳嗽病位在肺，但与肝脾肾相关，为肺脾气虚、肺失宣肃之咳嗽。《诸病源候论·久咳逆候》云："久咳嗽者，是肺极虚故也。"故治以益气养阴之生脉散，同时配伍清宣肺金，温补脾肾，兼以疏肝清热之药，取其温补脾肺、止咳化痰、益气养阴、肺肝脾肾同调之功。方中以生脉散养阴，姜辛五味止咳汤温肺化饮，配麻黄杏仁石膏甘草汤清肺解热，宣肺止咳；加玄参、生地黄养阴清热；加附子温肾散寒，助干姜、炙甘草培土生金；加桔梗宣利肺气；柴胡、黄芩合桂枝、白芍、地龙清泄肝火，补肝疏肝。

7. 二诊加桑叶轻清宣透，肃肺利咽；合养阴清肺汤，养阴清热润肺，寓犀角地黄汤清热凉血解毒，陡其木火刑金，火不灼肺。

8. 三诊中加重干姜温补太阴，加重桑叶外散之力，加入茯苓健脾利湿，白僵蚕息风止痉，散结平喘。诸药配合共成益气养阴，清宣肺金，疏肝清风，温补三阴，标本同治之法。

病例 4

1. 咳嗽、气喘乃肺失宣降，病属太阴。病因脾阳不足，脾失健运，土不生金，肺脾气虚，痰浊内生，肺气失宣，气津失布，痰浊更盛，上阻肺气，肃降失常，发为喘促、吐白痰。久咳肺虚，久病及肾，肾不纳气，则喘促亦甚。肺卫气虚，无力御邪，遇冷风及烟雾刺激则咳嗽、气喘、鼻塞。

2. 久咳肺虚，气阴两虚，心失血养，则活动后气喘加重、心慌、胸闷。

3. 肺脾气虚，脾阳不足，脾失健运，脾虚湿盛，则大便溏薄。

4. 土不培木，化生湿热，脾虚肝郁，气虚血瘀症见舌质黯，舌苔黄腻，脉细数。

5. 本案为太阳太阴合病，治以宣肺散邪，温补脾肾，止咳平喘。可选小青龙汤加减治疗。

6. 方中主方为小青龙汤合生脉散加味。方中小青龙汤为太阳与太阴并治之剂，但总以太阳为主。由于太阳药物居多，故知是以太阳为主。合生脉散之党参、麦冬、五味子益气养阴；加附子温补肾阳；茯苓、陈皮、厚朴健脾行气；合三子养亲汤降气化痰。

7. 从《伤寒论》六经辨证用药看,方中之麻黄、桂枝为太阳经发表药物;干姜则是太阴经的温中药物,两经药物合用,故为太阳太阴合剂。本证有咳痰清稀,符合太阴"脾为生痰之源,肺为贮痰之器"之论。

8. 柴胡、黄芩清疏肝木,以防木火刑金。

9. 二诊中加入白术、白僵蚕以加强健脾湿、祛风化痰之功。

10. 三诊中又加入地龙、石菖蒲、肉桂进一步加强疏肝祛风,化痰通络,温肾纳气之功。如此标本兼顾,肺脾肾肝同调,则喘证自消。

病例5

1. 患者因感冒后服西药后损伤脾胃,脾胃虚弱,升降失司则胃痛、恶心,遇生冷发作为脾阳虚损之证。

2. 脾胃虚寒,土不生金,加之土不培木,木郁化火,木火刑金,致肺失清肃。而常规治疗只知病在肺,而不明土不生金,金不得其养的机理,故而治疗效果不佳。

3. 患者咽痒、咳嗽无痰,为燥邪犯肺,耗津灼液致肺失清肃。

4. 结合患者舌质红,舌苔白,脉缓,证应属脾肺气虚,脾虚不能生金,加之土不培木,木火刑金,致肺气失宣降而咳嗽。

5. 综合分析,本案共涉及太阴经脾肺两脏,故当温补脾肺,宣肺止咳,佐以清疏肝木为治。方选姜辛五味止咳汤加减。

6. 主方选用姜辛五味止咳汤合柴胡桂枝鳖甲汤加减。方中姜辛五味止咳汤温补脾肺,止咳化痰;加桑叶、杏仁清宣润肺,止咳化痰。茯苓、甘草入脾胃渗湿培土;加吴茱萸、干姜温中散寒,和胃止呕;砂仁、木香行气健脾止痛。

7. 本案土不生金,加之土不培木,木火刑金,方中柴胡桂枝鳖甲汤由柴胡、黄芩、桂枝、白芍、鳖甲等药物组成,取其入肝胆,清利肝胆,疏木达郁之意。

8. 二诊加入麻黄附子细辛汤以温阳解表。如此表邪得解,肺金得养,肝胆疏达,脾胃调和则诸症自除。

病例6

1. 本病病机为外感风邪,太阳不解,邪犯少阳,累及太阴。太阳营卫郁滞,少阳枢机不利,太阴脾肺气虚,化生湿痰,肝胆郁滞,木郁而化热,木火刑金,肺失清肃,而致咳嗽,吐黄稠痰;肺失宣降,胸中气滞则咳甚则胸痛。

2. 患者症见舌质淡红,舌苔薄白,脉沉细。证属太阴脾肺气虚,又为湿痰阻遏,故现诸症。

3. 综合分析,本案共涉及太阳、少阳致使枢机不利,太阴脾肺气虚;《金匮要略》"病痰饮者当以温药和之",故应治以清利肝胆,温补脾肺,化痰止咳。可选用小柴胡汤、理中丸、止嗽散加减治疗。

4. 方选姜辛五味止咳汤合止嗽散加减。方中姜辛五味止咳汤温补脾肺、止咳化痰；止嗽散中之荆芥性温，归经肝肺，疏风解表，发散皮毛，能疏能宣，通彻内外。百部、紫菀润肺止嗽，白前、陈皮、桔梗合用，利气化痰止咳。

5. 甘草、桔梗合用，既能调和诸药，又能引药上行宣肺利咽；加配柴胡、黄芩清肝利胆，百部、生地黄、五味子清热养阴。

6. 二诊后咳嗽及其他症状均减轻，自觉口干，故加生石膏、知母以清热生津。诸药合用，可使外邪透散得解，肝胆疏畅条达，脾土健运，肺金得养，宣降正常，则咳嗽自愈。

（五）学习小结

高老常把咳嗽称为太阴咳嗽，认为咳嗽实为太阴病之一，其病位在手太阴肺，病本在足太阴脾。紧扣脾肺，立足太阴，是治疗咳嗽的基本原则。《黄帝内经》中讲到"五脏六腑皆令人咳，非独肺也"，临床辨治时应当注意各脏腑之间的相互影响，尤其是肝脾肾三脏关系密切，应给予重视，所以主张当温补脾肾、清疏养肝、宣肺化痰、止咳平喘，用药以寒热并用、标本兼顾为大法，使寒药去其标热，热药治其本寒。高老自拟经验方：姜辛五味止咳汤（干姜、细辛、五味子、茯苓、紫菀、款冬花、白前、炙甘草），临证根据具体情况进行合方运用，其他常用方剂有生脉散（脾肺肝）、小柴胡汤（肝胆）、小青龙汤（脾肺）、麻杏甘石汤（肺脾）等，临证灵活运用，效果颇佳。

（六）拓展

1. 查找"土不生金""木火刑金"的出处，如何理解？

2. 分析咳嗽久治不愈的原因。

3. 分析上述病案之间的异同点。

4. 上述病案处方中很大一部分药无止咳作用，如何理解？

5. 找出每个病案中处方的几个关键性药物，分析关键性药物的性味、归经、功用和古代医家对其药物的认识。

6. 写出学习本病后的心得体会。

7. 参考阅读：霍俊方，高天旭. 高体三教授治疗咳嗽经验[J]. 中医学报，2014，29（2）：205-206.

三、哮　病

（一）概述

哮病是一种发作性的痰鸣气喘疾病，发作时喉中痰鸣有音，呼吸急促，甚至不能平卧。本节所论哮病为一种发作性疾病，西医学的支气管哮喘、喘息性支气管炎、嗜酸性粒细胞增多症（或其他急性肺部过敏性疾病）引起哮喘症状者，可参照本节内容辨证施治。

（二）辨治思路

高老认为哮病为本虚标实之病，其标实为痰浊阻滞，肺脾肝肾虚弱为本虚。"脾为生痰之源，肺为贮痰之器"，脾虚不能运化水湿，肺虚不能通调水道，水湿停聚发为痰饮。若土虚不能制水，则寒水侮土，土虚不能培木，则肝血亏虚，木郁化火，形成土不生金，木火刑金，肺虚痰阻，宣降失常，发为哮喘。又因气血虚弱，卫外不固，易感外邪，故此病极易复发。在治法上当采取祛湿化痰，宣肺平喘，温补脾肾，益气养血，标本同治之法。临床常用麻黄汤（肺肝）、桂枝加厚朴杏子汤（肝肺）、小青龙汤（脾肺肝）、麻黄附子细辛汤（肺肾）等方剂加减治疗，疗效显著。

（三）典型医案

病例1：徐某，女，43岁；2009年12月1日初诊。

【主诉】哮喘10年余，加重1个月。

【病史】哮喘10年余，每遇感冒发作，1个月前因受凉后致发热、哮喘，经西药治疗无效，遂来诊。

【现症】发热，体温36.8℃，哮喘（遇刺激性气体），鼻塞，打喷嚏（早晨），口干欲饮，目赤肿痛，恶心。舌质黯红，苔黄腻，脉细数。

问题

1. 患者哮喘多年为何？

2. 患者鼻塞，打喷嚏（早晨），口干欲饮，目赤肿痛，恶心为哪一经和脏腑发病？

3. 患者舌质黯红，苔黄腻，脉细数为哪一经和脏腑发病？

4. 按照六经及脏腑辨证，本案共涉及哪几经、脏腑发病？应采取何种治法？可选用哪些方剂配合治疗？

【治疗过程】

初诊：2009年12月1日。桂枝15g，白芍15g，炙甘草6g，杏仁10g，苏叶15g，葛根30g，青蒿20g，鳖甲15g，生地黄20g，牡丹皮15g，知母15g，黄芩15g，川芎20g，当归15g，柴胡15g，党参20g，麦冬10g，五味子15g，干姜20g，茯苓30g，细辛3g，炙麻黄6g，附子3g，青葙子30g，生姜30g。3剂，水煎服。医嘱：避风寒，慎食生冷，畅情志，勿过劳。

二诊：2009年12月4日。服上方发热退，头昏、流涕、打喷嚏明显改善，目赤肿痛有所减轻。现仍哮喘（每遇刺激气体发作），平素受凉感冒发作，微鼻塞流涕。舌质红，苔黄厚腻，脉缓细数。患者发热止，故去青蒿、鳖甲、知母、当归、川芎。仍目赤肿痛，故加入茺蔚子 30g、决明子 30g。仍哮喘，加入厚朴 15g、苏子 15g，化湿消痰、理气平喘。4 剂，水煎服。

三诊：2009 年 12 月 9 日。服上方目赤肿痛止，哮喘改善，现仍哮喘（活动后、遇刺激气体发作）。舌质黯，苔厚腻，脉细数。一诊方加白僵蚕 15g，地龙 20g。3 剂，水煎服。

四诊：2009 年 12 月 11 日。服上方目赤肿痛止，哮喘止，大便正常，现活动后无哮喘发作，亦无特殊不适。舌质黯，苔薄腻，脉细弦。上方去葛根，加菊花 30g。10 剂，水煎服。

五诊：2009 年 12 月 22 日。近日因出差衣单薄受凉，鼻塞，流涕，哮喘发作。舌质红，苔黄腻，脉弦缓。上方炙麻黄 10g，6 剂，水煎服。

六诊：2009 年 12 月 28 日。服上方哮喘止，感冒愈，到外地出差在 –15℃的环境下未复发，余亦无不适。舌质红，苔黄，脉弦缓。以上方，6 剂，水煎服，以巩固疗效。

问题

5. 处方中选用的主方是什么？如何理解处方配伍？

6. 二诊中为何加入茺蔚子、决明子、厚朴、苏子？

7. 三诊中为何加入白僵蚕、地龙？

8. 五诊中为何加重麻黄用量？

病例 2：张某，女，43 岁；2009 年 11 月 8 日初诊。

【主诉】哮喘 1 年。

【病史】自去年冬季受凉后鼻塞，流涕，咳嗽，喉间哮鸣。经中西医治疗，效果欠佳，后经人介绍遂来诊。

【现症】鼻塞，流涕，咳嗽，喉间痰鸣。舌质红，苔黄，脉弦细。

问题

1. 患者受凉后发为哮喘，是何原因？

2. 患者哮喘鼻塞，流涕，咳嗽，喉间痰鸣为哪一经和脏腑发病？

3. 患者舌质红，苔黄，脉弦细，是何原因引起的？

4. 按照六经及脏腑辨证，本案共涉及哪几经和脏腑发病？应采取何种治法？可选用哪些方剂配合治疗？

【治疗过程】

初诊:2009 年 11 月 8 日。炙麻黄 6g,桂枝 15g,干姜 15g,细辛 3g,白芍 15g,党参 20g,麦冬 10g,五味子 15g,茯苓 20g,附子 5g,柴胡 15g,黄芩 15g,白僵蚕 15g,地龙 20g,炙甘草 6g。6 剂,水煎服。医嘱:避风寒,慎食生冷,畅情志,勿过劳。

二诊:2009 年 11 月 15 日。服上方咳喘有所改善,遇冷空气,仍有咳嗽吐白痰。舌淡红苔白,脉细数。上方干姜 20g、细辛 5g、附子 9g,加入白术 10g,12 剂,水煎服。

三诊:2009 年 11 月 29 日。服上方哮喘改善,夜晚间哮鸣音消失。遇冷食冷后咳嗽。舌质红,苔腻,脉弦滑。上方党参 30g、茯苓 30g、干姜 30g、炙麻黄 10g、附子 12g。12 剂,水煎服。

四诊:2009 年 12 月 6 日。服上方哮喘咳嗽止,现偶觉咽部不适,饮食二便正常,余无不适。舌红,苔腻微黄,脉弦缓。上方继服 6 剂。

问题

5. 处方中选用的主方是什么?如何理解处方配伍?

6. 二诊中为何又加大干姜、细辛、附子用量,加入白术?

7. 三诊中为何又加大党参、茯苓、干姜、炙麻黄、附子用量?

(四)问题解析

病例 1

1. 高老提出“久病多虚多寒”,本案患者哮喘 10 年,日久伤阴耗气,乃致患者气阴两虚,气血虚弱,外邪易犯,加之外邪入侵、饮食不当等原因造成脾肺气虚,肺失宣降而致哮喘。

2. 肺气上逆,则鼻塞流涕;寒邪阻滞经络,营卫受伤,木郁化热,故发热、目赤、咽痛;内合太阴脾土虚寒,运化无力,胃气上逆可见恶心,木郁化火,少阳枢机不利,津不上承,可见口干欲饮。

3. 患者舌质黯红,苔黄腻,脉细数,脾土虚寒,肺气阴两虚,木郁化热,湿热内阻之象。

4. 综合分析,本案共涉及太阳、少阳、太阴及肺肝脾肾脏腑发病,可采用发散太阳、和解少阳、温补脾肺、疏肝清热为治法,方可选用麻黄汤、桂枝加厚朴杏子汤、麻黄附子细辛汤、小柴胡汤等方剂进行加减治疗。

5. 本案方以桂枝加厚朴杏子汤为主方加减。《伤寒论》曰:“喘家作,桂枝汤加厚朴杏子与之佳。”故以桂枝汤加厚朴杏子汤合青蒿鳖甲汤加减,解肌祛风、降逆平喘、清疏肝木,养阴透热。方中桂枝、白芍解肌祛风,调营和卫。厚朴苦辛温,功能消痰除满、下气降逆;杏仁苦温,功能宣肺化痰、止咳平喘。苏叶散寒解肌,行气宽中,消痰利肺。脾为生痰之源,肺为贮痰之器,加入党参、麦冬、五味子、干姜、茯苓,补肺健脾,使痰无所生。麻黄、附子、细辛温通行散,通脉达瘀。青蒿、鳖甲咸寒,直入阴分,滋阴退热,引邪外出。两药相配,滋阴清热,内清外透,使阴分伏热有外达之机。即如吴瑭自释:"此方有先入后出之妙,青蒿不能直入阴分,有鳖甲领之入也;鳖甲不能独出阳分,有青蒿领之出也。"热必耗津、伤液,生地黄、当归、川芎滋阴养血,补肝调肝。知母苦寒质润,滋阴降火,共助鳖甲以养阴退虚热。柴胡、黄芩、牡丹皮疏肝清肝,泻血中伏火,清透阴分之伏热。

6. 二诊中患者仍目赤肿痛,故加入青葙子、茺蔚子、决明子,清肝明目。

7. 三诊加入白僵蚕、地龙息风止痉,涤痰平喘。

8. 五诊中患者近日因出差衣单薄受凉外感风寒,故加大麻黄用量以驱散风寒。诸药合用,郁热得清,宿痰得化,肺气得宣,而喘证自愈。

病例2

1. 患者受凉后发哮喘,为太阴虚寒,脾肺阳虚,痰浊阻滞,肺失宣降所致。

2. 太阳经气不舒,外邪侵袭则发病,病程日久,多虚多寒,太阴土虚不能制水,脾肾寒湿,水湿痰饮伏于体内,感受外邪,引动内饮,水寒相搏,内外相引,饮动不居,水寒射肺,肺失宣降,阻于气道,而为哮喘,鼻为肺之窍,肺气不舒,可见鼻塞、流涕。

3. 金本克木,金虚木刑,木郁化热,木火刑金,故舌质红,苔黄,脉弦细。

4. 综合分析,本案共涉及太阳、太阴及肺脾肝肾脏腑发病,应采取解宣肺化痰、温补三阴为治法,可选用桂枝汤、麻黄汤、小青龙汤、小柴胡汤等方剂进行加减治疗。

5. 本案方选小青龙汤加减,本方源自《伤寒论》,原文:"伤寒表不解,心下有水气,干呕发热而咳,或渴,或利,或噎,或小便不利,少腹满,或喘者,小青龙汤主之。"此方被后世医家多用于伤寒外感兼有水饮的病证,本案中患者外感风寒,内有水饮,方用麻黄、桂枝味辛性温,走太阳发汗解表,入太阴宣肺平喘止咳;白芍与桂枝相配补肝疏肝,调和营卫;干姜、细辛、半夏合用可温中化饮,散寒降逆;配入五味子之味酸收敛,成为散中寓收,既可敛肺止咳,又可防止肺气咳逆之耗散太过。患者舌质红,苔黄,加入柴胡、黄芩,清热疏肝,加地龙、白僵蚕祛风化痰通络,炙甘草调和诸药。

6. 二诊中以加大干姜、附子、细辛用量来加大温中化湿力度,加入白术以健脾燥湿。

7. 三诊中患者遇食冷后咳嗽,为寒湿较重,加大党参、茯苓、干姜、炙麻黄、附子用量以温化寒饮。诸药合用,宿痰得化,肺气得宣,郁热得清,而喘证自愈。

(五)学习小结

高老认为哮病为本虚标实之病,标在痰浊阻滞,本在肺脾肝肾虚弱,故而反复发作,缠绵难愈。当以标本兼治为治则,应在宣肺化痰、止咳平喘的同时,注重温补肝脾肾,以求标本同治。临床常用桂枝汤加厚朴杏子汤加减治疗。常用方剂有:生脉散(脾肺)、桂枝加厚朴杏子汤(肝肺)、理中丸(脾)、四逆汤(肾)、麻黄附子细辛汤(肺肾)、小柴胡汤(肝脾)、小青龙汤(肺脾)等。

(六)拓展

1. 查找"脾为生痰之源,肺为贮痰之器"的出处。

2. 分析上述病案之间的异同点。

3. 找出每个病案中处方的几个关键性药物,分析关键性药物的性味、归经、功用和古代医家对其药物的认识。

4. 分析说明感冒、咳嗽、哮喘三者之间有何关系。

5. 查阅现代医学对哮喘病的认识、治疗和预后。

6. 写出学习本病后的心得体会。

7. 参考阅读:王漫漫　高天旭. 高体三教授从三阴论治哮喘经验[J]. 中医学报,2013,28(2):170-171.

四、鼻　渊

(一)概述

鼻渊亦有"脑漏""脑砂""脑崩""脑渊"之称,是指鼻窍时流浊涕,经年累月不止,如淌泉水,甚则涕出腥臭,常伴头痛、鼻塞、嗅觉减退、鼻窦区疼痛,久则虚眩不已的一种疾病。鼻渊相当于西医学的急慢性化脓性鼻窦炎和副鼻窦炎。

(二)辨治思路

高老认为鼻渊往往为寒热虚实夹杂之病,涉及脏腑为肝胆肺脾肾。肺气通于鼻,鼻为肺之窍,肺气失宣则鼻为之塞;风寒湿邪外袭,致肺气逆冲鼻窍,津液不能四布,随气而出,而流涕;病在上焦,根本则为中气所虚,盖太阴虚寒,脾胃升降受阻,肺不能随胃而降而上逆;脾胃土湿痰浊循经壅滞,肝胆郁滞失疏,木郁化热刑金,肾虚寒水侮土,土虚不能生金,终致肺失宣降,鼻窍滞塞不利发为鼻渊。高老治疗鼻渊有其独到之处,所治此病也大多为多年宿疾,善于寒热补泻并用,方用理中丸(脾)、麻黄附子细辛汤(肺肾)、桂枝汤(肝)、小柴胡汤(肝胆)等疗效显著。

（三）典型医案

病例1：谭某，男，29岁；2000年1月7日初诊。

【主诉】鼻塞流浊涕4年，加重1周。

【病史】病人于4年前因感冒后引起鼻塞流浊涕，每因受凉感风而加重，按鼻窦炎常服千柏鼻炎片及口服中药均不能及时控制病情，迁延1个月才可缓解。近1周因感寒后再发鼻塞浊涕，较前加重且引及前额疼痛，鼻塞，嗅觉失灵，并感头晕、纳差、乏力，服抗生素及中药无效。

【现症】鼻塞流浊涕，较前加重且引及前额疼痛，鼻塞声重，流涕浊而黄稠，头晕，纳差，乏力，口干烦躁。舌质红，舌苔薄黄，脉浮滑。X光片提示：鼻窦炎。

问题

1. 患者鼻塞流浊涕日久，遇风寒则加重的原因是什么？

2. 患者前额疼痛，鼻塞声重，嗅觉失灵，涕浊而黄稠，是何原因引起的？

3. 患者头晕，纳差，乏力，口干烦躁为哪一经或脏腑发病？

4. 患者舌质红，舌苔薄黄，脉浮滑的原因是什么？

5. 按照六经及脏腑辨证，本案共涉及哪几经、脏腑发病？应采取何种治法？可选用哪些方剂配合治疗？

【治疗过程】

初诊：2000年1月7日。麻黄10g，附子15g，细辛5g，柴胡20g，黄芩15g，半夏15g，党参15g，羌活10g，防风10g，石膏30g，猪苓30g，生姜3片，大枣3枚为引。3剂，水煎服。

二诊：2000年1月11日。服药3剂，口渴基本消失，鼻塞症状明显减轻，浊涕量减少。舌质红，舌苔黄，脉滑。热象已去，故去石膏之甘寒，加茯苓30g、炒白术20g。3剂，水煎服。

三诊：2000年1月14日。鼻腔通利，涕清量少，纳食正常。舌红苔薄，脉滑。病人病史较长，缠绵难去，既往多处服药均无如此之良效，故要求再服，以巩固疗效。以上方去羌活，加干姜10g。6剂，水煎服。

问题

6. 处方中选用的主方是什么？如何理解处方配伍？

7. 二诊中为何去掉石膏，加入茯苓、白术？

8. 三诊中为何去羌活，加干姜？

病例2：杨某，女，15岁；2008年11月2日初诊。

【主诉】鼻塞流涕3天。

【病史】患者原有慢性鼻炎病史，近日因受寒感冒复发。

【现症】鼻塞、流黄涕，食欲不振，厌食油腻。体温：36.5℃。舌质淡，舌尖红，舌苔薄白，脉浮紧。平素行经腹痛严重。

问题

1. 患者素有慢性鼻炎病史，其病因为何？

2. 患者平素行经腹痛严重的原因是什么？

3. 患者鼻塞，流黄涕，食欲不振，厌食油腻的原因是什么？

4. 舌质淡，舌尖红，舌苔薄白，脉浮紧的原因是什么？

5. 按照六经及辨证，本案共涉及哪几经、脏腑发病？应采取何种治法？可选用哪些方剂配合治疗？

【治疗过程】

初诊：2008年11月2日。炙麻黄10g，桂枝15g，杏仁10g，炙甘草10g，石膏30g，党参20g，麦冬10g，五味子10g，苏叶15g，柴胡15g，黄芩10g，附子5g，细辛3g，白芍15g，干姜12g，白术10g。4剂，水煎服。医嘱：慎起居，畅情志，避免过度劳累。

二诊：2008年11月11日。服上方鼻塞流涕愈。原有慢性鼻炎，痛经2年。平素夜间烦渴欲饮。舌质淡红，舌苔白，脉弦滑。处方：党参20g，麦冬10g，五味子10g，苏叶15g，柴胡15g，黄芩12g，炙麻黄10g，附子6g，细辛3g，赤白芍各15g，干姜15g，白术10g，茯苓20g，当归15g，吴茱萸6g，川芎15g，阿胶珠10g，牡丹皮15g。6剂，水煎服。

三诊：2008年11月25日。基本治愈。晨起鼻涕明显减少，食欲增加，鼻塞痊愈，行经腹痛改善。舌质淡，舌苔白，脉弦滑。以上方改为党参25g，干姜18g，附子9g。6剂，水煎服。

问题

6. 处方中选用的主方是什么？如何理解处方配伍？

7. 二诊中选用的主方是什么？如何理解处方配伍？

8. 三诊中为何加大党参、附子、干姜用量？

病例 3：邵某，男，2 岁；2009 年 3 月 17 日初诊。

【主诉】鼻塞 1 个月余。

【病史】鼻塞咳嗽 1 个月余，西药输液后发热咳嗽减轻，但鼻塞持续不解。到某西医院儿科诊断为"腺样体 3 度肥大"，建议手术治疗，家属因觉年龄太小，不想手术，经熟人介绍，遂来诊。

【现症】鼻塞，睡觉时张嘴呼吸，时有鼾声，时流涕，微咳，盗汗，食欲可，大便时干，面色黄，精神欠佳。舌淡，苔薄白，脉弦细。

问题

1. 患者鼻塞，为哪一经或脏腑发病？

2. 患者为何发热咳嗽减轻，但鼻塞持续不解？

3. 舌淡，苔薄白，脉弦细的原因是什么？

4 本案共涉及哪几经、脏腑发病？应采取何种治法？可选用哪些方剂配合治疗？

【治疗过程】

初诊：2009 年 3 月 17 日。党参 30g，茯苓 30g，干姜 15g，苏叶 15g，柴胡 15g，黄芩 12g，炙麻黄 10g，附子 6g，细辛 5g，桂枝 15g，赤白芍各 15g，炙甘草 10g，麦冬 10g，五味子 10g，白术 10g，桃仁 10g，牡丹皮 15g，泽泻 20g，玄参 15g，牛蒡子 15g。3 剂，水煎服，3 日 1 剂。医嘱：慎食辛辣凉食。

二诊：2009 年 3 月 27 日。服上方，咳嗽止，鼻塞症状减轻，大便可。面色黄，精神可。舌淡，苔薄白，脉弦细。药已中病，效不更方，加入鳖甲 15g。6 剂，水煎服，3 日 1 剂。

三诊：2009 年 4 月 14 日。服上方食欲可，大便可，鼻塞减轻。面色黄，精神可，手背部痒疹。处方：干姜 3g，茯苓 15g，党参 12g，炙甘草 6g，陈皮 3g，杏仁 2g，炙麻黄 3g，附子 3g，细辛 1g，麦冬 6g，五味子 3g，石膏 10g，桂枝 3g，白芍 3g，牡丹皮 3g。6 剂，水煎服，日 1 剂。

四诊：2009 年 4 月 21 日。服上方，鼻塞明显减轻。面色好转，精神可，手背部痒疹。舌质红，苔白，脉细滑。药已中病，效不更方，加入金银花 10g，土茯苓 6g，清热解毒除湿。6 剂，水煎服，日 1 剂。

五诊：2009 年 4 月 26 日。服上方鼻塞减轻。面色可，精神可，手背部痒疹。舌质红，舌苔白，脉弦细。上方干姜 5g，加连翘 6g，赤小豆 6g，桑白皮 5g。6 剂，水煎服，日 1 剂。

六诊：2009 年 5 月 3 日。服上方鼻塞减轻，手背部痒疹消失，头颈部瘙痒，面色可,精神可。舌质淡,舌苔薄白,脉弦细。上方加入生地黄 6g。6 剂,水煎服,日 1 剂。

七诊:2009 年 5 月 12 日。鼻塞基本消失,现夜间鼻窍时塞,盗汗,面色可,精神可。舌淡红,舌苔白腻,脉弦数。患者盗汗,减清热解毒之品,加调肝止汗之品。处方:干姜 5g,茯苓 15g,党参 12g,炙甘草 6g,陈皮 5g,杏仁 3g,炙麻黄 3g,附子 3g,细辛 1g,麦冬 6g,五味子 3g,石膏 6g,桂枝 5g,白芍 5g,柴胡 5g,黄芩 10g,煅龙牡各 6g,鳖甲 5g,焦三仙各 5g,牡丹皮 5g。6 剂,水煎服。

问题

5. 处方中选用的主方是什么?如何理解处方配伍?

6. 二诊中为何加入鳖甲?

7. 五诊中为何加入连翘、赤小豆?

(四)问题解析

病例 1

1. 患者 4 年前因外感而发病,日久未愈,为太阴脾肺阳气虚弱,卫外不固,肺气不宣,故受凉后鼻塞流浊涕加重。

2. 感寒之初,治疗不当迁延不愈,而致营卫气血失和,土虚不能生金,日久肺脾两虚,肺气通于鼻,肺失宣发,则鼻塞不闻臭香;土虚不能培木,肝气郁滞,肝失疏泄,郁而化热,木火刑金,则涕流黄浊,每遇冷风外邪引动宿饮,内外合邪而发病,属太阳、少阳、太阴合病;患者肝郁气滞,阳明经气不舒,气血郁滞而发前额部头痛。

3. 久病多虚多寒,太阴阳虚,脾土失运,土不培木,木郁生风致头晕;脾土虚寒,气血亏虚,症见纳差、乏力;少阳为太阳入三阴的枢机,枢机不利,则少阳胆火上炎耗伤津液可见口干烦躁。

4. 肺气不利,脾土虚寒,土不制水,肾虚水泛,肝气郁结,肝胆火旺,而致肺肝脾肾失调,症见舌质红,舌苔薄黄,脉浮滑。

5. 综合分析,本案共涉及六经同病,肺肝脾肾功能失调,应采取发散太阳、和解少阳、清泄阳明、温补三阴为治法,可选用麻黄附子细辛汤、小柴胡汤等方剂加减化裁。

6. 本案方为麻黄附子细辛汤合小柴胡汤加减,方中麻黄附子细辛汤温阳解表,一则发散太阳,二则温补少阳,加羌活、防风以增强发散太阳之力;配伍石膏以清解阳明郁热;配小柴胡汤一则和解少阳清疏肝胆,二则健脾和胃以补太阴之虚。

7. 慢性病多虚多寒，既往长期用清热药物，损伤脾阳，遂成寒痰内宿，且标热已清，口渴消失，故二诊中去石膏，加入茯苓、猪苓、白术健脾化湿以杜生痰之源。

8. 三诊中，患者表邪已轻，去辛散之羌活，因病程长，缠绵难愈，且急性病多实多热，慢性病多虚多寒，寒饮难去，加干姜以温补太阴脾肺，以加强温化寒饮之效。诸方合用，实为六经同调，肺肝脾肾同治，脏腑功能恢复，则诸症皆减。

病例2

1. 素体肺脾气虚，肺气虚弱，卫表不固，易感外邪，肺失宣肃，郁热内蕴，鼻窍瘀阻；脾气虚弱，运化失司，土不生金，脾失健运，清阳不升，浊阴上逆，肺失清肃；脾气亏虚，土不培木，肝郁气滞，郁而化火，木火刑金，上犯于肺。如此肺脾气虚，鼻失所养，湿浊内阻鼻窍，郁久化热，复感外邪，发为鼻渊。

2. 行经腹痛，多为肝经瘀滞、气血不和、血虚失盈、寒凝冲任所致，肝藏血，脾统血，月经不调与肝脾关系密切。

3. 肝经郁滞，郁而化火，湿浊热毒蕴于鼻窍，可见黄涕，脾胃升降失常，运化无力，不能腐熟水谷，症见食欲不振，肝郁气滞，肝胆蕴热，而厌食油腻。

4. 症见舌质淡，舌尖红，舌苔薄白，脉浮紧为风寒外袭之象。

5. 综合分析，本案共涉及太阳、少阳、太阴及肺肝脾肾脏腑发病，应采取清宣肺金、温补三阴为治法，可选用麻黄附子细辛汤、小柴胡汤、理中丸等方剂进行加减治疗。

6. 本案一诊方选麻黄附子细辛汤加减，药用生脉散配以干姜、白术，温补健脾，培土生金；麻黄杏仁甘草石膏汤清宣肺热；苏叶、附子、细辛辛温行散，温肾散寒；柴胡、黄芩、桂枝、白芍养肝疏肝，清肝泄热；合生脉散益气养阴。

7. 二诊采用温经汤加减，方中吴茱萸味辛性温，入肝脾胃经，暖肝血和脾胃，为本方之主药；配人参、生姜、炙甘草入太阴以补中益气，强壮脾胃，辅助主药温中寓补，使之血生有源；桂枝、白芍、当归、阿胶、柴胡、川芎入厥阴，补肝养肝疏肝调肝，行瘀活血，辅助主药补中寓活，使其肝调而血脉通畅。

8. 三诊加重党参用量益气养阴，附子温补肾阳，干姜温补太阴，诸药合用，诸症自除。

病例3

1. 患者鼻塞，鼻为肺窍，症状在手太阴肺，而本在足太阴脾与足少阴肾。

2. 脾肾阳虚，痰湿内生，土不生金，肺气失宣，发为鼻衄，故而患者发热咳嗽易减轻，但鼻塞持续不易解。

3. 患者鼻塞虽标在肺，而其本却在脾肾，水寒土湿而致木郁，故舌淡，苔薄白，脉弦细。

4. 综合分析,本案共涉及于太阴肺、足太阴脾和足少阴肾。治以温补脾肾,培土生金。黄元御《四圣心源》云:"中气之治,崇阳补火,则宜参、姜,培土泻水,则宜甘、苓。"可先用生脉散、附子理中丸、小柴胡汤等方剂加减治疗。

5. 方为黄芽汤、麻黄附子细辛汤合生脉散加减,黄芽汤健脾祛湿,培土生金;合生脉散益气养阴;患者平素易感冒,现仍流涕,为脾肾阳虚,加入麻黄附子细辛汤温肾助阳,散寒解表;肺经郁热加石膏以清肺热。

6. 二诊时桂枝茯苓丸配合鳖甲疏肝达郁,活瘀消癥,以消散增大之鼻甲;患者盗汗,为肝经疏泄失常,用桂枝汤调和营卫气血,疏肝止汗。

7. 五诊时以麻黄连翘赤小豆汤清热利湿,祛风止痒。诸药合用,脾肾阳复,肺金得养,宣降正常,诸症自愈。

(五)学习小结

肺开窍于鼻,又因"脾气一虚,肺气先绝"。所以高老认为鼻渊病位在鼻,病之根本在手太阴肺与足太阴脾,实为太阴发病。太阴虚寒,一则土不生金,二则土不制水,三则土不培木,脾虚痰湿壅滞,肾虚寒水侮土,木郁化热刑金,以至于肺失宣降,鼻窍滞塞不利,发为鼻渊。此病多为宿疾,由上述病例治疗可见,高老治疗鼻渊有其独到之处,以清宣肺金,温补三阴为基本治则,多脏腑同调,寒热补泻并用。方用理中丸、麻黄附子细辛汤、桂枝汤、小柴胡汤等,疗效显著。

(六)拓展

1. 查找麻黄附子细辛汤的出处及相关条文。

2. 分析鼻渊久治不愈和容易复发的原因。

3. 试找出有效治疗鼻渊其他疗法。

4. 查阅治疗找到古代医家对鼻渊的认识和治疗方法的异同。

5. 分析上述病案之间的异同点。

6. 找出每个病案中处方的几个关键性药物,分析关键性药物的性味、归经、功用和古代医家对其药物的认识。

7. 写出学习本病后的心得体会。

第二节　心系病证

一、不寐

(一)概述

不寐是以经常不能获得正常睡眠为特征的一类病证,主要以经常不易入眠,或睡眠短浅易醒,甚至整夜不能入眠为主要症状。西医学的神经官能症、更年期综合征、慢性消化不良、贫血、动脉粥样硬化症等以不寐为主要临床表现时，可参考本节内容辨证论治。

（二）辨治思路

高老认为不寐病位在心，但与足三阴肝、脾、肾密切相关。若肝脏功能失调，一则肝血亏虚，血不能供心，二则肝血虚滞，心血瘀阻，三则木郁化热，火热扰心；若脾虚失运，气血化生乏源，一则心之气血亏虚，二则痰饮湿浊内阻；若肾脏功能失调，一则寒水侮土，二则水不涵木，三则命火不足不能鼓舞肾水上交于心而致心肾不交。如此，肝脾肾功能失调终致痰湿阻滞，肝血虚滞，心血失养，心血瘀阻，心火炽盛，形成寒热错杂、虚实相兼而病发不寐。高老在治疗本病时，立足于肝脾肾，采取清疏肝木、温补脾肾、寒温并用、攻补兼施之法，自创"清木安神汤"治疗失眠，临床多获佳效。

（三）典型医案

病例1：金某，女，35岁；2009年10月11日初诊。

【主诉】失眠半年，加重1个月。

【病史】发病前月经淋漓不净，服中药西药消炎后，月经止，继而出现失眠多梦，全身乏力，到某医院，给予安眠类药物，未服用，感觉异常痛苦，遂来诊。

【现症】失眠，多梦，月经淋漓，全身乏力，自汗出，饮食二便尚可，表情抑郁，形体正常，面色微黄。舌体胖大、边有齿痕，苔薄黄，脉弦细。

问题

1. 患者因月经不调所致失眠，与哪个脏腑发病有关？

2. 如何理解患者失眠病机？

3. 如何理解面色微黄，乏力，自汗出病机？

4. 舌体胖大、边有齿痕，苔薄黄，脉弦细的原因是什么？

5. 按照脏腑辨证，本案共涉及哪几个脏腑？应采取何种治法？可选用哪些方剂配合治疗？

【治疗过程】

初诊：2009年10月11日。党参15g，麦冬10g，五味子15g，柴胡15g，黄芩15g，桂枝15g，白芍15g，炙甘草6g，生龙牡各30g，夜交藤30g，当归15g，川芎20g，干姜6g，半夏10g，葛根30g，桑白皮15g。6剂，水煎服。医嘱：慎食辛辣凉食，畅情志，勿过劳。

二诊：2009年10月18日。服上方睡眠恢复正常，饮食二便可，夜间偶醒，多梦，口唇干。舌红苔黄，脉沉缓。上方加黄连6g。6剂，水煎服。

问题

6. 处方中选用的主方是什么？如何理解处方配伍？

7. 二诊为何加入黄连？

病例 2：刘某，男，55 岁；2009 年 11 月 3 日初诊。

【主诉】失眠 1 周。

【病史】患者素有高血压病史，近 1 周因情绪因素导致失眠，整夜不能入睡，血压升高至 160/100mmHg。

【现症】失眠，口干苦，头痛，小便黄，食欲可，表情呆滞，语言欠清晰。舌质黯红，苔白，脉弦。

问题

1. 患者因情绪因素导致失眠和血压升高，与哪个脏腑发病有关？

2. 如何理解患者头痛病机？

3. 患者表情呆滞，语言欠清晰的原因是什么？

4. 舌质黯红，苔白，脉弦的原因是什么？

5. 按照脏腑辨证，本案共涉及哪几个脏腑？应采取何种治法？可选用哪些方剂配合治疗？

【治疗过程】

初诊：2009 年 11 月 3 日。党参 15g，麦冬 10g，五味子 15g，柴胡 15g，黄芩 15g，黄连 10g，桂枝 15g，白芍 15g，炙甘草 10g，生龙牡各 30g，夜交藤 40g，当归 15g，川芎 20g，干姜 6g，半夏 10g，葛根 30g，桑白皮 15g，茯苓 30g，豨莶草 30g，夏枯草 20g，益母草 20g，珍珠母 30g。6 剂，水煎服。医嘱：慎食辛辣凉食，畅情志，勿过劳。

二诊：2009 年 11 月 10 日。服上方失眠愈，血压稳定（135/80mmHg），近两天上火，口唇疖肿，伴气短。舌黯红，苔白，脉弦。以上方加玄参 15g、生地 15g。6 剂，水煎服。

问题

6. 处方中选用的主方是什么？如何理解处方配伍？

7. 二诊为何加入玄参、生地？主要用来调节哪个脏腑？

病例3：李某,女,42岁；2009年9月8日初诊。

【主诉】失眠6年余。

【病史】患者因子宫肌癌术后多次化疗出现失眠,每日平均睡眠时间1~2个小时,服安眠药亦无改善,且服用多种中药及进行刮痧、拔罐,效果欠佳,遂来诊。

【现症】失眠,舌部发麻,口干不渴,口苦,咽痒,小便黄,全身乏力、怕冷。舌质红,苔黄腻,脉沉细。

问题

1. 患者因子宫肌癌术后多次化疗失眠,如何理解失眠病机?

2. 患者口干不渴,口苦,舌麻,小便黄的原因是什么?

3. 舌质红,苔黄腻,脉沉细,属于哪几个脏腑发病?

4. 按照脏腑辨证,本案共涉及哪几个脏腑? 应采取何种治法?

【治疗过程】

初诊:2009年9月8日。党参15g,麦冬10g,五味子15g,柴胡15g,黄芩15g,黄连10g,桂枝15g,白芍15g,炙甘草10g,生龙牡各30g,夜交藤50g,当归15g,川芎20g,葛根30g,干姜12g,桑白皮15g,丹皮15g,生地15g,栀子15g,细辛3g。6剂,水煎服。医嘱:慎食辛辣凉食,畅情志,勿过劳。

二诊:2009年10月9日。服上方每日睡眠5~6个小时,舌麻止,近3天感冒、咳嗽、鼻塞、流清涕,口干,手心热,鼻气热,小便黄,虚汗出。舌红,苔黄腻,脉沉细。上方加竹叶15g,生姜30g。6剂,水煎服。

三诊:2009年10月15日。服上方睡眠正常(每日5~6个小时),感冒愈,鼻窍通,清涕止,微咳,余无特殊不适。继服上方6剂以巩固疗效。

问题

5. 处方中选用的主方是什么? 如何理解处方配伍?

6. 二诊中为何加入竹叶、生姜?

(四)问题解析

病例1

1. 本病案乃因月经不调所致失眠,"调经不离肝脾",病因肝脾功能失调,脾不统血、肝不藏血致月经淋漓,肝血亏虚,木郁化火,母病及子,一则心失血养,二则肝火扰心,终致失眠。

2. 本案失眠应注意两点：一是患者本月经淋漓，气血不足，后因服多种清热泻火类药物更伤人体正气，造成体内阴血不足，血不养心，心神不安而不寐。正如《景岳全书》云："无邪而不寐者，必营气不足也，营主血，血虚则无以养心，心虚则神不守舍。"

3. 肝脾两虚，气血亏虚而现面色微黄，乏力，自汗出。

4. 舌质红、舌体胖大、边有齿痕，苔薄黄，脉弦细为脾经湿重，肝经热盛，气血亏虚之征。

5. 综合分析，证属心肝脾虚，阴虚火旺。治宜清泄心肝，益气养阴。可选用生脉散、小柴胡汤、黄连阿胶汤等方剂加减治疗。

6. 本方选用高老自拟方"清木安神汤"（清木安神汤组成：党参、麦冬、五味子、柴胡、黄芩、桂枝、白芍、炙甘草、生龙牡、夜交藤、当归、川芎、干姜、半夏、葛根、桑白皮）。方中柴胡、黄芩疏肝清热，疏木达郁，清解少阳；当归、川芎、桂枝、白芍皆入于肝，用之可滋肝阴，补肝血，活肝瘀，疏肝交心；党参、麦冬、五味子合用为生脉散，健脾益气，滋阴养血，以助补心安神；《金匮要略》云："夫治未病者，见肝之病，知肝传脾，当先实脾，四季脾旺不受邪，即勿补之；中工不晓其传，见肝之病，不解实脾，惟治肝也。"故以党参、干姜、半夏、炙甘草温补健脾益气，使脾气旺盛，又可资气血生化之源；生龙牡、夜交藤滋阴潜阳，养心安神，使患者心神得安；葛根清热生津，清解阳明；桑白皮平肝清火，起到清肝降逆之功。全方合用共成益气养阴，清木安神之剂。

7. 二诊时舌红苔黄，为心肝热盛，故酌加黄连一味清降心肝之热。诸药合用，郁火得清，气阴得复，心血得养，神有所藏，而诸症自愈。

病例2

1. 患者情志不畅，肝气郁滞，木郁化火，母病及子导致失眠、口干苦之症；火邪易耗伤阴血，日久则肝之阴血不足，阴不敛阳，阳亢于上，则致高血压。

2. 肝失条达，肝气横逆，循经上攻头目，则致头痛。

3. 患者表情呆滞，语言欠清晰皆为气阴耗伤，心神失养所致。

4. 肝气郁滞，血流不畅则见舌质黯红，苔白，脉弦之象。

5. 综合分析，本案共涉及心、肝、脾三脏发病，应采取养心安神、疏肝解郁、健脾益气为治法，可选用生脉散、小柴胡汤、理中丸等方剂进行加减治疗。

6. 处方中选用"清木安神汤"为主方益气养阴，清木安神。加黄连清泄心肝郁热；加茯苓与党参、干姜、炙甘草合为黄元御《四圣心源》黄芽汤，培补中气；因患者有高血压病史，故加入自拟"三草一母汤"（豨莶草、夏枯草、益母草、珍珠母），以清肝降火，缓降血压。

7. 二诊患者近两天上火，口唇疖肿，故加入玄参、生地以清肝经之热，又可滋养阴血。诸药合用，肝气得疏，郁火得清，气阴得复，心神得安，则诸症自愈。

病例3

1. 本案患者因子宫肌瘤术后加之多次化疗,使肝脾功能失调,元气大伤,气血亏损,肝脾两虚,心失血养,神失所藏而导致失眠。

2. 口干、口苦、小便黄,为木郁化火、母病及子、心肝火旺,舌为心之窍,故舌麻。

3. 舌质红,苔黄腻,脉沉细,应证属心肝阴虚火旺。

4. 综合分析,本案共涉及心肝脾三脏,治宜清泄心肝,益气养阴。

5. 选用"清木安神汤"为主方益气养阴,清木安神。加丹皮、黄连、栀子增强疏木达郁,清泄心肝火热的力度;加生地滋肝阴补肝血。

6. 二诊时患者手心热,鼻气热,小便黄,虚汗出,舌红,苔黄腻,脉沉细,故加入竹叶疏木达郁,清泄心肝火热;因外感风寒故加生姜发散风寒。如此相伍,则郁火得清、气阴得复、心肝脾同调,神有所藏而失眠自愈。

(五)学习小结

高老认为不寐病因诸多,但其病理变化总属足三阴肝脾肾功能失调所致,故治疗本病应立足于肝脾肾,采取清疏肝木、温补脾肾、寒温并用、攻补兼施之法,自创"清木安神汤"(党参、麦冬、五味子、柴胡、黄芩、桂枝、白芍、炙甘草、生龙牡、夜交藤、当归、川芎、干姜、半夏、葛根、桑白皮),临床根据病人具体情况,稍事加减,灵活运用,疗效确切。

(六)拓展

1. 查找"虚劳虚烦不得眠"的出处。

2. 查阅资料分析失眠的病机有哪些? 高老是如何认识的?

3. 失眠与情志有何关系,若是情志原因导致失眠应如何处理?

4. 分析上述病案之间的异同点。

5. 找出每个病案中处方的几个关键性药物,分析关键性药物的性味、归经、功用和古代医家对其药物的认识。

6. 写出学习本病后的心得体会。

7. 参考阅读:郭凤鹏,樊尊峰,何磊. 高体三运用清木安神汤治疗不寐验案[J]. 辽宁中医杂志,2012,38(9):1701-1702.

二、心 悸

(一)概述

心悸指病人自觉心中悸动,惊惕不安,甚则不能自主的一种病证,临床一般多呈发作性,每因情志波动或劳累过度而发作,且常伴胸闷、气短、失眠、健忘、眩晕等症。根据本病的临床特点,各种原因引起的心律失常,如心动过速、心动过缓、期前收缩、心房颤动或心房扑动、房室传导阻滞、病态窦房结综合征、预激综合征以及心功能不全、心肌炎、一部分神经官能症等,如表现以心悸为主症者,均可参照本节内容进行辨证论治。

(二)辨治思路

高老认为心悸病位在胸,除从心从肺论治之外,不可忽略肝之经脉布于胸胁,应从肝论治。如黄元御《四圣心源》曰:"……五脏皆有精,悉受之于肾,五脏皆有神,悉受之于心,五脏皆有血,悉受之于肝……""悸者,风木之郁冲;惊者,相火之浮宕"。肝脏血虚,则木郁化火生热,母病及子,累及心脏,扰乱心神。高老在治疗心悸时善用小柴胡汤,认为肝胆枢机不利,疏泄失常,木郁克土,导致肝脾两虚,生长功能不足。一则肝胆郁滞,木郁化火,肝胆火旺,母病及子;二则脾虚失运,气血生化乏源,致肝血虚弱,血不供心,终致心肝阴虚火旺,心血失养而发心悸。故在治疗上以清疏肝胆、健脾和胃、养心安神为基本治则。

(三)典型医案

病例1:王某,女,42岁;2009年4月3日初诊。

【主诉】心悸胸闷20天。

【病史】患者近20天,每遇劳累后心悸胸闷发作,休息后缓解,症状日渐加重,遂来诊。

【现症】时发心悸胸闷,口干苦,食欲不振,畏食生冷,二便尚可。舌红,苔黄腻,脉缓。

问题

1. 患者时发心悸胸闷主要与哪个脏腑关系密切?

2. 患者口干苦,食欲不振,畏食生冷,是什么原因引起的?

3. 舌红,苔黄腻,脉缓,属于哪几个脏腑发病?

4. 按照脏腑辨证,本案共涉及哪几个脏腑发病? 各采取何种治法? 可选用哪些方剂配合治疗?

【治疗过程】

初诊:2009年4月3日。柴胡15g,黄芩15g,党参15g,炙甘草10g,麦冬10g,五味子10g,生龙骨30g,生牡蛎30g,陈皮15g,杏仁10g,丹参20g,檀香10g,砂仁10g,桂枝15g,白芍30g,白术10g,干姜10g,附子3g,青蒿15g,黄连10g,当归15g,苦参20g,玉竹15g,丹皮15g,栀子15g。6剂,水煎服。

二诊:2009年4月10日。服上方,心慌止,胸痛无发作,近2天劳累致心慌轻微发作,伴口苦。舌黯红,苔厚腻,脉数。上方加阿胶10g、酸枣仁20g。6剂,水煎服。

问题

5. 本案选用主方是什么, 如何理解处方配伍?

6. 二诊中为何加入阿胶、酸枣仁?

病例2: 崔某, 女, 12岁。

【主诉】心悸胸闷4天。

【病史】发病因于感冒后出现心慌胸闷, 伴心烦口渴, 喜冷饮, 到某医院治疗。心脏彩超提示: 右心室扩大, 三尖瓣房侧收缩期有中量反流, 反流面积8.13cm²。血常规: WBC $1.5 \times 10^9/L$。腹部B超提示: 盆腔积液。因患者情绪烦躁、易怒, 给予改善心脏功能及镇静药物, 未见明显效果, 不能正常生活、学习, 经人介绍遂来诊。

【现症】心烦, 胸闷, 烦躁易怒, 渴喜冷饮, 少腹疼痛。舌红, 苔白腻, 脉弦数。

问题

1. 患者心悸胸闷, 烦躁易怒属于哪个脏腑发病?

2. 患者少腹疼痛, 应如何理解?

3. 舌红, 苔白腻, 脉弦数的原因是什么?

4. 按照脏腑辨证, 本案共涉及哪几个脏腑? 各采取何种治法? 可选用哪些方剂配合治疗?

【治疗过程】

初诊: 柴胡12g, 黄芩10g, 桂枝12g, 白芍12g, 炙甘草6g, 党参10g, 麦冬6g, 五味子6g, 茯苓20g, 杏仁9g, 陈皮15g, 丹皮12g, 栀子12g, 生地15g, 竹叶12g, 淡豆豉9g。3剂, 水煎服。

二诊: 2009年6月26日。服上方心慌心悸心烦消失, 偶发胸闷, 自述时作腹痛, 劳累后胸闷气短。加黄连6g、半夏10g、干姜6g。6剂, 水煎服。

问题

5. 处方中主方是什么? 如何理解方中药物配伍?

6. 二诊中为何加入黄连、半夏、干姜三味药物?

病例3: 李某, 女, 55岁; 1998年7月21日初诊。

【主诉】劳累后心悸2个月。

【病史】病人于2个月前因劳累后感心悸、气短、胸闷乏力、身体困重,查肝功能无异常,B超提示慢性胆囊炎,心电图提示偶发室性早搏,服生脉饮、ATP片、辅酶Q10等药无效,要求中药汤剂治疗。

【现症】心悸气短、乏力、胸闷,动则心悸加重,纳差,精神不振,面色少华,形体消瘦。舌淡红,苔白腻,脉沉细结代。血压:85/56mmHg;心脏听诊早搏6~7次/分;心电图:偶发室性早搏;B超:慢性胆囊炎。

> 问题
> 1. 患者心悸气短、乏力、胸闷的病因是什么?
> 2. 患者纳差,精神不振,面色少华,形体消瘦的原因是什么?
> 3. 舌淡红,苔白腻,脉沉细结代,属于哪些脏腑发病?
> 4. 按照脏腑辨证,本案共涉及哪几个脏腑?各采取何种治法?可选用哪些方剂配合治疗?

【治疗过程】
初诊:1998年7月21日。柴胡15g,黄芩10g,党参15g,麦冬10g,五味子10g,佩兰20g,薄荷10g,茯苓20g,杏仁10g,陈皮20g,连翘30g,焦三仙各15g,生地15g,丹皮12g,炙甘草10g。3剂,水煎服。

二诊:1998年7月24日。服药后气短、心悸、乏力、胸闷明显减轻,饮食基本恢复正常,体力增加,睡眠安好,心脏早搏3~5次/分,血压90/60mmHg。舌淡红,苔薄白,脉细结代。上方去焦三仙、佩兰,加半夏15g、枳实10g。6剂,水煎服。

三诊:1998年8月4日。精神较前好转,体力增加,心悸、胸闷气短已消失,饮食及睡眠正常。舌淡红,苔薄白,脉细。心脏听诊早搏消失。心电图:窦性心律。处方:柴胡15g,黄芩10g,党参15g,麦冬10g,五味子10g,薄荷10g,茯苓20g,杏仁10g,陈皮20g,连翘30g,炙甘草10g。6剂,水煎服。

> 问题
> 5. 处方中主方是什么?如何理解方中药物配伍?
> 6. 二诊中为何去焦三仙、佩兰,加入半夏、枳实两味药物?

病例4:李某,男,66岁;2008年11月18日初诊。
【主诉】心悸胸闷6年,加重1周。
【病史】患者6年前出现心悸胸闷等症状,于某医院诊断为"冠心病",平素服用通心络胶囊,病情稳定。2年前体质渐弱,易患感冒,每年感冒次数较多,且恢复时间较长,近日感冒后出现心悸、胸闷,感冒痊愈后余症不解,遂来诊。

【现症】夜晚心悸、胸闷,自汗出,头晕,腰腹部自觉发凉,口中涩,大便不调。舌质黯,苔白腻,脉弦缓。

问题

1. 患者夜晚心悸、胸闷,说明了什么问题?
2. 患者平素易患感冒的病因病机是什么?
3. 患者头晕,大便不调,与哪个脏腑发病有关?
4. 舌质黯,苔白腻,脉弦缓的原因是什么?
5. 按照脏腑辨证,本案共涉及哪几个脏腑发病? 各采取何种治法?

【治疗过程】

初诊:2008年11月18日。党参20g,麦冬10g,五味子10g,柴胡15g,黄芩10g,桂枝15g,白芍30g,炙甘草15g,生龙牡各30g,益母草30g,丹参20g,檀香10g,砂仁6g,白术10g,干姜12g,附子6g,生地15g,酸枣仁30g,阿胶10g,陈皮15g,杏仁10g。3剂,水煎服。

二诊:2008年11月21日。患者自觉全身有冷感,夜间睡觉时心慌,口中涩,口干喜饮。舌黯,苔黄腻,脉弦滑。处方:党参20g,麦冬10g,五味子10g,苏叶15g,玉竹15g,苦参15g,柴胡15g,黄芩12g,炙甘草10g,白芍20g,当归15g,川芎20g,干姜12g,葛根30g,桑白皮15g,桂枝20g,生龙牡各30g,炙麻黄6g,附子6g,细辛3g。6剂,水煎服。

三诊:2008年11月28日。服上方平和,自觉时发心慌,腰膝酸软、沉困,心烦,胃脘困闷不舒,睡眠欠佳,多梦。舌淡,苔白润,脉缓。处方:党参30g,麦冬10g,五味子10g,陈皮15g,杏仁10g,柴胡15g,黄芩12g,丹皮15g,生地15g,桂枝18g,白芍18g,炙甘草10g,茯苓20g,鳖甲12g,白术10g,干姜12g,生龙牡各30g,附子5g,酸枣仁20g,火麻仁20g,阿胶10g。3剂,水煎服。

四诊:2008年11月30日。心慌、腿软症状减轻改善,胃中不舒稍有改善,多梦,头昏,时头痛,眼干涩,背痛,大便时有不成形,小便多。舌黯,苔腻微黄,脉滑。处方:党参30g,麦冬10g,五味子10g,陈皮15g,杏仁10g,柴胡18g,黄芩15g,丹皮15g,生地15g,桂枝18g,白芍18g,炙甘草10g,茯苓20g,鳖甲15g,白术10g,干姜12g,生龙牡各30g,附子5g,酸枣仁20g,火麻仁20g,阿胶10g,川芎20g,白芷6g,细辛2g。6剂,水煎服。

五诊:2008年12月7日。心悸明显改善,头昏减轻。自诉头晕,头痛,眼睛干涩，时痒，少腹发凉，遇天冷加重，得热或活动后缓解，小便多，小便黄，大便不成形。舌黯，苔厚润，脉缓。处方：党参 30g，麦冬 10g，五味子 10g，玉竹 15g，陈皮 15g，杏仁 10g，茯苓 30g，炙甘草 10g，柴胡 15g，黄芩 15g，桂枝 18g，白芍 18g，泽泻 20g，白术 10g，附子 6g，干姜 12g，枸杞子 15g，菊花 30g，丹皮 15g，生地 15g，生姜 30g。6 剂，水煎服。

问题
6. 初诊主方是什么？如何理解方中药物配伍？
7. 三诊中为何加鳖甲、火麻仁等药物？

（四）问题解析
病例 1

1. 患者所发心悸本质为脾胃虚弱所致，一者脾胃虚弱，土虚不能培木，木郁致肝胆疏泄失司，郁滞痞塞，继而蕴热化火，加之脾虚生痰，痰火合而扰心，而致心悸；二者脾胃虚弱，气血生化不足，致心血虚少，心失所养，而致心悸。气虚致胸中宗气运转无力，故胸闷。因此心悸胸闷主要与脾、胃、肝、胆、心五个脏腑关系密切。

2. 肝气郁滞，木郁化火致口干苦；脾肾阳虚，故患者食欲不振，畏食生冷。

3. 脾虚而生痰湿，肝郁而化火热，故致患者舌红，苔黄腻；脾胃虚弱，气血不足致脉缓。

4. 综合分析，本案共涉及心、肝、脾、肾四脏发病，应采取养心安神、疏肝解郁、健脾温肾为治法，可选用小柴胡汤、附子理中丸等方剂进行加减治疗。

5. 本案所选主方为柴胡加龙骨牡蛎汤加减。方用柴胡、黄芩、桂枝、白芍，疏肝清肝补肝；龙骨、牡蛎安神定志；党参、麦冬、五味子合为生脉散，气阴双补；陈皮、砂仁、杏仁理气和胃，丹参、檀香理气活血，使之气血通调；党参、白术、干姜、附子、炙甘草合为附子理中汤，用之温补脾肾，又可健运气血生化之源，气血生化充足则血脉充利，心有所养；丹皮、栀子、青蒿、黄连皆入肝经，疏肝清热以泻心火；当归、玉竹、麦冬滋养心之阴血。

6. 二诊时患者因近 2 天劳累致心慌轻微发作，取阿胶、酸枣仁皆入肝经以补心肝之血，故二诊中加入以补肝之阴血，从而使肝得清疏，心得补益，而心悸自止的治疗目的。全方补中有泻，标本兼顾，使之肝气条达，脾胃健运，心血充养，则心悸自止。

病例 2

1. 本案患者心悸胸闷，烦躁易怒为肝胆枢机不利，失于疏泄，郁滞痞塞，郁而化火，肝胆火旺，母病及子，心肝阴虚火旺，而致心神失养所致。

2. 木郁克伐脾土，脾土虚弱而生痰湿，加之气机郁滞，如黄元御谓"甲木克戊土，痛在心胸；乙木克己土，痛在脐腹"，肝木郁滞，肝脾不和，故患者少腹疼痛。

3. 患者肝胆枢机不利，失于疏泄，郁滞痞塞，郁而化火，肝胆火旺故见舌红、脉弦数，脾虚生湿故苔白腻。

4. 综合分析，本案共涉及心、肝、脾三脏发病，应采取清心养心、疏肝清肝、健脾益气为治法，可选用生脉散、小柴胡汤、桂枝汤等方剂进行加减治疗。

5. 方中主方为小柴胡汤合桂枝汤进行加减。因患者为肝胆枢机不利，失于疏泄，郁而化火，克伐脾土，郁滞痞塞所致，所以用小柴胡汤清疏肝胆，桂枝汤疏达肝木，两方合用为高老调理肝脾之经验组合。处方中柴胡、黄芩、桂枝、白芍，疏肝清肝养肝；党参、麦冬、五味子合为生脉散，气阴双补，改善心肺功能；茯苓、杏仁、炙甘草合为茯苓杏仁甘草汤，行气化湿，治疗胸中气塞；丹皮、栀子、生地、竹叶，清心肝之火热；淡豆豉、栀子合为栀子豉汤，用之宣发郁热。

6. 二诊时患者心慌、心烦消失，仅偶发胸闷，自述时作腹痛，故二诊加入黄连、半夏、干姜，可合为半夏泻心汤，可清泄心肝，温阳健脾，寒热并用，散结消痞。

病例3

1. 高老认为证属少阳枢机不利，肝胆失疏，导致气不得行，气滞血瘀，木郁化火，心血失养，而心悸、胸闷、乏力等症丛生。

2. 而患者纳差，精神不振，面色少华，形体消瘦，则是由少阳胆经枢机不畅，木郁克土，脾胃气虚，运化失常，气血生化不足而致。

3. 患者舌淡红，苔白腻，脉沉细结代，是由肝胆失疏，导致气滞血瘀，木郁化火，心失所养所致。

4. 综合分析，本案共涉及心、肝（胆）、脾三脏，《黄帝内经》曰："壮火食气，少火生气"。此心脏疾病是母病及子，故以疏利肝胆，健脾和胃，益气养心为法。方选小柴胡汤合生脉散、茯苓杏仁汤加减。

5. 方用疏利肝胆之小柴胡汤为主方，加以益气养心之生脉散治之。小柴胡汤是用于多种疾病的基础方，以和解疏利、调理木土见长。生脉散益气养阴，补益心脾，改善心肺功能。肝属木，不病则已，病则多郁，更易木郁化火，热扰心神。故加薄荷、连翘、生地、丹皮，均归经入肝，可清凉疏肝。

6. 由于二诊时患者饮食基本恢复正常，体力增加，故在上方的基础上去焦三仙、佩兰，而加入枳实、半夏与杏仁、陈皮相配合，升降同施，以畅利气机，利于解除病邪。此病案治疗心悸而以小柴胡汤为主，是切入病机，治病求本，异病同治。

病例4

1. 患者年老体弱，脏腑亏虚，气阴（阴阳）两虚。脾肾阳虚，肝血亏虚，生长之气不足，血不养心而致。脾胃为后天之本，气血生化之源，脾胃虚弱，不能化生气血，肝血不足，不能灌心，则心失所主，血脉失充而发心悸胸闷，患者脾肾阳虚，夜间阴盛，故常于夜间发作。

2. 心脉痹阻，心失所养则心虚无力收摄心液以致自汗出；脾气虚弱，土不生金，肺卫不固，则表疏自汗出，汗出则腠理开，外邪易乘隙而入；加之心脾肺虚弱，表失充固，故易感冒。

3. 肝血亏虚，肝风内动，则头目眩晕；脾主运化，肾主行水，脾肾虚寒，水寒土湿，则腰腹部自觉发凉；脾虚肝郁，肝脾不和，则大便干稀不调。

4. 患者气弱不足，则鼓动无力，血行迟缓，心脉不畅，加之感受寒邪，寒性凝滞，心血瘀阻，故舌质黯，苔白腻，脉弦缓。

5. 综合分析，本案是由心肝脾肾功能失调而致气阴两虚之心悸。治以益气养阴为主，调肝健脾温肾。

6. 方以生脉散合小柴胡汤加减。方用柴胡、黄芩、桂枝、白芍，疏肝清肝补肝；龙骨、牡蛎安神定志；党参、麦冬、五味子合为生脉散，气阴双补；陈皮、砂仁、杏仁理气和胃，丹参、檀香、砂仁合为丹参饮理气活血，使之气血通调；党参、白术、干姜、附子、炙甘草合为附子理中汤，用之温补脾肾，又可健运气血生化之源，气血生化充足则血脉充利，心有所养；配伍生地、酸枣仁、阿胶，滋阴养血，补益心肝。

7. 三诊中加鳖甲构成柴胡桂枝鳖甲汤以清疏肝胆，健脾和胃；配火麻仁组成炙甘草汤，取其滋阴养血、温通心脉之功；如此心肝脾肾同调，气阴复则心悸止。

（五）学习小结

高老认为：心悸病位在心，心为君主之官，心脏病变可导致其他脏腑功能失调或亏损，其他脏腑病变亦可直接或间接的影响心脏功能。肝脾两虚，生长功能不足：一则肝胆郁滞，木郁化火，上扰心神；二则脾虚失运，气血生化乏源，致肝血虚弱，血不供心；最终心肝阴虚火旺，心血失养而发心悸。所以治疗心悸除从心从肺论治之外，还应从肝脾论治，同时兼顾调整其他脏腑功能。根据具体病情，治则有养心安神、清疏肝胆、健脾和胃等。高老常用方剂有生脉散（心脾肝）、小柴胡汤（肝胆脾胃）、柴胡龙骨牡蛎汤（肝心）、桂枝汤（肝脾）等。

（六）拓展

1. 查找与心悸相关的《伤寒论》条文。

2. 心悸是否只与心脏有关？治疗心悸还可以从哪些方面入手？

3. 如果心悸是病人的伴随症状而不是主症应如何处理？

4. 分析上述病案之间的异同点。

5. 找出每个病案中处方的几个关键性药物，分析关键性药物的性味、归经、功用和古代医家对其药物的认识。

6. 写出学习本病后的心得体会。

三、胸　痹

（一）概述

胸痹是指以胸部闷痛，甚则胸痛彻背，气短喘息不得卧为主症的一种疾病。轻者仅感胸闷如窒，呼吸欠畅，重者则有胸痛，严重者心痛彻背，背痛彻心。根据本证临床特点，主要与西医学所指的冠状动脉粥样硬化性心脏病（心绞痛、心肌梗死）关系密切，其他如心包炎、二尖瓣脱垂综合征、病毒性心肌炎、心肌病、慢性阻塞性肺气肿、慢性胃炎等，出现胸闷、心痛彻背、短气、喘不得卧等症状者，亦可参照中医所说胸痹进行辨证治疗。

（二）辨治思路

高老根据中医基本理论，辨证与辨病相结合，认为肝之经脉布于胸胁，胸痹病位在心肺，与肝关系极为密切，同时涉及脾、肾，终致五脏同病。病因脾阳不足，土不培木，肾水虚寒，水不涵木，致肝失疏泄，肝血虚滞，心失血养，胸阳不振，气血运行不畅，心脉痹阻，发为胸痹心痛。故治疗本病在顾护心脏气阴双补的同时，尤其注重调理肝、脾、肾三脏。常用生脉散（心肺肝脾）、桂枝汤（肝）、小柴胡汤（肝脾）、理中汤（脾）、四逆汤（肾脾）、真武汤（肝脾肾）等方剂加减治疗，取得良好疗效。

（三）典型医案

病例1：赵某，女，71岁；2007年12月7日初诊。

【主诉】心悸、胸闷5年余。

【病史】患者5年前因情志不遂，饮食不慎，出现心悸、胸闷等症状，经服用地奥心血康等药物，症状有所改善并长期维持，近日因劳累症状加重，遂来诊。

【现症】心悸、胸闷，食欲不振，胃脘痞闷不舒，时感乏力，精神不佳，失眠。舌黯，苔薄黄，脉弦缓。

问题

1. 患者为什么会因情志不遂、饮食不慎，出现心悸、胸闷的症状？

2. 患者出现乏力、精神不佳、失眠与哪些脏腑密切相关？

3. 舌黯，苔薄黄，脉弦缓的原因是什么？

4. 按照脏腑辨证，本案共涉及哪几个脏腑？应采取何种治法？可选用哪些方剂配合治疗？

【治疗过程】

初诊：2007年12月7日。党参20g，麦冬10g，五味子10g，柴胡15g，黄芩12g，桂枝15g，白芍15g，炙甘草10g，丹参20g，生龙牡各30g，檀香15g，砂仁10g，白术10g，干姜10g，附子6g，生地15g，酸枣仁30g，阿胶10g，茯苓20g，杏仁10g，陈皮15g，枳壳12g。3剂，水煎服。

二诊：2007年12月11日。服上方诸症减轻，饮食精神好转。舌黯红，苔薄黄，脉缓和有力。守上方3剂，水煎服。

三诊：2007年12月18日。病情稳定，昨晚胃脘灼热不适，稍后缓解。舌淡，苔薄黄，脉弦缓。处方：二诊方中加黄连10g，木香15g。6剂，水煎服。

四诊：2007年12月25日。病情稳定，活动后微有心悸，余无特殊不适。舌黯，苔黄润滑，脉弦缓。处方：三诊方中加泽泻20g，苦参6g，生姜6片。20剂，水煎服。

问题

5. 处方中选用的主方是什么？如何理解处方中的药物配伍？

6. 如何理解三诊中处方的药物配伍？

7. 如何理解四诊中处方的药物配伍？

病例2：门某，男，35岁；2009年1月2日初诊。

【主诉】胸闷半年。

【病史】2004年因工作压力大，饮食不规律，出现早搏。2008年1月出现汗出、心悸、胸闷、早搏等症状，经吸氧、服用倍他乐克治疗后症状好转，但仍时有胸闷、早搏。

【现症】胸脘部痞闷，伴口干苦，乏力，腰背酸困痛，时发胃痛，二便正常。舌红，苔黄腻，脉弦缓。心电图提示：多发性室性早搏。

问题

1. 如何从脏腑辨证理解患者早搏和胸脘部痞闷？

2. 患者睡眠不佳、口干苦、乏力，与哪些脏腑发病有关？

3. 患者腰背酸困痛，时发胃痛的病因是什么？

4. 舌红，苔黄腻，脉弦缓，属于哪些脏腑发病？

5. 按照脏腑辨证，本案共涉及哪几个脏腑发病？应采取何种治法？可选用哪些方剂配合治疗？

【治疗过程】

初诊：2009 年 1 月 2 日。党参 20g，麦冬 10g，五味子 10g，柴胡 15g，黄芩 12g，黄连 10g，木香 15g，砂仁 6g，桂枝 15g，白芍 15g，炙甘草 10g，茯苓 30g，鳖甲 15g，陈皮 15g，杏仁 10g，苦参 20g，白术 10g，干姜 6g，生牡蛎 30g，生龙骨 30g，附子 3g，细辛 3g。3 剂，水煎服。医嘱：注意饮食，调畅情志。

二诊：2009 年 1 月 6 日。胸脘痞闷不舒减轻，早搏明显减少。舌红，苔黄腻，脉弦细。党参 20g，麦冬 10g，五味子 10g，陈皮 15g，杏仁 10g，枳壳 15g，丹参 20g，檀香 15g，砂仁 10g，柴胡 15g，黄芩 10g，茯苓 20g，炙甘草 10g，桂枝 15g，白芍 15g，白术 10g，干姜 10g，生地 15g，酸枣仁 20g，阿胶 10g。10 剂，水煎服。

三诊：2009 年 1 月 16 日。早搏止，胸脘痞闷发作次数减少，背痛时发，饮食尚可，大便不爽。舌红，苔黄厚，脉弦缓。党参 20g，麦冬 10g，五味子 10g，附子 6g，陈皮 15g，杏仁 10g，枳壳 15g，丹参 20g，檀香 10g，砂仁 10g，柴胡 15g，黄芩 12g，茯苓 30g，炙甘草 10g，桂枝 15g，白芍 15g，白术 10g，干姜 12g，生地 15g，酸枣仁 20g，阿胶 10g，鳖甲 15g，白蔻仁 10g，冬瓜仁 30g。6 剂，水煎服。

问题

6. 处方中选用的主方是什么？如何理解处方中的药物配伍？

7. 如何理解二诊中处方的药物配伍？

8. 如何理解三诊中处方的药物配伍？

病例 3：宗某，男，62 岁；1998 年 11 月 10 日初诊。

【主诉】间断性心胸憋闷困痛 5 年余，加重 1 个月余。

【病史】病人于 5 年前出现胸部憋闷困痛不舒，气短乏力，时有心悸。心电图提示心肌缺血、频发室性早搏。血脂偏高。症状间断出现，每次发作时服乙胺碘呋酮，均可在 10 天内恢复正常。但此次劳累后出现上述症状，逐渐加重，夜间睡眠不佳，服上药无效，遂来诊。

【现症】心胸憋闷不舒，气短乏力，时有心悸，夜间睡眠不佳，精神尚可，口唇偏黯。舌黯，苔黄腻，脉结代。心脏听诊每分钟可闻及 15~20 次早搏。心电图提示：心肌呈缺血性改变，频发室性早搏。

问题

1. 如何从脏腑辨证理解患者间断性心胸憋闷困痛，睡眠不佳，乏力？

2. 舌黯，苔黄腻，脉结代，属于哪些脏腑发病？

3. 按照脏腑辨证，本案共涉及哪几个脏腑发病？应采取何种治法？

【治疗过程】

初诊：1998 年 11 月 10 日。柴胡 15g，黄芩 10g，党参 15g，麦冬 10g，五味子 10g，茯苓 30g，杏仁 10g，陈皮 20g，连翘 20g，玉竹 15g，茵陈 20g，泽泻 20g，炙甘草 10g，金银花 20g，竹茹 15g，半夏 15g。3 剂，水煎服。医嘱：饮食宜清淡，忌食辛辣生冷等物。

二诊：1998 年 11 月 13 日。病人服上方 3 剂后，自觉精神好转，胸闷减轻，仍时感心悸。听诊可闻及 12 次 / 分早搏（仍服乙胺碘呋酮），余无不适。舌淡红，苔白腻，脉结代。处方：柴胡 15g，黄芩 10g，党参 15g，麦冬 10g，五味子 10g，茯苓 30g，杏仁 10g，陈皮 20g，连翘 20g，玉竹 15g，茵陈 20g，泽泻 20g，炙甘草 10g，金银花 20g，生龙牡各 15g。3 剂，水煎服。

三诊：1998 年 11 月 17 日。病人目前精神尚可，胸闷明显减轻，心悸好转，稍感乏力。自诉 2 天来大便溏薄，日 2 次，无腹痛。舌淡红，苔薄白，脉弦细。处方：柴胡 15g，黄芩 10g，党参 15g，茯苓 30g，杏仁 10g，陈皮 20g，连翘 20g，玉竹 15g，茵陈 20g，泽泻 20g，炙甘草 10g，金银花 20g，生龙牡各 15g，竹茹 15g，半夏 15g，生姜 10g，大枣 3 个为引。3 剂，水煎服。

四诊：1998 年 11 月 20 日。病人精神较好，胸闷气短症状消失，未出现早搏，纳食可，口干涩，大便不成形，日 1 次。舌淡红，苔薄白微黄，脉弦细。处方：柴胡 15g，黄芩 12g，党参 20g，麦冬 10g，五味子 10g，连翘 30g，黄芪 30g，茯苓 30g，泽泻 20g，桂枝 6g，白芍 15g，炙甘草 10g，生龙牡各 20g。3 剂，水煎服。

问题

4. 处方中选用的主方是什么？如何理解处方中的药物配伍？

5. 如何理解二诊加生龙牡？

6. 如何理解四诊中加桂枝？

病例 4：李某，女，64 岁；2008 年 11 月 18 日初诊。

【主诉】心前区闷痛 10 余年。

【病史】10 年前出现心前区闷痛症状，近日发作频繁，每遇深夜发作。平素口服复方丹参片、丹参滴丸。

【现症】口干喜热饮，心悸，时发早搏，心前区闷痛，一般凌晨 1~2 点发作，右侧头痛，遇天冷发作。面色淡白，倦怠。舌红，苔白腻，脉沉细滑。血压 125/90mmHg。

问题
1. 患者心前区闷痛的病因病机是什么？
2. 患者心前区闷痛，深夜发作的原因是什么？
3. 舌红，苔白腻，脉沉细滑，属于哪些脏腑发病？
4. 按照脏腑辨证，本案共涉及哪几个脏腑发病？应采取何种治法？

【治疗过程】

初诊：2008 年 11 月 18 日。党参 20g，麦冬 10g，五味子 10g，炙麻黄 6g，附子 3g，细辛 4g，柴胡 15g，黄芩 12g，桂枝 15g，白芍 30g，炙甘草 15g，丹参 20g，檀香 10g，砂仁 6g，白术 10g，干姜 12g，川芎 30g，白芷 6g。3 剂，水煎服。

二诊：2008 年 11 月 21 日。症状较前改善，凌晨时发心悸、胸闷。舌红，苔腻，脉弦滑。处方：党参 20g，麦冬 10g，五味子 10g，柴胡 15g，黄芩 12g，炙麻黄 6g，附子 5g，细辛 4g，桂枝 15g，白芍 30g，炙甘草 15g，丹参 20g，檀香 10g，砂仁 10g，白术 10g，干姜 15g，玉竹 15g，苦参 15g，葛根 30g，生地 20g。6 剂，水煎服。

三诊：2008 年 11 月 28 日。时发心悸、头胀、腿软，平素大便干、小便黄。舌红，苔黄腻，脉沉细。处方：党参 20g，麦冬 10g，五味子 10g，玉竹 12g，柴胡 15g，黄芩 12g，桂枝 12g，白芍 24g，炙甘草 12g，生龙牡各 30g，丹参 20g，檀香 6g，砂仁 6g，干姜 10g，生地 15g，酸枣仁 20g，火麻仁 20g，阿胶 10g，附子 3g，白术 10g，大黄 3g。3 剂，水煎服。

四诊：2008 年 11 月 30 日。心悸、头胀改善，大便通畅，睡眠改善，时觉气短乏力。舌红，苔白腻，脉沉细。处方：党参 25g，麦冬 10g，五味子 10g，玉竹 12g，柴胡 15g，黄芩 12g，桂枝 12g，白芍 24g，炙甘草 12g，生龙牡各 30g，丹参 20g，檀香 6g，砂仁 6g，干姜 10g，生地 15g，酸枣仁 20g，火麻仁 20g，阿胶 10g，附子 3g，白术 10g，大黄 3g，茯苓 20g，杏仁 10g，陈皮 15g。6 剂，水煎服。

五诊：2008 年 12 月 7 日。时发心前区闷痛，自觉双腿发软。舌红，苔黄腻，脉沉缓。处方：党参 20g，麦冬 10g，五味子 10g，苏叶 12g，柴胡 15g，黄芩 12g，丹皮 15g，生地 20g，栀子 15g，桂枝 12g，白芍 24g，炙甘草 10g，生龙牡各 30g，陈皮 15g，杏仁 10g，附子 3g，白术 10g，干姜 6g，茯苓 20g，怀牛膝 20g，代赭石 30g，玄参 15g，川楝子 15g。6 剂，水煎服。

六诊：2008 年 12 月 14 日。心前区闷痛显著改善，下肢酸困、口干苦减轻。舌黯红，苔白，脉沉缓。处方：党参 20g，麦冬 10g，五味子 10g，柴胡 15g，黄芩 12g，丹皮 15g，生地 20g，栀子 15g，桂枝 12g，白芍 24g，炙甘草 10g，生龙牡各 30g，陈皮 15g，杏仁 10g，附子 3g，白术 10g，干姜 6g，茯苓 20g，怀牛膝 20g，代赭石 30g，玄参 15g，川楝子 15g，生麦芽 10g，厚朴 15g。6 剂，水煎服。

问题

5. 处方中选用的主方是什么？如何理解处方中的药物配伍？

6. 如何理解三诊中处方的药物配伍？

7. 如何理解四诊、五诊中处方的药物配伍？

（四）问题解析

病例 1

1. 患者因情志失调，导致肝气郁滞，肝木克脾土，加之饮食不慎，而致脾胃受损，气机郁滞则发胸闷，脾胃受损，运化功能失常，则气血生化不足，心失所养，而发心悸。

2. 脾气虚弱而致乏力、精神不佳，肝气郁滞，日久木郁化火，火热扰乱心神，加之气血生化不足，心失所养故有失眠。

3. 舌黯、苔薄黄、脉弦缓为肝胆功能失常，气血运行不畅，日久木郁化火所致。

4. 综合分析，本案共涉及心、肝、脾、肾四脏发病，应采取养心定悸、疏肝清肝、健脾温肾为治法，可选用生脉散、小柴胡汤、附子理中丸等方剂进行加减治疗。

5. 初诊所选方为生脉散、小柴胡汤合附子理中丸加减。方中党参、麦冬、五味子合为生脉散气阴双补；柴胡、黄芩、桂枝、白芍，疏肝清肝养肝；丹参、檀香、砂仁合为丹参饮，活血祛瘀，行气止痛；党参、白术、干姜、附子、炙甘草合为附子理中丸，温阳补气。《金匮要略》谓："胸痹心中痞，留气结在胸，胸满，胁下逆抢心，枳实薤白桂枝汤主之；人参汤亦主之。"人参汤与理中丸组成相同，由党参、白术、干姜、炙甘草四药组成。生地、酸枣仁、阿胶皆滋阴养血，补益心肝；茯苓、杏仁、炙甘草合为茯苓杏仁甘草汤，陈皮、枳壳、生姜合为橘枳姜汤，《金匮要略·胸痹心痛短气病脉证治》言："胸痹，胸中气塞，短气，茯苓杏仁甘草汤主之，橘枳姜汤亦主之"。胸痹轻证，因于饮者，多为饮阻于肺，使肺气壅塞，治宜宣肺化饮，方用茯苓杏仁甘草汤，以杏仁开其肺气，茯苓化其饮，甘草和其中也；因于气者，多为胃气不降，使饮邪内留，治宜行气化饮，和胃降逆，方用橘枳姜汤，方以橘皮和其胃，枳实降其饮，生姜化其饮也，本案两方合用，共建其功。

6. 三诊时患者心悸胸闷诸症好转，因其胃脘灼热不适，故于二诊中加入黄连、木香两味为香连丸，意以黄连清其热，木香行其气，以缓解胃脘灼热不适。

7. 四诊时患者病情基本稳定因其苔润滑，故加入泽泻，以增加渗利水湿之力。

病例2

1. 患者饮食不规律，脾胃受到影响，致脾胃虚弱，气血生化不足，心失所养，加之工作压力大，伤及肝脾，气血虚滞，心不能主血脉而致患者发生早搏。气机郁滞于胸腹部，故而胸脘部痞闷。

2. 肝气郁滞，日久化火，致口干苦；心失所养加之肝火内扰心神，致睡眠不佳。

3. 脾胃虚弱，土不制水，脾肾阳虚，寒湿阻滞则腰背酸困痛；清代黄元御提出："甲木克戊土，痛在心胸；乙木克己土，痛在脐腹"。肝胆之热与脾胃虚弱所生之湿胶着，湿热郁阻中焦，不通则痛，故发胃痛。

4. 舌红、苔黄腻、脉弦缓为肝胆郁滞化热，加之脾胃虚弱生湿所致。

5. 综合分析，本案共涉及心、肝、脾、肾四脏发病，应采取养心定悸、疏肝清肝、健脾温肾为治法，可选用生脉散、柴胡桂枝鳖甲汤等方剂进行加减治疗。

6. 初诊所选用处方为生脉散合柴胡桂枝鳖甲汤加减。方中党参、麦冬、五味子合为生脉散气阴双补，柴胡、黄芩、黄连、桂枝、白芍，疏肝清肝养肝；柴胡、桂枝、鳖甲、茯苓、白芍、炙甘草为柴胡桂枝鳖甲汤加减，柴胡桂枝鳖甲汤出自《四圣心源》，主治胃胆上逆，痛在心胸者。木香、砂仁、陈皮、杏仁行其气滞；苦参清热除湿；党参、白术、干姜、炙甘草合为理中丸，温阳健脾，中土健运则气血生化充足，心有所养；生龙骨、生牡蛎敛神魂而定惊悸，保摄安神；脾胃阳虚，运化失司，土不治水，土不培木，肝脾肾三脏功能失调，故加上附子暖水燥土；细辛温其经脉用于腰背酸困痛之症。

7. 二诊方中党参、麦冬、五味子合为生脉散气阴双补；陈皮、枳壳、生姜合为橘枳姜汤，茯苓、杏仁、炙甘草合为茯苓杏仁甘草汤，皆治胸中气塞，胸痹之轻证；丹参、檀香、砂仁合为丹参饮，活血祛瘀，行气止痛；柴胡、黄芩、桂枝、白芍，清肝疏肝养肝；党参、白术、干姜、炙甘草合为理中丸，温阳健脾；生地、酸枣仁、阿胶合用，大补心肝之血，使心有所养。

8. 三诊中加入鳖甲软坚散结，合柴胡、桂枝、茯苓、白芍、炙甘草组为柴胡桂枝鳖甲汤；白蔻仁、冬瓜仁利其水湿。

病例3

1. 本案患者年事已高，气阴两虚为本，肝脾肾虚弱，土不培木，水不涵木，致木郁不达，木郁化火，肝火扰心，心失血养，故现睡眠不佳、乏力；胸阳不振，气血运行不畅，心脉痹阻，故出现心胸憋闷困痛。

2. 患者舌黯，苔黄腻，脉结代，是由肝脾肾三脏功能失调，导致水寒土湿木郁，木郁化火，心脉痹阻所致。

3. 综合分析，本案共涉及心肝脾肾，治宜疏肝利胆，益气养血安神。

4. 方选小柴胡汤合生脉散加减。生脉散由人参、麦冬、五味子三味药物组成,药少力专,配伍精当。正如费伯雄在《医方论》中云:"肺主气,心主血,养心肺之阴,使气血得以荣养一身。"合玉竹增强益气养阴之功;小柴胡汤和解少阳气机,疏利三焦,宣通内外;党参、茯苓、炙甘草益气健脾以滋化源;杏仁、陈皮开宣心肺气结;连翘、茵陈、泽泻、金银花清泄心肝;竹茹清心除烦。

5. 二诊中用生龙牡既潜阳震慑肝气,又软坚散结以行瘀。

6. 四诊中更是加入桂枝,旨在与龙骨、牡蛎、白芍配伍,敛冲气,平肝气以疏利肝胆气机,畅达营瘀。共奏疏肝利胆、益气养血安神之功。

病例 4

1. 本案患者为阴阳两虚之胸痹。患者年老体衰,脏腑虚弱,肾阳虚衰,不能鼓动五脏之阳气,阳损及阴,而成阴阳两虚。胸痹主要病机为心脉痹阻,病位在心,故心阳不振,发为心前区闷痛,心脉痹阻而发为胸痹。

2. 脾肾虚寒,阳气不足,故胸痹在深夜、天冷时发作,此时阴寒最盛,阳气最虚。

3. 患者舌红,苔白腻,脉沉细滑,是由肝脾肾三脏功能失调,导致水寒土湿木郁,木郁化火所致。

4. 综合分析,可知本案发病部位虽在心,但与肝脾肾密切相关,病理变化为本虚标实,虚实夹杂。故治疗上应标本兼顾,补其不足,泻其有余,调整肝脾肾三脏功能,兼以理气活血,温通心阳,活血通络。治以益气养阴,温阳散寒,理气止痛,温补三阴为主。

5. 本案方中选用方以生脉散合麻黄附子细辛汤加减。药用党参、麦冬、五味子益气养阴;柴胡、黄芩、桂枝、白芍清肝疏肝养肝,使肝血充足,肝气畅达,则心血得充,心气得养;川芎、丹参、檀香活血行气止痛;炙麻黄、附子、细辛温阳散寒,通阳止痛;砂仁、白术、干姜温中健脾,理气和胃。

6. 三诊中患者平素大便干、小便黄。舌红,苔黄腻,脉沉细,配合炙甘草汤,益养心经气阴。

7. 四诊、五诊中参考镇肝熄风汤(生龙牡、白芍、怀牛膝、代赭石、玄参、川楝子、生麦芽)平肝潜阳,加强清肝之功。诸药合用,使水暖土和,肝木条达,阴血得充,心血得养,阴阳调和,诸症自除。

(五)学习小结

胸痹一病多为胸阳不振,痰瘀交阻所致,病机可因实致虚,亦可因虚致实,但其发病根本在于脏腑功能失调。治疗胸痹除从心从肺论治外,重点当立足于足三阴肝脾肾进行辨证论治。调理心肺可选生脉散、枳实薤白桂枝汤、瓜蒌薤白半夏汤等方剂;疏达肝木可选桂枝汤、小柴胡汤等方剂,温中祛寒可选理中汤、小建中汤类;温肾暖水可选用四逆汤、真武汤类。胸闷窒痛者合《金匮要略》之橘枳姜汤、茯苓杏仁汤及丹参饮,脘腹胀满大便干结者可合用大柴胡汤,如此临证灵活配伍加减,均可达到满意疗效。

（六）拓展

1. 胸痹包括现代医学的哪些疾病？分析现代医学对这些疾病的认识和研究进展。

2. 分析胸痹的关键脏腑和病机要点。

3. 查阅资料,归纳总结古代医家对胸痹的认识和治疗方法并分析其中的异同点。

4. 找出每个病案中处方的几个关键性药物,分析关键性药物的性味、归经、功用和古代医家对其药物的认识。

5. 写出学习本病后的心得体会。

第三节　脾胃病证

一、胃脘痛

（一）概述

胃脘痛即胃痛,是以上腹胃脘部近心窝处疼痛为主症的一种病证,常伴有胃胀、口苦、恶心、泛酸、食欲不振、畏食生冷等其他症状。西医学中急性胃炎、慢性胃炎、胃溃疡、十二指肠溃疡、功能性消化不良、胃黏膜脱垂等病以上腹部疼痛为主要症状者,属于中医学胃痛范畴,可参照中医胃脘痛辨证治疗。

（二）辨治思路

高老认为,治疗胃病重在调理肝胆,兼顾温肾。根据脏腑之间的生理病理相互关系和长期的临床实践经验,高老发现治疗慢性胃病不能独用胃药,须同时选用调理肝胆与健脾和胃的药物才能提高疗效。因为水谷的受纳与运化,在于脾的升清及胃的降浊功能的正常,而脾升胃降须依赖于肝胆的疏泄条达,故有"肝胃不和","土壅木郁","见肝之病,知肝传脾"之论。胃脘痛病机,正如清代医家黄元御所云："甲木克戊土痛在心胸,乙木克己土痛在脐腹。"因此,本病虽病位在脾胃,与肝胆密切相关,此外,土湿木郁,土不制水,则肾水虚寒,最终形成水寒土湿木郁而三阴同病。临床上,高老立足肝脾肾三阴同治,运用《伤寒论》"小柴胡汤""黄土汤"及《四圣心源》"柴胡桂枝鳖甲汤",并自拟"清胆和胃汤"（肝脾肾）化裁治疗胃脘痛,疗效显著。

（三）典型医案

病例1：张某,女,42岁；1997年12月5日初诊。

【主诉】胃脘部胀满疼痛3年,加重1年。

【病史】3年前无明显原因出现胃脘部胀满疼痛,常服消炎利胆片、香砂养胃丸、三九胃泰、吗丁啉片，无明显效果，多处服中药无效。1 年前因饮食不慎而上述症状加重，B 超提示：慢性胆囊炎，胃镜提示：慢性浅表性胃炎。

【现症】胃脘部胀满疼痛，叩诊呈鼓音，无明显时间性，饮食稍有不慎，症状即加重，无泛酸、烧心。舌黯红，苔黄腻，脉弦细。

问题

1. 从检查结果中可以发现，患者胃痛与哪个脏腑发病最为密切？
2. 为什么患者饮食不慎则胃痛加重？
3. 舌黯红，苔黄腻，脉弦细的原因是什么？
4. 按照脏腑辨证，本案共涉及哪几个脏腑发病？应采取何种治法？可选用哪些方剂配合治疗？

【诊疗过程】

初诊：1997 年 12 月 5 日。柴胡 20g，桂枝 10g，鳖甲 15g，白芍 20g，制半夏 15g，炙甘草 10g，黄芩 10g，茵陈 20g，郁金 20g，厚朴 12g。3 剂，水煎服。

二诊：1997 年 12 月 9 日。病人服上方 3 剂后，自述有效，精神好，胃脘部疼痛减轻，腹胀好转，食量稍增。舌黯红，苔薄黄腻，脉弦细。效不更法，上方加木香 10g。3 剂，水煎服。

三诊：1997 年 12 月 12 日。病人继服 3 剂药，自述胃脘部基本不痛，稍感胀满，食量同前。舌黯红，苔薄黄腻。上方去木香，加枳实 15g。3 剂，水煎服。

四诊：1997 年 12 月 16 日。病人目前精神好，胃脘部已无不适感，食欲及食量基本正常，病人要求再服 6 剂以巩固疗效。舌质淡红，苔白，脉弦细。上方继服 6 剂。1997 年 12 月 30 日与病人电话联系：目前精神好，胃脘部无胀满疼痛，食量已恢复正常。

问题

5. 处方中选用的主方是什么？如何理解处方配伍？
6. 三诊中为何去木香又加入枳实？

病例 2：范某，女，38 岁；2000 年 1 月 11 日初诊。

【主诉】胃脘部疼痛嘈杂 3 年，加重 1 个月。

【病史】患者 3 年前因生气后逐渐出现胃脘部嘈杂不适、烧心，无泛酸，偶有疼痛，服雷尼替丁、硫糖铝及中药木香顺气丸、香砂养胃丸等无效。后胃镜检查提示：胆汁反流性胃炎。又服庆大霉素、熊去氧胆酸等不适感减轻，但病情反复,近1个月病情加重,遂来诊。

【现症】胃脘闷胀疼痛,嘈杂不适,烧心,口干苦,嗳气频频,纳差,大便正常,心烦急躁,头晕,上腹部无压痛。舌红,苔白厚腻微黄,脉弦。

问题
1. 患者当初发病胃脘部嘈杂疼痛的病因是什么?
2. 患者烧心、口干苦、心烦急躁、头晕的原因是什么?
3. 舌红,苔白厚腻微黄,脉弦的原因是什么?
4. 按照六经辨证及脏腑辨证,本案共涉及哪几经和脏腑发病? 应采取何种治法? 可选用哪些方剂配合治疗?

【治疗过程】

初诊:2000年1月11日。柴胡20g,黄芩15g,半夏15g,黄连12g,吴茱萸3g,白芍20g,连翘20g,茵陈20g,乌贼骨20g,焦三仙各20g。3剂,水煎服。医嘱:忌食生冷及辛辣食物,调情志。

二诊:2000年1月14日。病人服药3剂,自觉胃脘疼痛、嘈杂不适减轻,纳食增加,嗳气减少,余症同前。舌红,苔白腻,脉弦。以上方加枳实10g。6剂,水煎服。

三诊:2000年1月21日。病人目前精神好,述胃脘部嘈杂症状已基本消失,偶发胃痛,纳食增加,口干、口苦、头晕等症状相应减轻。舌红,苔薄白,脉弦。上方去乌贼骨,加党参15g。6剂,水煎服。

四诊:2000年2月15日。病人复诊,自述经过前一段的治疗,胃脘部疼痛、嘈杂不适等症状消失,饮食正常,偶感口干口苦,无头晕。舌淡红,苔薄白,脉弦。上方去焦三仙。6剂,水煎服。

问题
5. 处方中选用的主方是什么? 如何理解处方配伍?
6. 二诊中为何加入枳实?
7. 三诊中为何去乌贼骨,加入党参?
8. 四诊中为何去焦三仙?

病例3:沈某,女,31岁;2008年11月14日初诊。

【主诉】胃脘痛半年余。

【病史】患者因饮食不慎出现胃脘痛,到某医院门诊治疗,诊断为"慢性浅表性胃炎",给予西药胃康灵及阿莫西林治疗,效果欠佳,故求助于中医。

【现症】饮食生冷油腻即发胃痛,食欲不振,大便干,小便黄。舌淡,苔白滑,脉弦细。

问题

1. 为什么每食生冷油腻即发胃痛?

2. 如何理解患者大便干、小便黄?

3. 舌淡,苔白滑,脉弦细,与哪几个脏腑发病有关?

4. 按照脏腑辨证,本案共涉及哪几脏腑发病? 应采取何种治法? 可选用哪些方剂配合治疗?

【治疗过程】

初诊:2008 年 11 月 14 日。柴胡 15g,黄芩 10g,半夏 12g,桂枝 15g,白芍 30g,鳖甲 15g,阿胶珠 10g,生地炭 10g,炙甘草 15g,茯苓 30g,白术 10g,党参 20g,干姜 12g,附子 6g,焦三仙各 15g。3 剂,水煎服。医嘱:忌食生冷辛辣刺激食物,调情志。

二诊:2008 年 11 月 18 日。患者服药后感觉胃中温热,时痛,大便干,小便黄。舌淡,苔白,脉弦滑。上方加入牡丹皮 15g,栀子 15g,黄连 6g,大黄 3g。3 剂,水煎服。患者因经济拮据,1 剂中药服用 5 天。

三诊:2008 年 12 月 12 日。胃痛止,每饮食油腻则大便干,余无不适。舌淡红,苔薄白,脉弦数。上方加茵陈 30g。6 剂,水煎服。随访无复发。

问题

5. 处方中选用的主方是什么? 如何理解处方配伍?

6. 二诊中为什么加入丹皮、栀子、黄连、大黄?

7. 三诊中又为何加入茵陈?

病例 4:李某,男,38 岁;1997 年 10 月 7 日初诊。

【主诉】胃脘胀满疼痛、恶心半年。

【病史】半年前因情志不舒引起嗳气,胃脘部胀满疼痛,食后尤甚,伴纳差、恶心欲吐,疼痛时引及肩背部,厌油腻。经常服用吗丁啉、普瑞博思、香砂养胃丸等常用药物,几乎无效,间断服用中药汤剂(具体不详)也无明显效果。

【现症】胃脘胀满疼痛,引及肩背,厌油腻,纳差,恶心口苦,心烦,二便正常,面色萎黄,上腹部有压痛,腹部未触及包块。舌淡红,苔黄厚腻、干湿适中,脉沉弦。B超提示：慢性胆囊炎。胃镜提示：慢性浅表性胃炎（胆汁反流）；心电图提示：正常。

问题

1. 胃脘胀满疼痛，引及肩背，厌油腻，纳差是何原因引起的？

2. 患者口苦，心烦的原因是什么？

3. 舌苔黄腻，脉沉弦，是哪些脏腑发病？

4. 按照脏腑辨证，本案共涉及哪几脏腑发病？应采取何种治法？可选用哪些方剂配合治疗？

【治疗过程】

初诊：1997年10月7日。金钱草30g，茵陈20g，柴胡15g，黄芩10g，半夏15g，木香15g，黄连6g，陈皮20g，竹茹15g，延胡索20g，焦三仙各20g，连翘30g。3剂，水煎服。医嘱：忌食生冷辛辣刺激食物，调情志。

二诊：1997年10月10日。服上方3剂后，精神较前好转，胃脘胀痛及嗳气均减轻，口苦现象也有好转，但仍纳食欠佳，心烦。舌淡红，苔黄腻，脉弦沉。中药治疗宜加大清利肝胆之黄连至10g，另加鸡内金10g。6剂，水煎服。

三诊：1997年10月17日。病人精神好，胃脘胀满疼痛程度明显减轻，嗳气消失，食量增加，心烦缓解。舌淡红，苔黄腻，脉弦细。上方去延胡索，加郁金10g。6剂，水煎服。

四诊：1997年10月24日。病人精神好，胃脘疼痛等症状消失，睡眠正常。舌淡红，苔薄白，脉弦细。上方去焦三仙，加党参10g。3剂，水煎服。

问题

5. 处方中选用的主方是什么？如何理解处方配伍？

6. 二诊中为何加大黄连用量？

7. 三诊中为何去延胡索，加郁金？

8. 四诊中为何加入党参？

病例5：赵某，女，38岁；1998年6月16日初诊。

【主诉】胃脘胀痛半年。

【病史】发病前患者因生气后出现胃脘部胀满疼痛，纳差嗳气，时感烧心、泛酸。初起时服用香砂养胃丸、三九胃泰、保和丸等药胀痛有所减轻。近日来疼痛发作频繁，伴口苦，二便正常。

【现症】胃脘部胀满疼痛,纳差嗳气,时感烧心、泛酸,口苦,胃脘部有压痛,未触及包块。舌质淡红,苔薄黄腻而干,脉弦细。

问题

1. 应如何理解患者生气后出现胃脘部胀满疼痛?

2. 患者时感烧心、泛酸,口苦的原因是什么?

3. 舌质淡红,苔薄黄腻而干,脉弦细,与哪几个脏腑发病有关?

4. 按照脏腑辨证,本案共涉及哪几脏腑发病?应采取何种治法?可选用哪些方剂配合治疗?

【治疗过程】

初诊:1998年6月16日。柴胡15g,桂枝15g,鳖甲15g,黄芩15g,白芍20g,半夏15g,连翘20g,炙甘草10g,金银花30g,茵陈30g,厚朴15g,延胡索15g。3剂,水煎服。医嘱:饮食清淡,忌食辛辣生冷等物,畅情志。

二诊:1998年6月20日。胃脘胀满减轻,疼痛消失,食欲增加,口干苦也有所减轻。舌质淡红,苔薄黄,脉弦细。继服上方6剂。

三诊:1998年6月27日。病人目前精神较好,胃脘胀满疼痛完全消失,口干苦也基本消失,饮食二便尚可,余无特殊不适。舌质淡红,苔薄白,脉弦。继服上方6剂。

问题

5. 处方中选用的主方是什么?如何理解处方配伍?

(四)问题解析

病例1

1. 患者胃脘疼痛,迁延日久,多处治疗效果不佳。如此顽固之胃病,大多不是单纯脾胃之病,往往波及其他脏器,而肝胆功能与脾胃消化功能最为密切,在患者B超检查结果中慢性胆囊炎为直接体现,正如《素问·六元正纪大论》曰:"木郁之发,民病胃脘,当心而痛"。

2. 胃痛日久,必致脾胃虚弱;肝胆郁滞,贼克中土,胃失和降则痛作,故饮食不慎则胃痛加重。

3. 脾虚运化水液失权,气血生化无源,不能培养肝木,木郁化火,故见舌黯红,苔黄腻,脉弦细。

4. 综合分析,按照脏腑辨证,本案共涉及肝、胆、脾、胃脏腑发病,应采取以清疏肝胆、和胃止痛为治法,可选用小柴胡汤、桂枝汤、小建中汤等方剂进行加减治疗。

5. 处方中选用柴胡桂枝鳖甲汤为主方,柴胡桂枝鳖甲汤由小柴胡汤和桂枝汤加减化裁而成,黄元御在《四圣心源》中指出:柴胡桂枝鳖甲汤治胃胆上逆、痛在心胸者,根据患者胃脘疼痛之症,故选之为主方。方中柴胡、黄芩、茵陈、郁金清疏肝胆;鳖甲散肝之结郁;桂枝、白芍疏木达郁;半夏、厚朴和中降逆;炙甘草调和诸药,补益中气。

6. 二诊中加入木香,助导滞行气之功,虽见其效,但胀满乃肝胆郁滞时间较长所致,故三诊去木香加枳实合为四逆散以加强疏肝理气作用。如此胃痛之病大部分用药归经入肝,以肝胆论治为主,土木并用,可使土和木达,脾胃升运,则胃痛自除。以其治病求本,故临床可获良效。

病例2

1. 本案患者因情志不舒,肝气郁结,胆失疏泄,克犯中土,导致脾胃升降纳运失常,出现胃痛、烧心、口苦、纳差等胆胃不和症状。正如《灵枢·四时气》云:"善呕,呕有苦……邪在胆,逆在胃,胆液泄则口苦,胃气逆则呕苦,故曰呕胆。"肝脾左旋,胆胃右转,土气回运而木气条达,故不痛也。肝胆郁遏,则脾气陷而胃气逆,是以痛作。

2. 患者初服专治胃药而无效,后服治胆之药而痛减,故本病案症状虽在脾胃,实为肝胆木郁横乘中土而作;患者烧心、口干苦、心烦急躁、头晕属少阳证,即足少阳胆经发病《伤寒论》云:"少阳之为病,口苦咽干目眩也"。

3. 患者舌红,苔白厚腻微黄,脉弦肝胆郁遏,木郁横乘中土,土湿木郁,郁而化热所致。

4. 综合分析,根据六经辨证,本案涉及少阳经发病,根据脏腑辨证,本案共涉及肝胆脾胃脏腑发病,应采取清疏肝胆,和胃降逆为治法,可选用小柴胡汤、桂枝汤、左金丸等方剂进行加减治疗。

5. 处方中选用小柴胡汤为主方,合左金丸加减治疗。小柴胡汤为《伤寒论》中治疗少阳病之代表方,长于肝胆与脾胃同治,其具有清疏肝胆,健脾和胃之功;左金丸为《丹溪心法》治疗肝火犯胃吞酸嘈杂的代表方剂,黄连、吴茱萸相配,一则清泄肝火,二则降逆止呕;白芍、连翘、茵陈助主方以增强清疏肝胆之热;焦三仙健脾开胃,使水谷得进。诸药合用,可使肝胆疏利,脾胃调和,则诸症自除。

6. 二诊中加入枳实以增强疏肝理脾之功。

7. 早期以嘈杂湿热征象为主,故用乌贼骨收敛制酸,待嘈杂好转,故于三诊时去乌贼骨。久病气虚,故加党参益气健脾,扶正祛邪。

8. 四诊中食欲恢复正常故去焦三仙。诸药合用,风木条达,脾胃升降正常,诸症自除。

病例 3

1. 患者长期服用阿莫西林,中伤脾肾之阳,运化水谷无权,故每食生冷,饮食停滞,土困木郁,则胃痛发作;土不培木,肝胆郁结,故每食油腻,胆失疏泄,横逆克胃,即发胃痛。

2. 肝胆郁滞,气机不畅,木郁化热,耗伤津液,足阳明从手阳明之令而化燥,故见大便干;木郁化热,母病及子,心火亢盛,传于小肠,症见小便黄。

3. 患者脾胃虚寒,土不制水,寒水侮土,水寒土湿,一则土不培木,二则水不涵木,致使肝木郁遏,生气不遂,贼克中土,终致足之三阴(肝脾肾)同病,故症见舌淡,苔白滑,脉弦细。

4. 综合分析,按照脏腑辨证,本病共涉及肝胆脾胃肾脏腑发病,应采取清疏肝胆、温补三阴为治法。可选用小柴胡汤、桂枝汤、柴胡桂枝鳖甲汤、附子理中丸等方剂进行加减治疗。

5. 处方中选用清胆和胃汤为主方。清胆和胃汤由柴胡、黄芩、桂枝、白芍、党参、干姜、附子、白术、生地炭、阿胶珠、茯苓、鳖甲、煅牡蛎、炙甘草组成,是以柴胡桂枝鳖甲汤为主方,合小柴胡汤、附子理中丸、黄土汤化裁而成。方中用柴胡、黄芩、鳖甲、芍药以清利肝胆,疏木达郁;姜、附、桂温脾肾之阳,益火补土,党参、白术益气补土,茯苓、甘草泻湿补土,共助培土生木;生地、阿胶以补肝之体,助肝之用;加入焦三仙消食开胃。本方疏中寓清,清中寓温,温中寓补,寒热并用,调肝胆之郁滞,补脾肾之虚弱。诸药合用,清疏肝胆,温补三阴,以达燥土暖水,木达风清,肝脾左旋,胆胃右转,则胃痛自愈矣。

6. 二诊时患者自述服上方后感觉胃中温热,时痛,大便干,小便黄,可知肝胆郁滞,气机不畅,木郁化热,故二诊时方中加入丹、栀、黄连、大黄增强清疏肝胆热之功。

7. 患者本就肝胆郁滞,又食油腻,木郁更甚,疏泄无权,致使便坚,故加茵陈清利肝胆。

病例 4

1. 本病案半年前因情志不舒引起胃脘胀满疼痛,引及肩背,食后尤甚,厌油腻,纳差,就是肝胆郁滞,胆汁疏泄失常,化谷不利而致。慢性胃炎、慢性胆囊炎为临床常见疾病,具有病程长、久治不愈、易复发等特点。此两种疾病临床表现相同,多因饮食不调、情志不舒等诱因而加重,主要表现为上腹部不适、胀满或疼痛、嗳气等。追问病史治疗用药多是香砂养胃丸、保和丸、香砂六君子丸(汤)等健胃消导剂及西药助消化药等,往往不能取得满意疗效。中医理论核心重视脏腑间的生理关系和病理影响。饮食水谷的受纳与消化固然是脾胃功能的直接体现,然脾的升清与胃的降浊须依赖于肝胆的疏泄条达。肝、胆、脾、胃在生理上相互资助,在病理过程中又相互影响(肝胆属木,脾胃属土),这一规律早为古人所重视。如《难经·七十七难》云:"见肝之病,则知肝传之于脾,故先实其脾气,勿令得受肝之邪,故曰治未病焉。"说明了土木之间的密切关系及其指导临床治疗的重要意义。清代黄元御明确提出:"木生于水长于土","甲木克戊土,痛在心胸;乙木克己土,痛在脐腹"。更清楚地揭示了肝、胆、脾、胃之间病理变化相互影响的一般规律。

2. 木郁化火,故而出现恶心欲吐,口苦,心烦,嗳气等症。理化检查为胆囊炎及胆汁反流性胃炎。

3. 情志所致疾病,最易伤肝,肝胆郁结,舌苔黄腻,脉沉弦,主要突出的病理机制是肝胆郁而化热,一派实热之证,横乘中土,土壅湿聚,肝胆之热与脾胃之湿胶着,形成湿热郁阻,脾胃升降失常,痞塞中焦,不通则痛。

4. 综合分析,本案以清利肝胆,理气和胃为治法,方选用茵陈小柴胡汤合香连丸加减。

5. 本案方选茵陈小柴胡汤合香连丸,在小柴胡汤清疏肝胆、健脾和胃的基础上,加入茵陈、金钱草、黄连、竹茹、连翘以增强清利肝胆之功;加入陈皮、半夏、焦三仙、木香、延胡索燥湿健脾、理气和胃。

6. 二诊时,患者胃脘胀痛诸症减轻,但仍心烦,是为肝胆郁而化火,故加大清利肝胆之黄连至10g。

7. 三诊中胃脘胀痛及嗳气均减轻去延胡索,加郁金以助疏肝之力。

8. 四诊时,患者诸症改善,但由于湿阻中焦,郁而化火,加之选方多以梳理气机为主,耗伤中气,故加入党参以恢复中气。诸药合用,使湿热得清,土木调和,消化功能恢复正常。实乃治病求本,故获良效。

病例5

1. 本案木生于水而长于土,土气调和则木气条达,所以患者每于生气后,肝郁气滞,木郁中土出现胃脘部胀满疼痛。

2. 木气郁遏则贼乘中土,土湿不运而升降滞塞,故致肝胃不和证,肝气犯胃,致使气机疏泄失常,所以患者时感烧心、泛酸、口苦。

3. 患者舌质淡红,苔薄黄腻而干,脉弦细,是由肝气郁滞,横克脾土,木郁化热所致。

4. 综合分析,本案共涉及肝胆脾胃,为肝气郁滞,横克脾土(肝气犯胃),治以疏木达郁,培土渗湿,消滞和中,方以柴胡桂枝鳖甲汤加减。

5. 本案方选柴胡桂枝鳖甲汤加减;方中柴胡、桂枝、鳖甲、白芍、黄芩入肝胆疏木达郁;其中半夏、鳖甲合用,散结行滞,和中降逆。茵陈、金银花、连翘清热利湿;延胡索、厚朴理气止痛。诸药配合,使木气条达,脾土运转,滞消郁散,肝胃不和之证自愈。

（五）学习小结

胃脘痛的发病，多与情志不遂、饮食不节有关，预防上重视精神与饮食的调摄。本病虽病位在脾胃，与肝胆密切相关，又因土湿木郁，土不制水，则肾水虚寒，最终形成水寒土湿木郁而三阴同病。故治疗时应立足肝脾肾三阴同治，以温补脾土，清疏肝胆，温肾壮阳为治法，运用《伤寒论》"小柴胡汤""黄土汤"及《四圣心源》"柴胡桂枝鳖甲汤"等方剂加减治疗，自拟"清胆和胃汤"（方药组成：柴胡、黄芩、桂枝、白芍、党参、干姜、附子、白术、生地炭、阿胶珠、茯苓、鳖甲、煅牡蛎、炙甘草）化裁治疗胃脘痛，疗效显著。

（六）拓展

1. 查找"甲木克戊土痛在心胸，乙木克己土痛在脐腹。"的具体出处。如何理解？

2. 简要总结胃痛的发病与肝胆的关系。

3. 分析上述病案的异同点。

4. 讨论胃病久治不愈的原因。

5. 找出每个病案中处方的几个关键性药物，分析关键性药物的性味、归经、功用和古代医家对其药物的认识。

6. 写出学习本病后的心得体会。

7. 参考阅读：霍俊方，魏子杰，高天旭. 高体三辨治慢性胃病经验[J]. 辽宁中医杂志. 2013，40（10）：1984-1986.

二、痞　　满

（一）概述

痞满是以自觉心下痞塞，胸膈胀满，按之柔软，压之不痛，视之无胀大之形为主要症状的一种病证。心下痞即指胃痞。根据痞满的临床表现，西医学的慢性胃炎（包括浅表性胃炎和萎缩性胃炎）、功能性消化不良、胃下垂等疾病，若以上腹部胀满不舒为主症时，可参照中医痞满进行辨证治疗。

（二）辨治思路

高老认为此病发于胃脘，责之肝脾。脾胃同居中焦，属土。脾以升为健，胃以降为顺，脾胃升降有序才能完成水谷的消化吸收。肝主疏泄，调畅气机，属木。脾胃升降及运化水谷津液须依赖于肝之疏泄功能正常。五行之中唯木克土，肝木郁滞，贼克中土，脾胃升降失调，致使中土壅滞，则作痞尔。木生于水，而长于土，土湿木郁，而又反克脾土。正如黄元御在《四圣心源》中曰："胸膈之痞，缘肺胃上逆，浊气不降，而其中全是少阳甲木之邪。盖胃逆则肺胆俱无降路，胆木盘结，不得下行，经气郁迫，是以胸胁痛楚。"又如《临证指南医案》中云："肝为起病之源，胃为传病之所。"又因土虚不能制水，寒水侮土，最终形成

"水寒、土湿、木郁"的病理格局,故在治疗方面当采取土木双调、温肾暖水之法方能达到理想效果。

（三）典型医案

病例1：张某,男,45岁;2008年10月28日初诊。

【主诉】胃胀不舒3年余,加重3个月。

【病史】2005年3月自觉胃胀不舒,胃镜检查为"胃部幽门水肿"。服奥美拉唑、阿莫西林及中药,治疗无效,遂来诊。

【现症】胃胀痞满,右侧胁肋部闷痛,小便黄,大便可,饥饿时伴耳胀,耳鸣,眼干。舌淡,苔白,脉弦。

问题

1. 患者胃胀痞满,右侧胁肋部疼痛,小便黄,属于哪个脏腑发病?

2. 为什么患者饥饿时会出现耳胀、耳鸣、眼干?

3. 舌淡,苔白,脉弦的原因是什么?

4. 按照脏腑辨证,本案共涉及哪几脏腑发病?应采取何种治法?可选用哪些方剂配合治疗?

【诊疗过程】

初诊：2008年10月28日。柴胡20g,黄芩12g,牡丹皮15g,栀子20g,桂枝20g,赤芍20g,白芍40g,炙甘草10g,茯苓20g,鳖甲15g,泽泻20g,白术10g,附子10g,丹参20g,檀香10g,砂仁10g,党参15g,干姜15g,桃仁10g,蒲黄15g,五灵脂15g,炙麻黄10g,细辛5g,生姜30g。6剂,水煎服。

二诊：2008年11月14日。胃胀、耳胀减轻,大便稀,每日2次,小便黄,眼睛时感模糊。舌质淡,苔白,脉弦滑。上方去砂仁、檀香,加茵陈30g。6剂,水煎服。

三诊：2008年11月20日。胃胀消失,仍耳胀耳闷,眼模糊,小便黄,大便稀,每日3~4次,余无不适。舌质淡,苔黄滑,脉弦。去茵陈、蒲黄、五灵脂,加红花10g、桔梗12g、枳壳12g。6剂,水煎服。

四诊：2008年11月27日。时发耳胀,头晕,自汗,余无不适。舌质淡,苔薄黄,脉弦。上方去红花、桔梗、枳壳,加薄荷6g、夏枯草30g、升麻10g、苍耳子15g、辛夷花15g。12剂,水煎服。

问题

5. 处方中选用的主方是什么?如何理解处方配伍?

6. 四诊中为何加入薄荷、夏枯草、升麻等中药?

病例2：谭某，女，56岁；2000年1月18日初诊。

【主诉】胃脘部闷而不适10年余，加重10天。

【病史】病人10年前因情志不畅逐渐出现胃脘部不适，无明显疼痛，但难以名状，无返酸烧心，周身酸困乏力，嗳气频频，午后头部昏沉。B超示：慢性胆囊炎。胃镜提示：慢性浅表性胃炎。常服三九胃泰、木香顺气丸、香砂养胃丸、吗丁啉、雷尼替丁等效果不好，间断服中药汤剂。近10天症状加重，中西药治疗均无明显效果。

【现症】胃脘部不适，按之疼痛，嗳气频频，纳差，午后头部昏沉，头晕，周身酸困乏力，大便秘结。舌质红，苔黄腻，脉弦细。

问题

1. 患者胃脘部不适，按之疼痛，嗳气频频，纳差的病因病机是什么？

2. 患者午后头部昏沉，头晕，周身酸困乏力，大便秘结的原因是什么？

3. 舌质红，苔黄腻，脉弦细，是何原因引起的？

4. 按照脏腑辨证，本案共涉及哪几脏腑发病？应采取何种治法？可选用哪些方剂配合治疗？

【治疗过程】

初诊：2000年1月18日。柴胡15g，黄芩15g，大黄6g，枳实5g，半夏15g，连翘20g，金银花20g，栀子15g，陈皮20g，砂仁10g，茯苓30g，泽泻20g，竹茹15g，郁金15g，延胡索15g，生姜6片。3剂，水煎服。

二诊：2000年1月21日。胃脘部不适、嗳气、身困乏力症状减轻，纳食增加，大便日行1次成形。病人长期胸闷，不适，善太息。舌质红，苔黄腻，脉弦细。处方：大柴胡汤合茯苓杏仁汤加减。柴胡15g，黄芩15g，大黄6g，连翘20g，栀子15g，附子10g，细辛2g，茯苓30g，杏仁10g，陈皮20g，枳实10g，炙甘草10g，泽泻20g，桂枝10g，党参15g，生姜6片。6剂，水煎服。

三诊：2000年2月22日。服上方6剂后嗳气、胃脘部不适、身困乏力等症状基本消失，大便通畅，但日行3次，质偏稀。近几天复发胃脘部不适，按之疼痛，身困乏力，午后头晕昏沉，嗳气、纳差，口中尚清爽，咽部肿痛。舌质红，苔黄腻，脉弦细。处方：柴胡15g，黄芩12g，茵陈20g，金银花30g，连翘20g，栀子15g，厚朴20g，黄连6g，桂枝10g，陈皮20g，半夏15g，茯苓20g，泽泻20g，木香10g，炙甘草10g。6剂，水煎服。

四诊：2000年2月28日。病人服上方6剂，胃脘部不适、嗳气均明显减轻，精神较前好转，头晕也减，大便正常，纳食增加，情绪相对平静，善太息。舌质红，苔黄腻，脉弦细。上方去泽泻，加郁金20g。3剂，水煎服。

问题

5. 处方中选用的主方是什么？如何理解处方配伍？

6. 如何理解二诊中杏仁、枳实的配伍？

7. 四诊中为何去泽泻，加郁金？

（四）问题解析

病例1

1. 患者胃胀及右胁部闷痛，为肝胆郁热，横逆犯胃，胃纳脾化失司，故脘胀痞满。

2. 患者饥饿时出现耳胀，耳鸣，眼干，为土不培木，肝血失养，致使肝郁化火，胆火上炎所致。

3. 肝郁脾虚，土不制水，运化无权，水湿内停，故见舌淡，苔白，脉弦，胃部幽门水肿。

4. 综合分析，本案共涉及肝胆脾胃肾脏腑发病，应采取清疏肝胆、温补三阴为治法，可小柴胡汤、桂枝汤、附子理中丸等方剂进行加减治疗。

5. 处方中选用清胆和胃汤为主方，清疏肝胆，温补三阴，以达燥土暖水，木达风清，肝脾左旋，胆胃右转。由于肝失疏泄，肝郁气滞，肝血瘀阻，不通则痛，故伍桂枝茯苓丸、失笑散、丹参饮及血府逐瘀汤疏肝化瘀，理气止痛。

6. 四诊患者耳闷，为肝火上扰，肾虚痰阻所致，加入栀子、茵陈、薄荷、夏枯草、升麻助柴胡黄芩以清肝火；苍耳子、辛夷花辛散透窍；附子、白芍、茯苓、白术合生姜为真武汤，温化全身寒湿。诸药配合，使肾水温暖，木气条达，脾土运转，滞消郁散，诸证自除。

病例2

1. 此病人病史已久，源于情志不舒，肝气郁结，克犯中土，湿热内蕴，故胃脘部不适，按之疼痛，但难以名状；肝气横逆乘脾胃，使脾胃纳化功能失常，升降窒塞，壅滞于中，腑气不通，故胃脘部不适，按之疼痛，嗳气频频。

2. 少阳胆经枢机不畅，克伐戊土，故纳差，嗳气；肝胆郁滞，气机不畅，头部昏沉，头晕；木郁化热，耗伤津液，足阳明从手阳明之令而化燥，故见大便秘结。

3. 少阳胆经枢机不畅，木郁化热，耗伤津液，合并阳明化燥，故见舌质红，苔黄腻，脉弦细。

4. 综合分析，本案实为少阳与阳明合病，肝属木，不病则已，病则多郁，更易木郁化火，故先给予大柴胡汤清利肝胆，通腑泄热。

5. 本案方选大柴胡汤，清利肝胆，通腑泄热，和解少阳阳明之邪加连翘、金银花、栀子、茵陈、黄连等以加强清疏肝木之功；加郁金、延胡索疏肝理气之郁滞；加陈皮、砂仁、竹茹、茯苓、泽泻以助理气化湿，和胃降逆之效；后加附子、细辛、党参、桂枝以温肾健脾以疏肝。

6. 二诊中杏仁、枳实相伍，一升一降，以利畅达气机。

7. 四诊时，患者胃脘部不适、嗳气均明显减轻，但仍善太息，故去泽泻，加郁金以活血疏郁。如此配伍则肝胆疏利，木气条达，腑气通畅，热去湿除，脾胃调和则诸症自除。

（五）学习小结

痞满为木郁乘土，致脾胃纳化功能失常，升降窒塞，壅滞于中，故胃脘部痞满不适。高老临证重视肝胆脾胃多脏腑之间的相互影响，木土水同调，肝脾肾同治。临证多选用清胆和胃汤为主方，清疏肝胆，温补三阴，以达燥土暖水，木达风清，肝脾左旋，胆胃右转，左升右降，气机恢复正常，痞满得治。其他常用方剂有大柴胡汤、柴胡疏肝散、桂枝茯苓丸、理中丸等，以上诸方，临证多见合方运用。

（六）课后拓展

1. 查找黄土汤的出处并简要分析方义。

2. 分析上述病案的异同点。

3. 讨论痞满与心脏有何关系。

4. 找出每个病案中处方的几个关键性药物，分析关键性药物的性味、归经、功用和古代医家对其药物的认识。

5. 写出学习本病后的心得体会。

三、呕　　吐

（一）概述

呕吐是由于胃失和降、胃气上逆所致的以食物、痰涎等胃内之物从胃中上涌，自口而出为临床特征的一种病证。根据本病的临床表现，呕吐可以出现在西医学的多种疾病之中，如神经性呕吐、急性胃炎、胃黏膜脱垂症、幽门痉挛、幽门梗阻、贲门痉挛、十二指肠壅积症等。其他如肠梗阻、急性胰腺炎、急性胆囊炎、尿毒症、心源性呕吐、颅脑疾病，表现以呕吐为主症时，可参考本节内容辨证治疗。

（二）辨治思路

高老治疗呕吐，有其独特经验，重视脏腑之间的生理病理关系，善从肝胆脾胃入手，通过清肝利胆、和胃降逆而治之。肝胆代表方剂如小柴胡汤、大柴胡汤、蒿芩清胆汤等；脾胃代表方剂如理中丸、干姜人参半夏丸等。根据轻重程度，将呕吐分为一般性呕吐和严重性呕吐，以便选择适宜的治疗方法。一般性呕吐,是指恶心,时有呕吐,尚能进食,并伴有一系列症状,如腹胀、纳差、嗳气、胃痛、胁痛、乏力、口干口苦等。大便通利者,小柴胡汤加味;大便干结者,大柴胡汤加味。严重性呕吐,是指病人剧烈呕吐,顽固不愈,汤水不进,食即呕吐,此类病人病情重,胃不纳物,只能处以药味精简之单方以试之,更应注意大便之通畅与否。大便通利者:连翘、生姜水煎,时时少量频服;大便不通者加大黄,服法亦然。高老治疗重症呕吐数例,效果显著。

(三)典型医案

病例1:张某,女,28 岁;1998 年 6 月 10 日初诊。

【主诉】间断性呕吐伴胸闷、乏力 4 年,加重 10 天。

【病史】发病前因感冒后出现胸闷乏力、纳呆、恶心呕吐,心电图提示心肌缺血,以病毒性心肌炎住院治疗 2 个月,上述症状减轻。此后,经常出现胃中不适,食少,呕吐。于 10 天前再次感冒后出现全身软弱无力,胸脘闷塞,恶心纳呆,胃脘疼痛,呕吐频繁,心电图提示大面积心肌缺血。

【现症】呕吐频繁,全身软弱无力,胸脘闷塞,胃脘疼痛,恶心纳呆,面色萎白。舌质淡红,苔薄黄腻,脉细弱。

问题

1. 患者感冒后出现胸闷乏力、胃脘疼痛、纳呆、恶心呕吐的原因是什么?

2. 患者为何长期胸闷乏力,易感冒?

3. 舌质淡红,苔薄黄腻,脉细弱与哪个脏腑失调有关?

4. 按照脏腑辨证,本案共涉及哪几脏腑发病?应采取何种治法?可选哪些方剂治疗?应选择何种服药方法?

【诊疗过程】

初诊:1998 年 6 月 10 日。连翘 30g,生姜(榨取汁)50g。3 剂,水煎少量频服。

二诊:1998 年 6 月 13 日。病人服上方遵医嘱少量频服,呕吐消失,能进少量流质,仍胃脘疼痛,胸闷,乏力,面色白,精神疲倦。柴胡 12g,白芍 12g,当归 15g,连翘 30g,焦三仙各 10g,陈皮 10g,半夏 15g,炙甘草 10g,炒莱菔子 20g,生姜为引。3 剂,水煎服。

三诊:1998 年 6 月 17 日。呕吐消失,恶心减轻,食量增加,胸闷有所减轻,仍胃脘疼痛。舌质淡,尖红,舌苔薄白,脉细弱。柴胡 15g,黄芩 10g,金银花 20g,栀子 10g,厚朴 20g,连翘 30g,陈皮 20g,半夏 15g,当归 30g,炒莱菔子 20g,焦三仙各 10g,炙甘草 10g,生姜为引。3 剂,水煎服。

四诊:1998 年 6 月 20 日。精神尚可,无恶心呕吐等症,食欲尚可,但饮食后自觉胃中痞满，口苦，胸闷较前减轻，胃脘疼痛减轻。舌质淡红，苔薄白，脉细弱。柴胡 15g，桂枝 10g，鳖甲 10g，茯苓 30g，白芍 10g，半夏 15g，泽泻 20g，姜黄 15g，连翘 30g，陈皮 20g，蒲公英 20g，杏仁 10g，炙甘草 10g，生姜为引。3 剂，水煎服。

问题

5. 初诊中选用的何种方剂，为何只开两味药，如何理解药物的配伍机理？

6. 二诊时，怎样理解该方的配伍意义？

7. 三诊中为何加入金银花、栀子、厚朴？

8. 四诊中，选用的主方是什么，如何理解方中的药物配伍意义？

病例 2：孔某，男，40 岁；2009 年 8 月 4 日初诊。

【主诉】呕吐 2 个月。

【病史】不明原因出现呕吐，饮酒后加重。曾服多种中西药，效果欠佳，后经人介绍遂来诊。

【现症】呕吐，口干苦，嗳气，大便可。舌红，苔黄腻，脉弦数。

问题

1. 患者呕吐的病因病机是什么？

2. 患者口干苦、嗳气的原因是什么？

3. 舌红，苔黄腻，脉弦数，与哪个脏腑失调关系密切？

4. 按照脏腑辨证，本案共涉及哪几脏腑发病？应采取何种治法？可选哪些方剂治疗？

【治疗过程】

初诊：2009 年 8 月 4 日。柴胡 12g，黄芩 10g，党参 20g，半夏 12g，炙甘草 6g，桂枝 12g，白芍 10g，干姜 6g，青蒿 10g，竹茹 12g，生姜 15g。6 剂，水煎服。

二诊：2009 年 8 月 14 日。服上方呕吐止，现仍嗳气，胃脘胀满，昨日受凉感冒，鼻塞，流清涕。舌淡红，苔黄腻，脉弦数。上方加苏叶 10g，焦三仙各 10g。6 剂，水煎服。后随访胃胀止，感冒愈，呕吐无复发，已停药。

问题

5. 处方中选用的主方是什么？如何理解处方中药物配伍？

6. 二诊中为何加入苏叶、焦三仙？

（四）问题解析

病例1

1. 本案患者虚感外邪，邪犯少阳不解，郁久化热，胆热犯胃，胃失和降，导致胃气上逆而作呕吐；少阳之经，自头走足，上逆则相火燔腾而焚胸膈，相火升炎，胆火扰心，耗气伤血，则胸闷乏力作焉。

2. 胸为阳位，患者胃气不降，浊气上逆，阴邪犯阳位，故胸闷；肺居胸中，胃气上逆则肺气不降，若外感寒邪，阻其宣发功能，则肺之宣发肃降完全失调，肺卫不固，故易发感冒，全身软弱无力。

3. 清代名医黄元御《伤寒悬解》云："缘五行之相克，各从其类。胆胃皆阳也，阳主下降，以胆木而克胃土，气逆而不降，故少阳、阳明之病呕多而利少，肝脾皆阴也，阴主上升，以肝木而克脾土，气陷而不升也，故厥阴之病呕少而利多。土主受盛，而木主疏泄，胃本不呕，有胆木以克之，则上呕；脾本不利，有肝木以泄之，则下利。呕利者，虽脾胃之病，而实肝胆之邪也。"呕利日久，耗血伤气，且损伤脾胃，致使气血生化无源，故舌质淡红，苔薄黄腻，脉细弱。

4. 综合分析，本案共涉及肝胆脾胃脏腑发病，应采用清胆和胃、降逆止呕为治法，可选用小柴胡汤、桂枝汤等方剂进行加减治疗。因患者少阳胆经之郁热日久未除，呕吐频频，食不入口，故首当止呕，而后渐进饮食，扶正祛邪。

5. 初诊中仅选用由两味药组成的连翘生姜汤，重在清胆和胃止呕。方中连翘入心、肝、胆经，清热解毒散结，故重用连翘清胆热泻心火，生姜为呕家圣药，性走而不守，与连翘配伍宣散胆经郁热并能和胃降逆止呕。

6. 获效后，二诊中加柴胡、白芍疏肝理脾；白芍配当归养心血；焦三仙消食健脾；陈皮、半夏、炒莱菔子理气健脾、消痞散结。

7. 三诊中患者呕吐已止，胸闷已减，急则治其标，缓则治其本，主要问题为脾土虚弱，其所不胜之木而乘之，贼克戊土，导致胃脘痛，故在小柴胡汤的基础上加入金银花、栀子、厚朴等药以清肝利胆，健脾和胃，理气止痛。

8. 服药3剂后诸症减轻，改为柴胡桂枝鳖甲汤清疏肝胆，和胃养心。加杏仁利气破壅，合为茯苓杏仁甘草汤，开畅胸膈，胸闷可解；加连翘清胆热泻心火；蒲公英归经肝胃清热散结；姜黄归肝脾经，行气通经止痛；诸药配合，使木气条达，土和运转，滞消郁散，胆胃不和之证自愈。

病例2

1. "呕吐"一证多由饮食不慎、外感六淫、情志不调等原因引起的胃失和降、胃气上逆所致。胆热犯胃，胃失和降，气逆于上，故默默不欲饮食而喜呕。

2. 患者口干、口苦，为少阳证，实为肝胆热邪，经气不利，郁而化热，胆火上炎所致。

3. 胆热犯胃，胃失和降，化生湿热，故患者舌质红、苔黄腻。

4. 综合分析,本案证属胆胃不和,治以疏肝利胆,方选小柴胡汤加减。

5. 本案方选小柴胡汤加减。方中柴胡辛苦平,入肝胆经,透泄少阳之邪,并能疏泄气机之郁滞,使少阳半表之邪得以疏散。黄芩苦寒,清泄少阳半里之热。柴胡、黄芩、桂枝、白芍使木得以舒,体得以补,热得以清,则肝胆疏泄功能正常。胆气犯胃,胃失和降,佐以半夏、生姜和胃降逆止呕。干姜、炙甘草助党参温中健脾。青蒿、竹茹清热化痰,除烦止呕。

6. 二诊患者感冒加入苏叶,散寒解表;胃胀不舒加入焦三仙,健脾开胃,行气消食。诸药合用,肝木条达,脾升胃降,而诸症自愈。

(五)学习小结

呕吐病机总为胃失和降,胃气上逆,其病变脏腑在胃,与肝、胆、脾有密切关系。高老认为治疗呕吐应以清疏肝胆、和胃降逆为基本原则,肝胆脾胃同时调治。肝胆代表方剂如小柴胡汤、大柴胡汤、蒿芩清胆汤等;脾胃代表方剂如理中丸、干姜人参半夏丸等。

(六)拓展

1. 查找《伤寒论》中涉及呕吐的条文。

2. 分析上述病案的异同点。

3. 总结分析呕吐的病机特点。

4. 找出每个病案中处方的几个关键性药物,分析关键性药物的性味、归经、功用和古代医家对其药物的认识。

5. 写出学习本病后的心得体会。

四、泄 泻

(一)概述

泄泻是以大便次数增多,粪质稀薄或完谷不化,甚至泻出如水样为临床特征的一种常见的胃肠病证。泄泻可见于多种疾病,凡属于消化器官发生功能或器质性病变导致的腹泻,如急性肠炎、炎症性肠病、肠易激综合征、吸收不良综合征、肠道肿瘤、肠结核等,或其他脏器病变影响消化吸收功能以泄泻为主症者,均可参照中医泄泻辨证治疗。

(二)辨治思路

高老认为,泄泻之原,率因脾肾寒湿,肝脾不升,清阳下陷而致。根据临床观察,足三阴肝脾肾无论在生理上或是在病理上都有着极为密切的关系,其发病率也较高。脾土应长夏,属太阴而主湿,不病则已,病则多湿;肾水应冬,属少阴而主寒,不病则已,病则多寒;肝木应春,属厥阴而主风,不病则已,病则多风。脾土功能制水,土湿不能制水则肾经寒水邪气泛滥,寒水又反侮土,形成水土寒湿,不能生培肝木,肝木郁遏,不能上达,势必下行,贼克脾土,导致脾土不升,清阳下陷,于是足之三阴病作而发本病。因此,泄泻应从肝脾肾三脏论治,采取疏肝、健脾、温肾之法,清阳上升则泄泻自止。

(三)典型医案

病例1:金某,女,50岁;1997年5月23日初诊。

【主诉】腹泻伴胸脘部疼痛半年余。

【病史】半年前因过度饮食生冷后引起腹泻,水样便,伴腹痛,日行七八次,不伴脓血,服黄连素片后,减至每日五六次,后逐渐出现下坠,大便伴白色黏液,胸脘部疼痛、纳差、消瘦、乏力气短,结肠镜提示:溃疡性结肠炎。多方求治无效(曾用激素),近日加重。

【现症】腹泻,水样便,伴腹痛下坠,日行七八次,不伴脓血,伴白色黏液,胸脘部疼痛,纳差,消瘦,乏力气短。舌质黯苔白腻,脉沉弦细。

问题

1. 患者为何腹痛腹泻下坠?

2. 怎样理解大便中的白色黏液?

3. 患者纳差、消瘦、乏力气短的原因是什么?

4. 舌质黯苔白腻,脉沉弦细,属于何脏腑发病?

5. 按照脏腑辨证,本案共涉及哪几个脏腑发病,应采取何种治法? 可选用哪些方剂配合治疗?

【诊疗过程】

初诊:1997年5月23日。柴胡15g,黄芩10g,党参20g,半夏20g,陈皮20g,木香15g,生地黄20g,阿胶2g,白术12g,附子12g,罂粟壳4g,炙甘草10g,灶心土30g。6剂,水煎服。医嘱:忌食辛辣。

二诊:1997年5月30日。病人服上方6剂,大便减为每日4次,精神好转,胸脘部疼痛减轻,但仍食欲不振,乏力,气短,余无特殊不适。舌质黯,苔薄白腻,脉弦细。证属肝经郁热,脾湿肾寒,治仍宜清疏肝胆,健脾祛湿,温肾祛寒。上方加延胡索20g。6剂,水煎服。

三诊:1997年6月6日。病人目前精神好,气短及乏力现象均减轻,胸脘部疼痛消失,大便每日2次,为成形稀便,不伴白色黏液,病情大为减轻。舌质黯红,苔薄白,脉弦细。上方去罂粟壳。6剂,水煎服。

四诊:1997年6月13日。病人因食生冷(食生黄瓜及卤牛肉后)引起腹泻,日行七八次之多,伴胸腹部疼痛,乏力纳差,口干口苦。舌黯红,苔黄厚腻,脉弦细数。以上方加葛根30g,黄连15g。3剂,水煎服。

五诊：1997年6月20日。病人服上方3剂后，大便次数减为每日2~3次，腹痛减轻，口干口苦亦减轻，仍食欲不振。舌黯红，苔黄腻，脉弦细。上方加砂仁10g。6剂，水煎服。

六诊：1997年6月27日。病人目前精神尚好，气短乏力现象及腹痛已消失，大便每日2次，为成形软便，食欲基本正常。舌质黯红，苔薄黄，脉弦细。应以疏肝清热、健脾温肾为法。初诊方去罂粟壳。6剂，水煎服。

七诊：1997年7月4日。病人现在大便日行1~2次，为成形黄色软便，精神好，食欲正常，气短乏力现象消失，无胸脘腹疼痛，病情已控制。舌淡红，苔薄黄，脉弦细。上方继服6剂以巩固治疗。

问题

6. 处方中选用的主方是什么？如何理解处方配伍？

7. 三诊为何去罂粟壳？

8. 四诊中加入葛根、黄连的目的是什么？

病例2： 王某，女，38岁；1997年5月28日初诊。

【主诉】泄泻3年，加重1个月。

【病史】3年前因饮食生冷后引起腹泻，水谷杂下，日行7~8次，无脓血便及里急后重感，当时服黄连素及氟哌酸等药后，大便转为不消化稀便，日4~5次之多。常服补脾益肠丸等药无效，病情时好时坏，每遇饮食不慎，则症状加重。

【现症】腹泻，水谷杂下，日行7~8次，伴纳差乏力，口干苦。舌质黯红，苔黄腻，脉沉弦细。

问题

1. 患者泄泻发病病因病机是什么？

2. 患者纳差乏力，口干苦的原因是什么？

3. 舌质黯红苔黄腻，脉沉弦细，与何脏腑功能失调有关？

4. 综合分析，本案共涉及哪几个脏腑发病？应采取何种治法？可选用哪些方剂配合治疗？

【诊疗过程】

初诊：1997年5月28日。乌梅20g，桂枝10g，附子10g，细辛3g，川椒6g，干姜10g，黄连12g，黄柏12g，当归15g，党参15g，柴胡10g，黄芩10g，炙甘草6g。6剂，水煎服。医嘱：饮食宜清淡，忌食辛辣生冷等物。

二诊：1997年6月3日。大便次数减为日4~5次，便质稍稠，无明显腹痛，纳食增加。舌质黯红，苔薄黄腻，脉沉弦细。以上方加白术20g，6剂，水煎服。

三诊：1997年6月10日。病人目前精神好，大便已减为日2~3次，为成形便，纳食正常，无明显腹痛，睡眠尚可，口干苦明显减轻。舌质黯红，舌苔薄白，脉弦数。继服上方6剂，水煎服。

四诊：1997年6月17日。精神好，大便减为日1~2次，仍为成形软便，饮食及小便正常，体力增加，口干苦消失，无腹痛。舌质淡红，苔薄白，脉细缓。继服上方6剂，水煎服。

问题

5. 本方中主方是什么？如何理解方中药物配伍意义？

6. 二诊中为何加入白术？

病例3：刘某，男，46岁；2008年11月28日初诊。

【主诉】腹痛腹泻8年。

【病史】患者腹痛8年，每遇饮食生冷，受凉后3分钟即出现腹痛腹泻。西医诊断为"慢性结肠炎"，给予西药治疗，效果欠佳，故求治于中医。

【现症】腹痛腹泻，纳可。舌质淡，苔白，脉沉细。既往无糖尿病、脑动脉硬化病史。

问题

1. 患者为何饮食生冷即腹痛腹泻？

2. 患者以往腹痛腹泻治疗效果欠佳的原因是什么？

3. 舌质淡，苔白，脉沉细，与何脏腑功能失调有关？

4. 本案共涉及哪几个脏腑发病？应采取何种治法？可选用哪些方剂配合治疗？

【治疗过程】

初诊：2008年11月28日。白芍15g，白术10g，陈皮15g，防风15g，薏苡仁30g，附子9g，败酱草30g，炙麻黄10g，细辛5g，川芎20g，柴胡15g，黄芩10g，桂枝15g，煅龙牡各30g，茯苓30g，党参15g，干姜15g，炙甘草10g，升麻6g，黄芪20g。3剂，水煎服。

二诊：2008年11月30日。泄泻次数减少，日4次，腹痛减轻，食纳可，小便可。舌淡，苔白，脉沉细。上方继服6剂。

三诊：2008年12月7日。服上方腹痛、腹泻止。大便稀，日1次。舌质淡，苔薄白，脉沉缓。上方加泽泻20g、猪苓20g、山药20g。6剂，水煎服。

问题

5. 本方中主方是什么？如何理解方中药物配伍意义？

6. 三诊中为何加入猪苓、泽泻、山药？

病例4：赵某，男，53岁；2009年7月31日初诊。

【主诉】腹泻3个月。

【病史】自2009年4月，因贲门癌进行胃大部切除术后，出现腹泻，日3~4次，消化不良，后服黄连素和奥美拉唑，效果欠佳，经人介绍遂来诊。胃镜提示：胃中大量胆汁潴留。有贲门癌家族遗传史，祖母、姑姑、父亲均因贲门癌去世。

【现症】形体瘦削，面色萎黄，腹泻，消化不良，食欲欠佳，胃脘痞闷不舒，嘈杂，烧心，口干苦，畏食生冷。舌质黯红，舌苔黄腻，脉弦缓。

问题

1. 患者嘈杂，烧心，口干苦的原因是什么？

2. 患者为何畏食生冷？

3. 舌质黯红，舌苔黄腻，脉弦缓，与何脏腑功能失调有关？

4. 本案共涉及哪几个脏腑发病？应采取何种治法？可选用哪些方剂配合治疗？

【治疗过程】

初诊：2009年7月31日。柴胡15g，黄芩15g，桂枝15g，白芍15g，茯苓30g，鳖甲15g，煅龙牡各20g，白术10g，附子6g，阿胶珠10g，生地黄炭15g，干姜10g，黄连10g，葛根30g，党参20g，麦冬10g，五味子12g，升麻6g，黄芪30g，当归15g，生姜30g。3剂，水煎服。

二诊：2009年8月2日。服上方腹泻止，自述胃脘痞满不舒。舌质黯淡，苔白，脉弦缓。以上方去黄芪、升麻、当归，加吴茱萸3g，焦三仙各15g。6剂，水煎服。2个月后电话随访无复发，体重增加，食欲可。

问题

5. 本方中主方是什么？如何理解方中药物配伍意义？

6. 二诊中为何去黄芪、升麻、当归，加吴茱萸、焦三仙？

病例5: 张某, 男, 24岁; 1999年8月12日初诊。

【主诉】大便溏泻半年, 加重10余天。

【病史】半年前病人无明显原因出现大便次数增多, 日2~4次, 便溏, 无下坠, 不带黏液, 便前时有腹痛, 服用氟哌酸等药疗效欠佳, 服香砂养胃丸无效。

【现症】十天前大便溏泻症状加重。大便溏薄, 日3~4次, 无下坠、黏液, 便前腹痛, 乏力。舌质淡红, 苔薄白, 脉弦细。

问题

1. 患者为何便溏?

2. 患者便前腹痛的原因是什么?

3. 舌质淡红, 苔薄白, 脉弦细, 与何脏腑功能失调有关?

4. 本案共涉及哪几个脏腑发病? 应采取何种治法? 可选用哪些方剂配合治疗?

【治疗过程】

初诊: 1999年8月12日。茯苓20g, 党参15g, 附子15g, 干姜15g, 桂枝15g, 白芍15g, 白术12g, 陈皮15g, 防风10g, 罂粟壳3g, 煅龙牡各30g, 炙甘草10g。3剂, 水煎服。医嘱: 饮食宜清淡, 忌食辛辣生冷等物。

二诊: 1999年8月16日。大便次数减少为日2次, 便质较前稠, 食欲也有好转。舌质淡红, 苔薄白, 脉弦细。上方加乌梅10g。6剂, 水煎服。

三诊: 1999年8月20日。病人目前精神尚可, 大便成形, 每日1~2次, 食欲正常, 其他无特殊不适, 现病情基本控制。舌质淡红, 苔薄白, 脉弦细。上方去罂粟壳。6剂, 水煎服。

问题

5. 本方中主方是什么? 如何理解方中药物配伍意义?

6. 二诊中为何加乌梅?

(四)问题解析

病例1

1. 本案患者因过度饮食生冷, 脾阳衰败, 升化无权, 清阳下陷, 乃生飧泻, 故腹痛腹泻下坠。

2. 泄泻日久, 脾胃必虚, 气血生化无源, 肌肉不充, 致使病人乏力、气短、消瘦。

3．土虚不能培木，木郁化热，湿热内蕴，血热肉腐，脓膏随大便出而成白色黏液。

4．甲木克戊土，故胸脘作痛，乙木克己土疼在脐腹，故腹痛乃发。脾土虚弱，一则不能培木则厥阴肝经化燥而生热，二则无力制水则少阴肾阳衰微而水寒，如此形成寒水侮土而木郁克土，脾受水侮而木贼是导致脾虚失运而泄泻的根本原因。故症见舌质黯苔白腻，脉沉弦细。

5．综合分析，本病因足三阴肝脾肾功能失调，且以太阴脾虚失统为主所引起。故此时非培土补中则脾不运，非温脾暖肾则寒不除，非养血调木则热不解。治宜温脾暖肾，清疏肝胆，可选附子理中丸、小柴胡汤等方剂进行加减治疗。

6．方中选用经方小柴胡汤、黄土汤为主方加减治疗，清肝利胆，健脾止泻。黄土汤为典型的足三阴综合方剂，可温阳健脾，养血止血。其中灶心土、白术燥湿健脾，附子温补肾阳，生地黄、阿胶、黄芩养血清肝，寒温并用，标本兼治，刚柔相济，使温阳不伤阴，滋阴不碍阳。本病案症状在脾胃肠道，实因肝胆木郁横乘脾土，土不制水，寒水侮土。故合用小柴胡疏利和解，肝胆与脾胃同治；延胡索疏肝活血，专治一身上下诸痛；砂仁增强温中健脾止泻之功。

7．罂粟壳为涩肠止泻圣药，但有毒，宜产生精神依赖性，故中病即止，切莫久服，乃急者治标、缓者治本之意。故三诊中病即去罂粟壳。

8．四诊时患者因食生冷（食生黄瓜及卤牛肉后）引起腹泻，故加用葛根，升阳止泻，黄连清肝经之热，兼燥中焦之湿。如此，水暖、土和、木达则泄泻自止。

病例2

1．患者饮食生冷，损伤脾胃阳气，无权腐熟水谷，谷糜滞留中焦，脾主升清功能失调，清阳下陷，则水谷杂下。

2．腹泻日久，土不培木，木郁化火，少阳胆火上炎，症见口干苦；脾为后天之本，气血生化之源，脾胃虚弱，受纳失常，气血化生不足，故见患者纳差、乏力。

3．脾失运化，肝失条达，肝脾功能失调，症见舌质黯红，苔黄腻，脉沉弦细；土虚木乘，土不制水，水反侮土，最终形成肝脾肾三脏功能失调。

4．综合分析，根据脏腑辨证，本案涉及肝脾肾三脏发病，应采取以清疏肝木、温补三阴为治法，可选用小柴胡汤、附子理中丸等方剂进行加减治疗。

5．处方中选用乌梅丸为主方，合小柴胡汤加减治疗。《伤寒论·厥阴病篇》中提出乌梅丸"又主久利"。其发病机理是由于肝、脾、肾三脏虚寒以肝为主所致之利；所谓"见肝之病，知肝传脾，当先实脾"，以及"寒水侮土"等，说明了乌梅丸"又主久利"的病理机制。方中乌梅、当归、桂枝入肝以补肝疏肝；人参、干姜、花椒入脾以温补脾阳；附子、细辛入肾以温肾散寒。配小柴胡汤之柴胡、黄芩以清疏肝胆，健脾和胃。

6．二诊时患者大便次数减少，便质改善，无明显腹痛，纳食增加，故守上方,加大白术用量,以理中之意,益气燥湿健脾,如此相伍可使肝脾肾三脏功能协调,清阳上升而达到止泻目的。

病例3

1.“泄泻”一证,多因脾胃受损,湿困脾土,肠道功能失司所致,且与肝肾关系密切。本案患者服食生冷则泻作,为脾肾阳虚,肝木郁滞。一是说明脾阳已损,无以升清;二是土虚木乘,叶天士《临证指南医案》中曰:“阳明胃土已虚,厥阴肝风振动。”

2.肾阳具暖脾助运之功,肾阳又靠脾胃运化水谷以资;本案以往治疗效果欠佳是因脾肾同病,以往治疗未兼顾肾脾,以致治疗效果欠佳。

3.患者水寒土湿脾肾同病,故舌质淡,苔白,脉沉细。

4.综合分析,本案肝脾肾同病,故在运脾化湿同时,应加入疏肝扶脾、温肾健脾之品。故以痛泻要方、茯苓四逆汤加减。

5.选用抑木扶土之痛泻要方合薏苡附子败酱散为主方,方用白术性温入脾,燥湿培土,健脾止泄;白芍酸寒入肝,泻木调肝,缓急止痛;陈皮芳香理气入中焦,和中化湿以助白术;防风辛温入肝脾,助白芍、白术疏肝理脾,各药同用共奏泻肝木而健脾土,疏郁遏而止痛泻之效;薏苡附子败酱散以温肾健脾,除湿排脓;茯苓四逆汤加黄芪、升麻,温补脾肾,补中益气,升阳止泻;合麻黄附子细辛汤以助温能行散之功;配柴胡、黄芩、桂枝入肝,清疏肝木;加入煅龙牡收涩止泻。

6.三诊中加入茯苓、猪苓,甘淡渗湿通利小便;泽泻甘寒渗湿,助二苓利小便实大便。加入山药,健脾益阴,为久泄之治。详审病情,全面兼顾,方能切中病机,准确施治。

病例4

1.“泄泻”一证,多由感受外邪、饮食所伤、情志不调等原因,造成脾胃运化传导失司所致。本案患者一是因贲门癌胃大部分切除,造成脾胃虚弱,脾虚不能升清,水反为湿,谷反为滞;二是患者素有胆囊炎病史,口干苦,胃中嘈杂,为肝胆热盛,横克脾土所致。

2.患者畏食生冷为胆火上炎,相火不降,阳气不藏,肾阳虚衰,脾肾俱虚所致。

3.脾胃虚弱,脾虚不能升清,水反为湿,肝胆郁滞,木郁化热,横克脾土,故患者舌质黯红,舌苔黄腻,脉弦缓。

4.综合分析,本案证属脾胃虚弱,运化失司,且肝胆热盛,横克脾土,治宜清胆和胃,温补三阴。方选清胆和胃汤。

5.本案方选清胆和胃汤加减,方中用柴胡、黄芩、鳖甲、芍药以清利肝胆,疏木达郁;姜、附、桂温脾肾之阳,益火补土,党参、白术益气补土,茯苓、甘草泻湿补土,共助培土生木;生地、阿胶以补肝之体,助肝之用;全方疏中寓清,清中寓温,温中寓补,寒热并用,调肝胆之郁滞,补脾肾之虚弱,共成清疏肝胆,温补三阴。伍黄芪、升麻,升阳止泻。葛根、黄芩、黄连清热燥湿止泻。

6. 二诊因腹泻止去黄芪、升麻、当归,加吴茱萸、焦三仙,温中健脾消积。诸药合用,水暖土和而木达,而诸症自愈。

病例5

1. 本案病机为肝经血虚,水寒土湿,运化不及,土不制水,清阳下陷,故发大便溏泄,乏力。

2. 肝经血虚,木郁化热,克犯脾土,所以患者出现便前腹痛。

3. 患者舌质淡红,苔薄白,脉弦细,是肝经血虚,水寒土湿,克犯脾土所致。

4. 综合分析,本案为肝经血虚,克犯脾土为肝脾肾三阴亏虚,清阳下陷之证。治宜健脾补中,温肾疏肝。方以茯苓四逆汤、桂枝汤合痛泻要方加减。

5. 本案方选茯苓四逆汤、桂枝汤合痛泻要方,方中茯苓、党参、白术益气健脾;陈皮、防风理气醒脾;罂粟壳涩肠止泻;附子、干姜温肾回阳;桂枝、白芍调营卫和阴阳;甘草健脾和中。

6. 二诊时患者大便次数减少,便质较前改善,食欲亦有好转,故二诊守上方,于上方加入乌梅涩肠止泻,以增强疗效。

(五)学习小结

高老认为泄泻病位在肠,实为足三阴肝脾肾功能失调所致,为清阳下陷之证。因泄泻日久,多为寒热错杂,非培土补中则脾不运,非温脾暖肾则寒不除,非养血调木则热不解,故多以温脾暖肾、清疏肝胆为基本治则,临床常用方剂有厥阴代表方小柴胡汤、太阴代表方理中丸、少阴代表方茯苓四逆汤以及三阴综合方剂乌梅丸、黄土汤等。

(六)拓展

1. 查找"清阳在下则生飧泄"的出处,如何理解?

2. 分析上述病案的异同点。

3. 举例说明什么情况下治疗泄泻可用利水之法,并分析说明利水法能否彻底治愈泄泻。

4. 查阅资料总结泄泻的治法,分析不同治法的特点。

5. 找出每个病案中处方的几个关键性药物,分析关键性药物的性味、归经、功用和古代医家对其药物的认识。

6. 写出学习本病之后的心得体会。

第四节 肝胆病证

一、积 聚

(一)概述

积聚是腹内结块,或痛或胀的一种病证。积属有形,结块不移,痛有定处;聚属无形,包块聚散无常,痛无定处。现代医学中,凡多种原因引起的肝脾肿大、增生型肠结核、腹腔肿瘤等,多属"积"之范畴;胃肠功能紊乱、不完全性肠梗阻等原因所致的包块,则与"聚"关系密切。

(二)辨治思路

高老认为,积聚在中医内科学中虽为肝胆疾病,但与脾密切相关。肝属木,主疏泄,司藏血,喜条达,而恶抑郁;脾属土,主运化,为后天之本,喜燥恶湿,病则多湿。木生于水,而长于土,土湿则木郁,疏泄失常,气血痰湿瘀阻经络,而成积聚。如清代医家黄元御《四圣心源》云:"而溯其原本,总原于土,己土不升,则木陷而血积,戊土不降,则金逆而气聚。中气健运而金木旋转,积聚不生,症瘕弗病也。"故在治疗积聚时,应重视与脾的密切关系,须肝脾同调,方获佳效。

(三)典型医案

病例:宋某,女,44岁;2009年9月1日初诊。

【主诉】右下腹胀肿块2年余。

【病史】2年前无明显诱因出现腹部满胀,下腹部肿块,经输液后症状减轻。近期症状加重,经人介绍,遂来诊。有胆囊炎、阑尾炎、过敏性鼻炎病史。

【现症】腹胀,下腹部及阑尾部硬块,畏食生冷,平素畏寒,食咸食易发双手中指关节郁胀,胸闷。舌质淡,苔白腻,脉弦数。

问题
1. 患者腹部满胀,属哪一经发病?
2. 患者畏食生冷,下腹部及阑尾部硬块与哪个脏腑功能失调有关?
3. 患者胸闷的病因是什么?
4. 患者平素畏寒、食咸食易发手指关节郁胀,是什么原因引起的?
5. 舌质淡,苔白腻,脉弦数,属于哪些脏腑发病?
6. 按照六经辨证及脏腑辨证,本案共涉及哪几经和脏腑发病?应采取何种治法?可选用哪些方剂配合治疗?

【诊疗过程】

初诊：2009 年 9 月 1 日。处方：花椒 6g，干姜 10g，党参 15g，薏苡仁 30g，附子 3g，败酱草 30g，麦冬 10g，五味子 10g，柴胡 15g，黄芩 15g，桂枝 15g，白芍 15g，炙甘草 10g，小茴香 15g，黄连 10g，当归 15g，通草 15g，细辛 3g，丹皮 15g，生地 15g。6 剂，水煎服。

二诊：2009 年 9 月 8 日。胸闷已愈，阑尾部硬块消失，现感阑尾部与脐部发硬，服药后仍腹胀，面色有光泽。自述畏风减轻，下肢冷感减轻，二便正常，睡眠可。舌质淡，苔白腻，脉弦数。以上方干姜加至 15g。6 剂，水煎服。

三诊：2009 年 9 月 16 日。腹胀止，阑尾部与脐部发硬及手指肿胀痛减轻，受凉后鼻部不适。舌质黯红，苔白腻，脉弦数。上方加炙麻黄 6g。6 剂，水煎服。

问题

7. 处方中选用的主方是什么？如何理解处方配伍？

8. 二诊中，增加干姜用量的目的是什么？

9. 三诊中为何加入炙麻黄？

（四）问题解析

"积聚"一证，多有情志不畅、饮食失调、寒邪内犯等原因，导致气机阻滞，瘀血内结所形成。

1. 本案患者腹部满胀为太阴病，《伤寒论·太阴病篇》曰："太阴之为病，腹满……"。

2. 患者平素畏食生冷，腹部肿块，乃为脾胃虚寒，水谷运化失权，水谷精微不布，土不培木，肝失疏泄，气机壅结，积食、气血、痰浊交阻而致。

3. 患者胸闷，为土湿木郁，气血化生不足，心血失养，痰湿阻于心脉而致。

4. 肾阳虚弱，蒸化水液失常，阻于经络症见患者畏寒、食咸食易发手指关节郁胀。

5. 脾肾阳虚，水寒不能涵木，土湿不能培木，肝郁化热，症见舌质淡，苔白腻，脉弦数。

6. 综合分析，本案共涉及肝脾肾脏腑发病，应采取以温补三阴，祛湿逐痰、温经通络为治法，可选用大建中汤、桂枝汤、当归四逆汤等方剂进行加减治疗。

7. 处方中选用大建中汤为主方，合薏苡附子败酱散、当归四逆汤、小柴胡汤、生脉散加减治疗。大建中汤由理中汤化裁而来，重在温中健脾，治疗脾虚寒盛之腹满。《金匮要略·腹满寒疝宿食病脉证治》云："心胸中大寒痛，呕不能饮食，上冲皮起，出见有头足，上下痛而不可触近者，大建中汤主之。方中花椒味辛性热，温脾胃，助命火，散寒除湿；干姜温中散寒，助花椒建中阳，散逆气，止痛平呕；党参健脾和胃。柴胡、黄芩、桂枝、白芍、丹皮、生地，清肝、温肝、补肝、活肝，以疏泄肝木，畅达气机；生脉饮益气育阴以养心定悸；薏苡附子败酱草，温寒散结，祛湿排脓；当归四逆汤温经散寒、养血通脉。诸药合用，脾土和暖，肝木条达，气机调畅，方可痰湿得除，气血得行，而积聚自愈。

8. 二诊加大干姜用量以增强温中健脾力度；

9. 三诊中炙麻黄宣降肺气，专发寒邪，助卫御邪，使鼻窍通利。

（五）学习小结

积与聚均为腹内结块，聚者病在气分，结者病在血分。高老认为积聚为肝脾肾功能失调所致。水寒土湿木郁，气血痰湿瘀阻经络而成积聚。治疗应疏达肝木，温肾健脾。常用方剂有柴胡疏肝散（肝脾）、真武汤（肾脾肝）、茯苓四逆汤（脾肾）、理中丸（脾）、桂枝茯苓丸（肝脾）等，通血脉调气机，祛湿化痰逐瘀，则积聚可消。高老在治疗过程中重视温热药物（干姜、附子、桂枝）的运用，体现"阳化气，阴成形。"的理论以及"病痰饮者，当以温药和之。"的治则。

（六）拓展

1. 最早提出"积聚"概念的是哪部医书？

2. 查阅资料总结古代医家对积聚的认识和治疗方法。

3. 总结分析积聚包括现代医学的哪些疾病。

4. 找出病案中处方的几个关键性药物，分析关键性药物的性味特点、归经、功用和古代医家对其药物的认识。

5. 写出学习本病后的心得体会。

6. 参考阅读：张克运，王晓卫. 高体三教授治肝6法[J]. 国医论坛，1995，2：19-20.

二、头　痛

（一）概述

头痛是指由于外感与内伤，致使脉络拘急或失养，清窍不利所引起的以头部疼痛为主要临床特征的疾病。头痛可见于西医学内、外、神经、精神、五官等各科疾病中。内科常见的头痛，如血管性头痛、紧张性头痛、三叉神经痛、外伤后头痛、部分颅内疾病、神经官能症及某些感染性疾病、五官科疾病的头痛等，可参照本节内容辨证治疗。

（二）辨治思路

高老认为，治疗头痛必求于本，万不可"头痛医头，脚痛治脚"。头痛的病因虽多，但不外乎外感与内伤两类。无论外因内因，头痛病机总不外乎"不通则痛"，终归由脏腑功能失调所致，临证应当把握伤寒六经辨证之基本思路，紧扣脏腑辨证之整体观念,方可临证不惑,药到病除。高老通过长期临床发现,头痛以足三阴肝脾肾综合为病者居多,根据肝木、脾土、肾水的特性,肝经病患变化繁多,寒热虚实皆可为之,而肝木郁滞、脾虚湿滞、肾虚水寒是为致病特点,治以疏木达郁,健脾祛湿,温肾散寒,以求"水暖土和木达",气血通畅则头痛自除。

(三)典型医案

病例 1: 张某,女,50 岁;2008 年 10 月 21 日初诊。

【主诉】头痛 10 年余,加重 1 个月。

【病史】10 年前无明显原因出现偏头痛(右侧),遇冷热刺激则头痛发作,常服西药止痛片,效果欠佳,近 1 个月头痛加重,遂来诊。既往史:

1. 慢性胃炎史。

2. 过敏性鼻炎(花粉,尘螨及油漆过敏史)。

3. 2006 年 5 月查出卵巢囊肿。

【现症】头痛(右侧),遇冷热刺激则头痛发作,眼干涩痛,耳痒,口苦,睡眠欠佳。舌质黯,舌苔白滑,脉弦缓。

问题

1. 患者头痛之处,在哪条经脉上?

2. 患者眼干涩痛、耳痒、口苦,属于哪个脏腑发病?

3. 遇冷热刺激则头痛发作的病机是什么?

4. 舌质黯,苔白滑,脉弦缓,属于哪几个脏腑发病?

5. 按照脏腑辨证,本案共涉及哪些脏腑发病?应采取何种治法?可选用哪些方剂配合治疗?

【诊疗过程】

初诊:2008 年 10 月 21 日。处方:当归 15g,通草 10g,白芍 15g,桂枝 12g,吴茱萸 10g,川芎 30g,干姜 10g,党参 15g,炙甘草 15g,柴胡 15g,黄芩 12g,葛根 30g,煅龙牡各 20g,炙麻黄 6g,附子 3g,细辛 4g,白芷 6g,生姜 30g,大枣 10 枚。3 剂,水煎服。医嘱:慎食辛辣刺激食物,避风寒,慎起居。

二诊:2008 年 10 月 24 日。服药后病情好转,头痛减轻,上火症状减轻,活动后少腹痛,睡眠欠佳,白带量多、有血丝出现,食纳可,大便可,小便黄。舌质黯,舌苔白,脉弦缓。处方:当归 15g,吴茱萸 10g,赤白芍各 15g,川芎 30g,桂枝 12g,丹皮 15g,麦冬 10g,阿胶 10g,黑干姜 12g,党参 15g,生龙牡各 20g,茯苓 30g,桃仁 10g,炙麻黄 6g,附子 3g,细辛 4g,柴胡 15g,黄芩 12g,炙甘草 15g,葛根 30g, 桑白皮 15g, 栀子 20g, 6 剂, 水煎服。

三诊: 2008 年 11 月 4 日。服药后头痛止, 睡眠可, 白带量减少、无血丝出现, 食纳可, 二便可。舌质红, 舌苔薄, 脉弦缓。处方: 当归 15g, 赤白芍各 15g, 吴茱萸 10g, 丹皮 15g, 川芎 30g, 阿胶 10g, 黑干姜 12g, 党参 15g, 桂枝 15g, 炙甘草 10g, 生龙牡各 20g, 怀牛膝 20g, 茯苓 30g, 泽泻 20g, 桃仁 10g, 柴胡 15g, 黄芩 15g, 炙麻黄 6g, 附子 5g, 细辛 4g, 白术 10g。6 剂, 水煎服。

问题
6. 各诊处方中选用的主方是什么? 如何理解处方配伍?
7. 二诊中为何调方? 如何理解处方配伍?
8. 二诊中为何调方? 如何理解处方配伍?

病例 2: 赵某, 女, 28 岁; 2009 年 6 月 19 日初诊。

【主诉】头痛 1 个月余。

【病史】发病前无明显原因出现头痛, 每遇冷空气则鼻塞, 流清涕, 打喷嚏, 伴嗜睡, 眼痒, 每遇夏季则眼痒发作, 口服西药效果欠佳, 遂来诊。既往史:

1. 慢性肾炎病史(1995 年), 服中药已治愈。
2. 慢性胆囊炎病史至今。
3. 有冷空气过敏史至今。

【现症】头痛, 鼻塞, 流清涕, 打喷嚏, 伴嗜睡, 眼痒, 精神欠佳, 面色萎黄, 倦怠乏力。舌质红, 舌苔薄黄, 脉弦数。

问题:
1. 患者鼻塞、流清涕、打喷嚏, 属于哪一经及脏腑发病?
2. 患者每到夏季则眼痒发作, 与哪个脏腑发病有关?
3. 患者嗜睡、面色萎黄、倦怠乏力, 与哪些脏腑功能失调有关?
4. 根据脏腑辨证, 本案共涉及哪几个脏腑发病? 应采取何种治法? 可选用哪些方剂配合治疗?

【诊疗过程】

初诊: 2009 年 6 月 19 日。柴胡 15g, 黄芩 15g, 党参 20g, 炙甘草 10g, 白术 10g, 干姜 12g, 炙麻黄 6g, 附子 6g, 细辛 3g, 麦冬 10g, 五味子 15g, 苏叶 15g, 桂枝 15g, 白芍 15g, 茯苓 20g, 丹皮 15g, 川芎 30g, 白芷 6g。6 剂, 水煎服。医嘱: 慎食辛辣凉食, 畅情志, 勿过劳。

二诊：2009年6月26日。服上方头痛、鼻塞、打喷嚏好转。现嗜睡，全身乏力，眼痒，面部颈部过敏痒疹，精神欠佳，面色可，倦怠乏力。舌质淡红，舌苔白，脉弦缓。上方加入连翘20g、赤小豆20g、蝉蜕6g。6剂，水煎服。

三诊：2009年7月10日。服上方诸症改善，面色可，头痛止，痒疹止，眼痒止。现晨起鼻塞，白浊鼻涕，遇冷喷嚏，时烧心，仍乏力，下肢酸困痛，眼睑微痒，精神欠佳，倦怠乏力。舌边尖红，苔白微黄，脉弦缓。药已中病，效不更方。6剂，水煎服。

问题

5. 处方中选用的主方是什么？如何理解处方配伍？

6. 如何理解二诊中加入连翘、赤小豆、蝉蜕的配伍意义？

病例3：尹某，男，57岁；1997年8月4日初诊。

【主诉】头痛、头晕3年。

【病史】3年前无明显原因出现头痛头晕，以前额为甚，如坐舟车，血压正常，饮食二便正常。曾在当地医院被诊断为"美尼尔综合征"，治疗无效。

【现症】头痛以前额为甚，头晕如坐舟车，血压正常，下肢呈凹陷性水肿。舌质淡红，舌苔薄白，脉弦细。

问题

1. 患者头痛头晕，是何原因引起的？为何前额头痛？

2. 患者下肢水肿，是何原因引起的？

3. 舌质淡红，舌苔薄白，脉弦细，属于哪个脏腑发病？

4. 根据脏腑辨证，本案共涉及哪几个脏腑发病？应采取何种治法？

【治疗过程】

初诊：1997年8月4日。柴胡15g，黄芩10g，党参30g，半夏20g，白芷20g，当归30g，川芎20g，炙甘草20g，茯苓30g，白术12g，附子10g，白芍30g，吴茱萸6g，生姜20g，大枣4个。6剂，水煎服。医嘱：调畅情志。

二诊：1997年8月11日。患者服上方6剂后，自觉精神好转，头晕头痛明显减轻。舌质淡红，舌苔薄白，脉沉细。效不更方，继服上方6剂，水煎服。

三诊：1997年8月18日。病人精神好转，头晕头痛消失，饮食二便正常，余无不适。舌质淡红，舌苔薄白，脉沉细。以上方加荷叶6g。6剂，水煎服。

问题

5. 处方中选用的主方是什么？如何理解处方配伍？

6. 三诊中为何加入荷叶？

(四)问题解析

病例 1

头为"诸阳之会""清阳之府"，又为髓海所在。凡五脏精华之血、六腑清阳之气，皆注于头，故脏腑经络发生病变皆可直接影响头部而发生头痛。

1. 患者头痛部位在头之两侧(右侧)，乃少阳经所循行之处，此头痛为少阳头痛。

2. 患者眼干涩痛、耳痒、口苦，为肝胆郁滞，化火攻冲所致；"清阳之府"失荣又被火扰，故见头痛伴眼干涩痛、耳痒等。

3. 急性病多实多热，慢性病多虚多寒，该患者头痛日久，正气亏虚，气血虚寒，瘀阻经络，故易受外邪(冷热刺激)侵袭，而反复发作。

4. 患者有慢性胃炎病史，脾不健运，清阳不升，土虚不能培养肝木，肝血虚滞，土不制水，肾虚水停，故见舌质黯，苔白滑，脉弦缓；病人患有卵巢囊肿，乃为脾虚痰湿、肝经气血瘀阻所致，有"调经不离肝脾"之说。

5. 综合分析，本案共涉及肝脾肾脏腑发病，证属肝血虚寒、瘀阻经络，应采用以温经养血、通脉止痛可选用当归四逆汤、麻黄附子细辛汤、小柴胡汤、桂枝汤、理中汤等方剂进行加减治疗。

6. 初诊时处方中选用当归四逆汤合吴茱萸汤为主方，温经散寒、养血通脉，温中补虚，降逆止呕，合麻黄附子细辛汤、小柴胡汤、奔豚汤温肾散寒、清疏肝胆、和解少阳，泄热平冲加减治疗头痛。

7. 二诊时服药后头痛、上火症状减轻，患者自述活动后少腹痛，白带量多夹有血丝，遂合用温经汤加减。《金匮要略》中温经汤温经散寒、祛瘀养血，调冲任，既能治患者头痛，又能疗患者腹痛、白带量多。方中吴茱萸性辛苦热，归肝、脾、胃、肾经，伍桂枝辛温入肝以散肝经之寒邪，解肝气之郁滞，治疗头痛；阿胶、当归、川芎、丹皮、桃仁养血疏肝，活血化瘀；柴胡、黄芩、白芍、栀子疏肝泻胆而清相火；炙麻黄、附子、细辛温经通络止痛；生龙牡平肝潜阳安神；党参、生姜、炙甘草入太阴补中益气，使脾阳壮而气血生化有源。

8. 三诊时患者头痛止，以二诊处方化裁，并加入泽泻、牛膝，增强化湿祛瘀之功。诸药共奏养肝血、疏肝郁、清肝热、活肝血，温经通脉，经络通达，"清阳之府"得荣，则头痛自愈。

病例2

1．本案患者每遇冷空气则鼻塞、流清涕、打喷嚏，为脾肾阳虚，土不生金，肺卫虚弱，易受外邪侵袭而肺失宣降，症状虽在手太阴肺，本在足太阴脾。

2．患者眼痒，为木郁化火生风，气血瘀滞所致。

3．脾肾阳虚，气血生化无源，故见患者面色萎黄、倦怠乏力。

4．综合分析，本案共涉及肺肝脾肾四脏发病，应采取以清疏肝胆、温补三阴为治法，可选用生脉散、小柴胡汤、桂枝汤、附子理中丸等方剂进行加减治疗。

5．处方中选用小柴胡汤为主方，进行加减治疗。方中柴胡、黄芩、桂枝、白芍，清肝、疏肝、温肝、补肝，肝木得疏，则经络畅通，配伍川芎、丹皮、白芷，疏肝活瘀，清热凉血，通窍止痛，则头痛眼痒自止。党参、白术、干姜、炙甘草合为理中丸，温中健脾，培土生金；配伍麻黄附子细辛汤宣肺暖肾，温通行散，通络止痛；合生脉散益气养阴，调理肺气，改善肺脏功能。

6．二诊中因患者痒疹故加连翘、赤小豆、蝉蜕，祛风清热，解毒止痒。诸药合用，水暖土和木达，而诸症自愈。

病例3

急性病多实多热，慢性病多虚多寒。

1．本案患者久病乃脾肾阳虚，一则土不培木，二则水不涵木，导致肝木郁滞，气血瘀阻而头痛，木郁风动而出现头痛头晕；肝病及胆，少阳发病波及阳明故见前额头痛。

2．木郁克土，土不制水，肾不主水，寒水泛溢故见水肿。

3．患者舌质淡红，舌苔薄白，脉弦细，脉诊合参可知本案病机要点为脾肾阳虚，肝胆郁滞所致。

4．综合分析，本案共涉及肝脾肾三脏，治宜疏利肝胆，健脾和中，温阳利水。

5．方以小柴胡汤合吴茱萸汤合真武汤加减。方中柴胡、黄芩、半夏疏肝利胆；党参、茯苓、白术健脾化湿；吴茱萸调补三阴，白芷辛温行散，善治阳明经头痛；真武汤温阳利水，疏肝木以治头眩；姜枣益胃和营。

6．三诊中患者诸症大减，加入荷叶一味气芳香化湿以利头脑善其后，共成疏肝利胆、健脾和中、温阳利水之功。

（五）学习小结

头为"诸阳之会""清阳之府"，又为髓海所在，五脏精华之血、六腑清阳之气，皆注于头，脏腑经络发生病变皆可直接影响头部而发生头痛。高老认为"不通则痛"为治疗头痛的指导性原则，终归肝脾肾功能失调所致，治以疏木达郁，健脾祛湿，温肾散寒，以求"水暖土和木达"，气血通畅则头痛自除。常用方剂有川芎茶调散、当归四逆汤、吴茱萸汤、麻黄附子细辛汤、小柴胡汤、奔豚汤、真武汤等,临证灵活加减运用,可获佳效。

(六)拓展

1. 查找"不通则痛"的出处,列举治疗头痛不同部位的引经药。

2. 分析上述病案的异同点。

3. 总结分析导致头痛的原因有哪些。

4. 查阅资料总结古代医家对头痛的治法,分析不同治法的特点,分出其中优劣。

5. 找出每个病案中处方的几个关键性药物,分析关键性药物的性味、归经、功用和古代医家对其药物的认识。

6. 写出学习本病后的心得体会。

三、眩 晕

(一)概述

眩晕是指以头晕、眼花为主要临床表现的一类常见病证。眩即眼花,晕是头晕,两者常同时并见,故统称为"眩晕",其轻者闭目可止,重者如坐车船,旋转不定,不能站立,或伴有恶心、呕吐、汗出、面色苍白等症状。眩晕是临床常见症状,可见于西医的多种疾病。凡梅尼埃综合征、高血压病、低血压、脑动脉硬化、椎-基底动脉供血不足、贫血、神经衰弱等,临床表现以眩晕为主症者,均可参考本节内容进行辨证治疗。

(二)辨治思路

眩晕一病有情志不遂、饮食不节、年高体衰、病后体虚、跌扑损伤等多种病因,其发病与风、火、痰、湿、虚、寒、郁、瘀等多种病理因素相关联,但究其病理变化实为肝脾肾三脏功能失调所致,属于足三阴综合性疾病。

高体三教授认为眩晕病,病位在清窍,病变根本在肝,即《素问·至真要大论》曰"诸风掉眩,皆属于肝"。因肝脾肾三脏功能上相互联系,病理过程相互影响,其中一脏发病往往累及其他两脏,最终形成肝脾肾三脏同病,故眩晕实为足三阴综合性疾病。肝应厥阴风木,病则多风;脾应太阴湿土,病则多湿;肾应少阴君火,病则多寒。厥阴肝木郁滞,木气郁极化火生风;太阴脾土虚弱,土气困败聚湿生痰;少阴肾水下寒,精不化气阴不维阳。在发病过程中,若肝木郁滞,木郁克土,脾土湿陷,土不制水,水湿泛滥,寒水侮土。一则土不培木,二则水不涵木,形成水寒、土湿、木郁的病理状态,变生风、火、痰、湿、虚、寒、郁、瘀等多种病理产物,最终形成寒热错杂,虚实相兼,木郁风动,眩晕病发。如此,虽病机复杂,但应保持概念清楚,只要紧紧把握肝脾肾三个脏腑,以"水暖土和木达"为指导进行辨证治疗,临床多获佳效。

（三）典型医案

病例1：李某，女，23岁；1998年3月27日初诊。

【主诉】眩晕半年。

【病史】半年前无明显原因出现眩晕，甚则伴恶心欲吐，心悸，胃脘部不适，血压正常，心电图正常。常服天麻丸、氟桂嗪等药无效。中药常服养血祛风、平肝镇阳、活血化瘀等药也无效。

【现症】眩晕，伴乏力，精神不振，面色淡黄，胃脘不适，心悸，口苦。舌质淡红，舌苔薄白，脉细缓。

问题

1. 患者眩晕，伴乏力，精神不振，面色淡黄，胃脘不适，其病机是什么？与哪个脏腑功能失调有关？

2. 患者心悸，口苦，与哪些脏腑发病有关？

3. 患者脉细缓，是何原因引起的？

4. 按照脏腑辨证，本案共涉及哪几脏腑发病？应采取何种治法？可选用哪些方剂配合治疗？

【诊疗过程】

初诊：1998年3月27日。茯苓40g，白芍30g，白术12g，附子10g，柴胡15g，枳壳10g，炙甘草10g，黄芩10g，党参15g，半夏15g，生姜30g。3剂，水煎服。医嘱：饮食宜清淡，忌食辛辣生冷等物。

二诊：1998年3月30日。病人服上方后，病情大减，精神状态尚可，眩晕明显减轻，纳食较前增加。舌质淡红，苔薄白，脉弦细。守上方，3剂，水煎服。

三诊：1998年4月3日。病人目前精神较好，眩晕症状已消失，心悸、纳差等伴随症状也已基本消失。舌质淡红，苔薄白，脉弦细。仍守上方继服6剂，水煎服，以巩固疗效。

问题

5. 处方中选用的主方是什么？如何理解处方配伍？

病例2：丁某，男，40岁；2009年2月16日初诊。

【主诉】头晕、头痛10天。

【病史】发病前因饮酒过量致头痛发作，未予重视，近日逐渐加重，出现头晕、失眠，遂来诊。

【现症】头晕,伴头两侧疼痛,入睡困难,急躁,饮食二便可,血压:170/110mmHg,舌质黯苔黄腻,脉弦细。

问题

1. 患者头晕头痛的病因是什么?

2. 患者入睡困难、急躁,与哪个脏腑失调有关?

3. 舌质黯苔黄腻,脉弦细,是何原因引起的?

4. 按照脏腑辨证,本案共涉及哪几脏腑发病? 应采取何种治法? 可选用什么方剂配合治疗?

【诊疗过程】

初诊:2009 年 2 月 16 日。白芍 15g,天冬 10g,怀牛膝 20g,龟板 15g,代赭石 30g,玄参 15g,川楝子 15g,生麦芽 6g,茵陈 20g,生龙牡各 30g,桂枝 12g,夜交藤 30g,夏枯草 30g,豨莶草 30g,益母草 30g,珍珠母 30g,川芎 20g,茯苓 30g,泽泻 20g,柴胡 15g,黄芩 10g。6 剂,水煎服。

二诊:2009 年 2 月 13 日。服药后头痛、头晕改善,睡眠明显好转,血压 155/100mmHg。舌质淡红苔黄厚腻,弦滑。嘱上方不变,6 剂,水煎服。

三诊:2009 年 2 月 27 日。服上方后,血压 135/90mmHg,睡眠好,头痛、头晕止,余无不适。舌质黯苔白,脉弦数。嘱上方不变,6 剂,水煎服。

四诊:2009 年 3 月 6 日。服上方,血压稳定 128/90mmHg,头痛、头晕止,睡眠正常,精神二便可,前天饮酒多有胃部不适感。舌体胖质黯,苔黄腻,脉弦数。黄芩增至 15g。加入半夏 10g,水煎服,日 1 剂,连服 6 天。随访无复发。

问题

5. 处方中选用的主方是什么? 如何理解处方配伍?

6. 四诊中为何加入半夏? 增加黄芩用量目的是什么?

病例 3: 许某,女,40 岁;2009 年 3 月 20 日初诊。

【主诉】眩晕头痛 1 年。

【病史】发病前因洗头受风寒而致头痛,经西药治疗,有所减轻,但始终不愈。近两日因情志不舒致头痛,头晕,睡眠欠佳,心慌,口苦。

【现症】眩晕、头痛,睡眠欠佳,心慌,口苦,心烦,表情痛苦。舌淡苔薄黄,脉缓。血压正常。

问题

1. 患者眩晕的病因是什么？

2. 患者头痛，心慌，口苦，心烦，为哪一脏腑发病？

3. 按照脏腑辨证，本案共涉及哪几脏腑发病？应采取何种治法？可选用什么方剂配合治疗？

【治疗过程】

初诊：2009 年 3 月 20 日。茯苓 30g，泽泻 20g，白术 10g，附子 6g，柴胡 15g，黄芩 15g，桂枝 15g，白芍 30g，炙甘草 10g，枳壳 15g，生龙牡各 30g，夜交藤 30g，益母草 30g，豨莶草 30g，夏枯草 30g，珍珠母 30g，怀牛膝 20g，川芎 30g，龟板 10g，党参 10g，麦冬 10g，五味子 15g，细辛 3g，生姜 30g。6 剂，水煎服。

二诊：2009 年 4 月 26 日。服上方，头晕头痛诸症减轻，睡眠正常。停药 1 个月，现头晕微痛。舌质红，苔薄黄，脉沉缓。药已中病，效不更方，加入祛风止痛之品。处方：上方加白芷 6g。6 剂，水煎服。电话随访头晕头痛愈。

问题

4. 处方中选用的主方是什么？如何理解处方配伍？

5. 二诊中为何加入白芷？

病例 4：马某，男，45 岁；2008 年 11 月 25 日初。

【主诉】头晕 1 天。

【病史】近日因饮酒过量，于昨晚出现头晕，前额发紧，休息后可自行缓解。今晨症状加重，测血压 154/94mmHg，遂来诊。

【现症】现患者面红如醉，体胖，自诉头晕，前额发紧，口干苦，食欲、睡眠尚可，二便正常。嗜酒 20 年。测血压 150/95mmHg。舌质黯红，舌苔薄黄，脉弦数。

问题

1. 患者头晕、口干苦的病因是什么？

2. 舌质黯红，舌苔薄黄，脉弦数，与哪几个脏腑发病有关？

3. 按照脏腑辨证，本案共涉及哪几脏腑发病？应采取何种治法？可选用什么方剂配合治疗？

【治疗过程】

初诊：2008年11月25日。白芍15g，天冬10g，怀牛膝20g，龟板10g，代赭石30g，玄参15g，川楝子15g，生麦芽6g，茵陈20g，生龙骨30g，生牡蛎30g，炙甘草10g，柴胡15g，黄芩15g，桂枝15g，茯苓30g，泽泻20g。3剂，水煎服。医嘱：忌食辛辣，禁酒。

二诊：2008年11月28日。面赤减轻，时发头晕困乏，口干，巅顶痛。舌质黯红，舌苔黄腻，脉弦数。血压150/90mmHg。治以镇肝息风，温补三阴。处方：初诊方加白术10g，附子6g，枸杞子15g，菊花30g。6剂，水煎服。

三诊：2008年12月5日。服药后精神佳，面赤消失，血压降低（140/90mmHg），诸症改善，精神好转，现时发头晕，余无不适。舌质黯，舌苔白，脉弦数。处方：二诊方中加干姜6g，丹皮15g，栀子20g。6剂，水煎服。

四诊：2008年12月16日。服药后血压下降（130/80mmHg），诸症改善，精神较佳，腹部胀满减轻。现时发头部轻微胀痛，大便每日3次，口干苦。舌质黯红，舌苔薄黄，脉弦数。三诊方中加川芎20g，茵陈30g。6剂，水煎服。

五诊：2008年12月23日。近日天气变化，患者受寒，血压升高。精神尚可。舌质黯红，舌苔薄黄，脉弦数。血压140/90mmHg。拟镇肝熄风汤配以经验方三草一母汤加减。处方：白芍15g，天冬10g，怀牛膝20g，龟板10g，代赭石30g，玄参15g，川楝子15g，生麦芽6g，茵陈30g，生龙骨30g，生牡蛎30g，炙甘草10g，柴胡15g，黄芩15g，桂枝15g，茯苓30g，泽泻20g，益母草30g，夏枯草30g，珍珠母20g，豨莶草20g，生姜30g。6剂，水煎服。

六诊：2008年12月30日。血压稳定至正常水平，每遇正午前后头痛，休息后改善，巅顶及两侧头痛。血压120/80mmHg。舌质红，舌苔薄黄，脉弦数。处方：五诊方加川芎30g，羌活15g。6剂，水煎服。随访服药后一切正常。

问题

4. 处方中选用的主方是什么？如何理解处方配伍？

5. 三诊中为何干姜、丹皮、栀子？

6. 四诊中为何加入川芎、茵陈？

7. 五诊中为何加益母草、夏枯草、珍珠母、豨莶草？

8. 六诊中为何加川芎、羌活？

病例5：朱某，女，41岁；2009年9月27日初诊。

【主诉】头部昏沉4年，加重半年。

【病史】4年前出现头部昏沉，半年前加重。每日晨起头部昏沉，自述头脑不清醒,伴眼昏,月经量少。西医检查无异常,后经人介绍遂来诊。

【现症】现头昏沉,眼昏花干涩,月经量少,食欲可,二便正常,血压正常。舌质红,舌苔黄,脉沉细。

问题

1. 患者头昏沉,是何原因引起的?

2. 患者眼昏花干涩,月经量少为哪一脏腑发病?

3. 按照脏腑辨证,本案共涉及哪几脏腑发病? 应采取何种治法? 可选用什么方剂配合治疗?

【治疗过程】

初诊:2009年9月27日。茯苓30g,赤白芍各15g,白术10g,附子5g,柴胡15g,黄芩12g,菊花20g,薄荷6g,荷叶10g,丹皮15g,生地15g,桂枝15g,干姜6g,炙甘草6g,党参15g,麦冬10g,五味子10g,生姜30g。3剂,水煎服。医嘱:慎食辛辣凉食,畅情志,勿过劳。

二诊:2009年10月2日。服上方头昏沉稍有改善,时间变短,眼部昏花止。舌质红,舌苔薄黄,脉弦细。处方:茯苓30g,赤白芍各15g,白术10g,附子9g,柴胡15g,黄芩15g,菊花30g,薄荷6g,荷叶15g,丹皮15g,生地15g,桂枝15g,干姜6g,炙甘草6g,党参15g,麦冬10g,五味子10g,生姜30g,夏枯草30g,泽泻20g,桃仁10g。14剂,水煎服。

三诊:2009年10月18日。服上方头昏沉止,月经量少,睡眠欠佳。舌质红,苔薄黄,脉弦缓。患者头昏沉止,易方温经汤以调经为主。因睡眠欠佳,故加入养心安神之品。治以温经散寒,养血通脉。方选温经汤加减。处方:当归15g,赤白芍各15g,桂枝15g,吴茱萸6g,川芎20g,丹皮15g,麦冬10g,五味子10g,柴胡15g,黄芩15g,菊花20g,菖蒲10g,郁金15g,薄荷6g,夏枯草20g,生龙牡各30g,夜交藤30g。6剂,水煎服。

问题

4. 处方中选用的主方是什么? 如何理解处方配伍?

5. 三诊中为何易方?

(四)问题解析

病例1

眩晕的病因主要有情志不遂、饮食失调、劳累、年老体虚及跌扑损伤等方面。其病机有虚实之分，虚者为气血亏虚，实者为痰湿、瘀血、风、火。但疾病往往没有纯虚或纯实之别，而是以虚或实为主的虚实夹杂。

1. 本案患者脾胃虚弱，气血生化不足，则精神不振，面色淡黄，胃脘不适，土不培木，木郁风动发为眩晕。

2. 患者心悸、口苦，为肝血失养，木郁化火，母病及子。

3. 急性病多实多热，慢性病多虚多寒，实热易愈，而寒湿难除，本案患者服用多类中西药治疗无效，患病日久，脾肾阳虚，寒湿内生，阳气不济，气血生化无权，故脉细缓。

4. 综合分析，本案共涉及肝脾肾脏腑发病，脾肾寒湿，一则气血生化乏源，痰湿内停；二则水不涵木，土不培木，则木郁化热生风，寒热虚实夹杂而发病。因此，本案眩晕乃肝脾肾功能失调、以肝为主的足三阴综合杂病，应采取以温化寒湿，疏肝健脾为治法，可选用真武汤、小柴胡汤等方剂进行加减治疗。

5. 处方选用温阳化水之真武汤为主方，《伤寒论》云："太阳病发汗，汗出不解，其人仍发热，心下悸，头眩，身𥆙动，振振欲擗地者，真武汤主之。""病痰饮者当以温药和之"，此处取真武汤以温阳利水；小柴胡汤清疏肝胆、益气健脾。两方合用，三阴同调，肝脾肾功能正常，则痰湿得化，虚风得除，眩晕得治。

病例2

1. 本案患者喜饮酒，损伤脾胃，聚湿成痰，痰阻中焦，土不培木，水不涵木，木郁化火，肝火上扰，肝阳上亢，故头晕头痛。

2. 患者入睡困难、急躁，为木郁化热，母病及子，心肝火旺所致。

3. 肝脾肾功能失调，化湿生热，可见舌质黯苔黄腻，脉弦细。

4. 综合分析，本案共涉及肝脾肾脏腑发病，应采取以镇肝熄风、滋水涵木、健脾祛湿为治法。可选用镇肝熄风汤加减进行治疗。

5. 处方中选用镇肝熄风汤为主方，重在滋水涵木，平肝潜阳。方中重用怀牛膝归肝肾经引血导热下行，折其上亢之火。龙骨、牡蛎、龟板、白芍均取其生用，意在清热潜阳，凉肝息风。肝阳上亢，用质重之代赭石，重镇降逆。阴虚阳亢，用玄参、天冬甘寒养阴，壮水滋肝，清肺润燥。方中用柴胡、桂枝、黄芩、茵陈和川楝子疏肝清肝，清热解郁。加入麦芽、茯苓和泽泻健脾祛湿，化痰畅中；加入夏枯草、川芎归经入肝，清降肝火，化瘀止痛；珍珠母，夜交藤，镇心安神。

6. 四诊中，加入半夏化痰降逆和胃，增加黄芩用量增强清泄肝胆之热。诸药合用脾复健运，痰湿得除，肝木舒畅条达，肝平风息，眩晕自愈。

病例3

眩晕一证，多由情志、饮食、体虚年高等多种因素，使肝风内动，脑失所养所致。

1.《素问·至真要大论》云："诸风掉眩，皆属于肝。"患者发病前因感受风寒，营卫郁滞，致肝经营血虚滞，木郁克土，土不制水，肾水虚寒，水不生木，木郁风动，则眩晕。

2. 患者因情志不舒，而致肝失条达，气血瘀滞则头痛，木郁化火，木火扰心，口苦，睡眠欠佳，心烦，心慌。

3. 本案涉及肝脾肾三脏，治宜温阳利水，清疏肝木。可选用真武汤、小柴胡汤加减进行治疗。

4. 方选真武汤合小柴胡汤加减。真武汤为三阴综合性方剂，具有温阳行水，健脾补肝，祛风止眩；小柴胡汤疏肝解郁，清热除烦。因肾脾寒湿，致水不生木，土不培木，则木郁风动，伍三草一母汤（益母草、豨莶草、夏枯草、珍珠母），疏肝清风。方中重用怀牛膝，归肝肾经，引血导热下行，折其上亢之火。

5. 二诊中加入白芷配合细辛、川芎疏风通络止痛。诸药合用，水暖、土和、木达、风静而眩晕自愈。

病例 4

本案患者为肝阴不足，肝阳化风所致之眩晕。

1. 患者平素饮食起居不慎，嗜酒劳倦，脾胃受伤，肝肾阴虚，土不培木，水不涵木。肝为风木之脏，体阴而用阳，肝经阴血充盛，肝气生发畅达，故木静而风恬。肝阴不足，肝阳偏亢，阳亢化风，风阳上扰，故见头目眩晕、口干苦、脑部热痛、面红如醉。

2. 舌质黯红，舌苔薄黄，脉弦数，可知本证以肝脾肾虚弱为本，肝阳上亢、气血逆乱为标，但以标实为主。

3. 本案涉及肝脾肾三脏功能失调，治以镇肝息风为主，佐以温阳利水。

4. 方用镇肝熄风汤加减。以镇肝熄风汤滋阴潜阳、镇肝息风，配伍柴胡、黄芩、桂枝、菊花、枸杞子疏肝清肝，茯苓、泽泻、白术、附子、生姜温补脾肾，共成标本兼治，而以治标为主的良方。

5. 三诊中加干姜温阳健脾祛湿，加丹皮、栀子以助柴胡、黄芩清疏肝木。

6. 四诊中加入川芎、茵陈疏肝化瘀，清泄肝经湿热。

7. 五诊中加入益母草、夏枯草、珍珠母、豨莶草为高老经验方"三草一母汤"以加重疏肝清风。

8. 六诊中加羌活散风祛湿以止头痛。

病例 5

"头昏"一证多由情志失常、病后体虚等原因使气血不足，清窍失养等造成。

1. 本案患者头部昏沉，为脾肾虚寒，寒湿内阻，肝血亏虚，气血生化乏源，升清不升，浊阴不降，脑失所养而致头部昏沉。

2. 患者月经量少，眼部干涩，舌质红，苔黄，为肝血虚滞，木郁化热所致。

3. 证属肝脾肾功能失调。治宜清疏肝胆，温补脾肾。可选用真武汤、小柴胡汤加减进行治疗。

4. 方中主方选用真武汤、小柴胡汤、苓桂术甘汤进行加减。方中柴胡、黄芩、桂枝、白芍、生地、丹皮清肝热，养肝血，助肝用，疏木达郁。党参、茯苓、白术、附子、干姜温补脾肾，以助运化。菊花、薄荷、荷叶、郁金、菖蒲轻清之性，清利头目，开窍醒神。诸药合用，水暖土和木达，风静木恬而诸症自愈。

5. 三诊时患者诸症均改善，仍月经量少，所以易方为温经汤进行加减，温经散寒，养血祛瘀，调理胞宫气血以善后。

（五）学习小结

高老认为临床上眩晕多为虚实相间、寒热错杂之证，其病位在清窍，病变根本在厥阴肝木，与太阴脾土及少阴肾水密切相关，并明确提出凡风、火、痰、虚、瘀、寒、湿、郁等多种病理性产物均是由足三阴肝脾肾功能失调所致。故临证以"三阴同调"为宗旨，以疏肝、健脾、温肾为治法，以药物性味归经为主线，进行遣方用药，通过疏肝达郁、健脾祛湿、温肾散寒使足三阴肝脾肾达到"水暖土和木达"的正常生理状态，则"木静风恬"，眩晕自除。常用方剂有小柴胡汤（肝胆脾胃）、苓桂术甘汤（肝脾），真武汤（肝脾肾）、镇肝熄风汤（肝肾）、半夏白术天麻汤（肝脾）等。

（六）课后拓展

1. 眩晕包括现代医学的哪些疾病？分析现代医学对这些疾病的认识和研究进展。

2. 分析上述病案的异同点。

3. 总结分析眩晕的致病因素有哪些。

4. 查阅资料总结古代医家对眩晕的治法，分析不同治法的特点。

5. 头痛与眩晕均为头部疾病，试分析两者有什么区别和联系。

6. 找出每个病案中处方的几个关键性药物，分析关键性药物的性味、归经、功用和古代医家对其药物的认识。

7. 写出学习本病后的心得体会。

8. 参考阅读：李海鹏，高达，高天旭. 高体三教授治疗眩晕经验 [J]. 中医研究. 2016, 29（2）: 41-43.

四、胁　痛

（一）概述

胁痛是以一侧或两侧胁肋疼痛为主的病证，是临床常见的一种自觉症状，胁，指侧胸部，为腋以下至第十二肋骨部的总称。胁痛是临床常见病证，可见于西医学的多种疾病之中，如急慢性肝炎、胆囊炎、胆系结石、胆道蛔虫、肋间神经痛等，凡上述疾病中以胁痛为主要表现者，均可参考本节内容进行辨证治疗。

（二）辨治思路

高老认为，胁痛发生虽然直接与肝胆功能失调有关，但与脾肾关系密切。《素问·脏气法时论》说："肝病者，两胁下痛引少腹，令人善怒。"《灵枢·五邪》也明确指出："邪在肝，则两胁中痛。"肝为刚脏，司藏血，主疏泄，病则多郁；肝体阴而用阳，胁痛之虚实往往互见，虚中夹实，实中有虚，气中有血，血中有气。临证务必标本兼顾，既顾肝木之体又顾肝木之用，方无顾此失彼之虑。然而胁痛除肝胆发病发病外还与其他脏腑相关联，高老强调，肝胆病之胁痛，不论实证和虚证，均可引起脾胃症候，如食纳呆滞，厌恶油腻，腹胀恶心，脉弦，苔黄腻等，因为实则木旺克土，虚则木不疏土，均能影响脾胃运化功能，同时因肝脾肾三脏关系密切，故在发病过程中又往往累及肾脏发病。例如，肝硬化腹水一病，除肝脾症状外，又会出现腹水，即肾阳虚不能主水而为。因此治疗胁痛必须明确发病脏腑，辨别虚实寒热，以"水暖土和木达"为宗旨，采取疏肝、健脾、温肾之法，方能取得良好效果。

（三）典型医案

病例 1：李某，女，34 岁；1997 年 9 月 16 日初诊。

【主诉】右胁疼痛 5 年，加重 1 周。

【病史】1995 年无明显原因出现右胁不适，偶疼痛，胃脘部胀满不舒，纳少，嗳气，乏力，查乙肝标志物示 HBsAg、抗 HBe、抗 HBc 阳性，肝功能诸项正常，B 超未发现明显异常。西医诊断为慢性迁延性乙型病毒性肝炎，常服太和圣肝胶囊等药均无效，近 1 周疼痛频繁，程度加重。

【现症】右胁疼痛，伴胃脘部胀满不适，纳少，嗳气，乏力，腰痛，足跟痛，饮食油腻后胀满加重，大便干，2 日一行，精神不振，形体消瘦，面色晦暗。舌质黯红，舌苔黄腻，脉弦细。胃脘部有压痛，腹部未触及包块。乙肝标志物 HBsAg、抗 HBe、抗 HBc 阳性。肝功能：SB、ALT 正常。B 超：肝胆胰脾未见明显异常。

问题

1. 患者胁痛的病因是什么？

2. 患者食油腻胃胀加重，乏力、精神不振、形体消瘦、面色晦暗，是什么原因引起的？

3. 为什么患者腰痛、足跟痛？

4. 患者大便干的病机是什么？

5. 舌质黯红，舌苔黄腻，脉弦细，与哪些脏腑功能失调有关？

6. 按照脏腑辨证，本案共涉及哪几个脏腑发病？应采取何种治法？可选用哪些方剂配合治疗？

【诊疗过程】

初诊：1997 年 9 月 16 日。柴胡 15g，黄芩 10g，白芍 20g，茵陈 20g，连翘 30g，陈皮 20g，半夏 15g，续断 30g，炒莱菔子 20g，焦三仙各 15g，厚朴 15g，枳实 10g，大黄 6g，麻子仁 20g，杏仁 10g。3 剂，水煎服。医嘱：忌劳累及进食油腻食物。

二诊：1997 年 9 月 19 日。右胁疼痛、胃脘胀满减轻，纳食增加，嗳气消失，腰痛足跟痛也有所减轻，大便已通顺，日 1 次，仍感乏力。舌质黯红，舌苔黄腻，脉弦细。以上方去大黄。继服 6 剂，水煎服。

三诊：1997 年 9 月 26 日。目前精神尚可，右胁轻微疼痛，体力增加，胃脘胀满减轻，纳食正常，腰痛及足跟痛消失，大便日行 1 次。舌质淡红，舌苔薄黄，脉弦细。见腰痛及足跟痛消失，故以上方去续断。6 剂，水煎服。

四诊：1997 年 10 月 5 日。精神好，右胁疼痛，胃脘胀满消失，纳食尚可，二便正常，稍感乏力，余无不适。舌质淡红，舌苔薄白，脉弦细。上方加党参 20g。6 剂，水煎服。

问题

7. 处方中选用的主方是什么？如何理解处方配伍？

8. 二诊中为何去大黄？

9. 三诊中为何去续断？

10. 四诊中又为何加入党参？

病例 2：刘某，46 岁；2009 年 7 月 6 日初诊。

【主诉】胁痛半年余。

【病史】2008 年 9 月因劳累后出现右胁下时发隐痛，睡眠不安，多梦，晨起全身困乏。门诊给予知柏地黄丸，无明显效果。

【现症】现右胁下时发隐痛，伴全身困乏，小便失禁，劳累后双眼肿胀、睡眠不安、多梦，口干，饮食正常，大便干。舌红，苔黄腻，脉弦细。

问题

1. 患者右胁下时发隐痛，属于哪一经发病？

2. 患者全身困乏，小便失禁，双眼肿胀与哪个脏腑发病有关？

3. 患者睡眠不安、多梦，大便干的病机是什么？

4. 舌红，苔黄腻，脉弦细，与哪些脏腑功能失调有关？

5. 本案应采取何种治法？可选用哪些方剂配合治疗？

【治疗过程】

初诊：2009 年 7 月 6 日。柴胡 15g，黄芩 15g，党参 15g，麦冬 10g，五味子 15g，桂枝 15g，白芍 30g，炙甘草 15g，生龙牡各 30g，夜交藤 30g，丹皮 15g，生地 15g，茯苓 20g，泽泻 20g，干姜 10g，附子 3g，黄芪 20g，升麻 6g，大黄 5g，细辛 3g。6 剂，水煎服。医嘱：慎食辛辣凉食，畅情志，勿过劳。

二诊：2009 年 7 月 12 日。服上方睡眠好，多梦症状消失，右胁隐胀痛，口干苦黏，晨起口中有味，饮食正常，时有小便失控，大便正常，月经不调。舌质淡、边有齿痕，苔白腻。处方：柴胡 15g，黄芩 15g，桂枝 15g，白芍 30g，炙甘草 15g，党参 10g，枳实 20g，川芎 15g，香附 15g，炙麻黄 6g，附子 3g，细辛 3g，丹皮 15g，栀子 15g，延胡索 15g，川楝子 15g，黄芪 20g，升麻 6g。6 剂，水煎服。

三诊：2009 年 7 月 19 日。服上方胁痛止，乳房胀痛，口黏口苦，呃逆，食欲欠佳，月经不调（半月至，量少）。舌红，苔白腻，脉沉缓。处方：柴胡 15g，黄芩 15g，桂枝 15g，白芍 30g，炙甘草 15g，党参 10g，枳实 20g，川芎 15g，香附 15g，炙麻黄 6g，附子 5g，细辛 5g，丹皮 15g，栀子 15g，延胡索 15g，川楝子 15g，黄芪 20g，升麻 6g，陈皮 15g，焦三仙各 15g。6 剂，水煎服。

问题

6. 处方中选用的主方是什么？如何理解处方配伍？

7. 二诊中进行调方，如何理解处方配伍？

8. 三诊中为何加入陈皮、焦三仙？

病例 3：王某，男，25 岁；1997 年 5 月 16 日初诊。

【主诉】右胁胃脘部不适 2 年余，加重半个月。

【病史】2 年前饮酒及劳累后出现胃脘及右胁不适（憋闷隐痛），乏力，食后尤甚，无泛酸烧心。常服香砂六君子丸等药无明显效果。当时查乙肝"两对半"及肝功能（具体不详），诊为乙肝。此次劳累后上述症状加重。

【现症】右胁胃脘不适（憋闷隐痛），食后尤甚，乏力，纳差，腹胀，嗳气，无反酸烧心，精神不振，面色萎黄，形体消瘦。舌质淡红，苔白腻微黄，脉弦细。乙肝标志物 HBsAg、抗 HBc 阳性。肝功能 SB04mg/ml，SGPT26U，SGOT36U。B 超提示：慢性胆囊炎。

问题：

1. 患者右胁胃脘部不适病因是什么，是由哪个脏腑的功能失调导致的？

2. 患者纳差，腹胀，嗳气，是什么原因引起的？

3. 舌质淡红，苔白腻微黄，脉弦细，与哪些脏腑功能失调有关？

【治疗过程】

初诊：1997年5月16日。柴胡20g，黄芩15g，半夏12g，党参20g，干姜12g，黄连10g，白术12g，茯苓30g，厚朴15g，焦三仙各20g，枳实15g，炙甘草10g。3剂，水煎服，日分3次服。

二诊：1997年5月20日。胃脘憋闷隐痛等症状减轻，仍食少乏力，二便正常。舌质淡红，舌苔白腻微黄，脉弦细。仍属肝胆与脾胃不和，宜疏利肝胆，和胃消痞。继服上方。3剂，水煎服，日分3次服。

三诊：1997年5月23日。胁痛及胃脘憋闷疼痛等症状时发时止，每遇饮食不慎则发，食量增加，乏力减轻，余无不适。6剂，日1剂，水煎服，日分3次服。

四诊：1997年5月30日。精神好转，胃脘不适等现象已消失，饮食正常，乏力减轻，但仍精神欠佳。舌质淡红，舌苔白，脉弦细。中寒已消，上方加黄芪20g。6剂，水煎服，日1剂，日分3次服。

五诊：1997年6月6日。患者精神尚可，右胁及胃脘部未有不适，饮食稍差，余无不适。舌质淡红，舌苔白，脉弦细。继服6剂巩固治疗。

问题

4. 处方中选用的主方是什么？

5. 四诊中为何加黄芪？

(四)问题解析
病例1

1. 本案患者有慢性迁延性乙型病毒性肝炎病史，根据肝脏发病特点，不病则已，病则多郁，肝失疏泄，气血郁滞，不通则痛，症见胁痛。

2. 肝木郁滞，木郁克土，致脾胃受纳运化功能失调，胃不降浊，失于受纳，症见胃脘胀满、纳少、嗳气。油腻之品依赖肝胆疏泄消化，因肝病患者肝胆功能失调，油腻之品加重肝胆负担，故饮食油腻则胃胀加重；患者精神不振、形体消瘦、面色晦暗，为肝木克土，脾失运化，气血生化无源所致，况且患者久病，气血必然耗伤。

3. 患病日久，气血虚弱，筋脉失养，累及于肾，故腰痛、足跟痛。

4. 木郁克土，少阳枢机不利，足阳明从手阳明燥金之令而化燥，故见大便干。

5. 舌质黯红，舌苔黄腻，脉弦细，为肝脾不和，脾不化湿，木郁化火，气血生化不足所致。

6. 综合分析，本案共涉及肝胆脾胃肾等脏腑发病，应采用以清疏肝胆、温肾健脾，理气和胃为治法，可选用大柴胡汤、保和丸、麻子仁丸等方剂进行加减治疗。

7. 处方中选用大柴胡汤为主方合麻子仁丸、保和丸加减治疗。大柴胡汤出自《伤寒杂病论》中,《伤寒论》及《金匮要略》都用到此方。大柴胡汤系小柴胡汤和小承气汤两方加减合成,是和解为主与泻下的并用方剂,小柴胡汤是治少阳病的主方,因兼阳明腑实,故去补益脾胃之人参、甘草,加大黄、枳实、白芍以治疗阳明热结之证。历代医家认为大柴胡汤本为治疗少阳阳明合病而设,但仍以治少阳为主。因为本案患者初诊时肝胆郁热太重,腑气不通,故用大柴胡汤清利肝胆、泄热通便;方中麻子仁丸助大柴胡汤润肠泄热、行气通便;保和丸消食和胃除胀满以调脾胃;茵陈清热利湿,增强疏利肝胆之功;续断温补肝肾,强腰健骨。

8. 二诊中患者郁热渐去,腑气通顺,故及时去大黄以免伐津伤阳。

9. 三诊时见腰痛及足跟痛消失,故以上方去续断。

10. 四诊时患者右胁疼痛,胃脘胀满消失,邪气已去,但正气不足,故加党参益气健脾,使气血生化有源,恢复正气。

病例2

足少阳之脉起于目锐眦,其支者,下胸中,贯膈,络肝,属胆,循胁里。

1. 患者邪在少阳,经气不利,肝胆郁滞,而致右胁隐痛。

2. 全身困乏、口干、小便失禁,劳累后双眼肿胀为脾肾阳虚,清阳不升,水湿不化,全身气机失调所致。

3. 足少阳胆属甲木,化气于相火,少阳相火上扰则睡眠不安、多梦,内传阳明而化热,则大便干。

4. 舌红,苔黄腻,脉弦细,可知本案是为肝胆火旺致病。

5. 治宜清疏肝胆,温补三阴,宜用小柴胡汤、五苓散、真武汤加减治疗。

6. 方选小柴胡汤为主方,方中柴胡、黄芩、丹皮疏散肝胆郁结之气,清泄肝经。伍桂枝加龙骨牡蛎汤,交通心肾,宁心安神。伍生脉饮,益气养阴,兼补脾肺,改善口干等津液不能上承等症状。茯苓四逆汤伍黄芪、升麻,补中益气,温脾暖肾,升举清阳。《伤寒论》曰:"阳明病,腹满,胁下偏痛,发微热,其脉弦紧者,当以温药下之,宜大黄附子细辛汤。"故加入大黄、附子、细辛,以温经通络,活血祛瘀,治疗胁痛。

7. 二诊时患者睡眠好转,去养心安神、滋阴潜阳之夜交藤、生龙牡。仍胁痛,加入疏肝理气止痛之延胡索、川楝子、枳实、川芎、香附寓柴胡疏肝散于方中;复合温经通络之麻黄附子细辛汤。

8. 三诊时患者口黏,呃逆,食欲欠佳,苔白腻,故加入陈皮、焦三仙消食化积、行气健脾、降逆止呕之品。

病例3

本病案胸部及胃脘部憋闷隐痛久治不愈,并有右胁不适,问其治疗多为健脾和胃之品而效果欠佳。胃痛之病属临床常见病多发病,常规治疗不效必然病机复杂。

1. 足少阳之脉起于目锐眦,其支者,下胸中,贯膈,络肝,属胆,循胁里;邪在少阳,经气不利,而致胸胁不适。

2. 肝胆郁滞,郁而化热,横逆侵犯脾胃,运化失常,升降失司而出现纳差,腹胀,嗳气。

3. 舌质淡红,苔白腻微黄,脉弦细,为郁而化热,胆火上炎,肝脾功能失调所致。

4. 初诊主方为小柴胡汤加减。方中用小柴胡汤、半夏泻心汤、枳实消痞丸疏利肝胆,和胃消痞,寒热并用。

5. 又因病人乏力而精神不佳,气虚表现未除,故四诊时用益气之黄芪则邪去正安。诸药合用共成疏利肝胆、和胃消痞之剂。

(五)学习小结

高老认为胁痛病因与情志、饮食、外感、体虚及外伤等多方面因素有关,病变部位在肝胆,又与脾肾相关,临床上多见虚实相间之证。治疗应以疏肝理气、活络止痛为基本治则,同时兼顾柔肝养阴,以补肝之体助肝之用。考虑到肝脾肾三脏之间的密切关系,治肝同时不忘健运脾胃,温补肾阳,肝脾肾三脏同调。本病常用方剂有柴胡疏肝散(肝脾)、大柴胡汤(肝脾)、小柴胡汤(肝胆脾胃)、真武汤(肝脾肾)、麻黄附子细辛汤(肾)等。

(六)拓展

1. 查找《伤寒论》《金匮要略》中有关大柴胡汤的条文,简要分析。

2. 分析上述病案的异同点。

3. 总结分析胁痛的致病因素有哪些。

4. 找出每个病案中处方的几个关键性药物,分析关键性药物的性味、归经、功用和古代医家对其药物的认识。

5. 写出学习本病后的心得体会。

6. 参考阅读:魏子杰,高天旭,吕越. 高体三教授三阴论治胁痛经验[J]. 中医研究. 2015,28(3):41-42.

第五节 肾系病证

一、水 肿

(一)概述

水肿是体内水液潴留,泛溢肌肤,以头面、眼睑、四肢、腹背,甚至全身浮肿为特征的一类病症。水肿是多种疾病的一个症状,包括西医学中的肾性水肿、心性水肿、肝性水肿、营养不良性水肿、功能性水肿、内分泌失调引起的水肿等。

(二)辨治思路

高老认为水肿为水液代谢发生障碍所致,属于足三阴肝脾肾综合性疾病,因肾主水、脾主运化水湿、肝主疏泄水湿,若肾虚不能主水,脾虚不能运化水湿,肝虚不能疏泄水湿,导致气化失常、水道不利,水液内停发为水肿,因此肝脾肾功能失调为本病发病之关键,故在治疗时当从肝脾肾三脏入手,旨在恢复肝脾肾的正常功能,当以温补脾肾、疏泄肝木为基本治则,灵活选药配方,方可达到良好效果。

(三)典型医案

病例1:徐某,男,53岁;2008年12月21日初诊。

【主诉】双下肢水肿4年,加重2周。

【病史】患者2004年出现双下肢水肿,西医院诊断为"急性肾炎",服中药7剂而愈。近2周因工作劳累,经常熬夜,出现双下肢水肿,经西医输液消炎治疗5天,症状缓解,但停药后复发,遂来诊。

【现症】双下肢凹陷性水肿,双腿沉困,自觉乏力,饮食、二便尚可,形体消瘦,面色晦暗无华。舌质黯,苔白,脉结代。

问题

1. 患者产生双下肢凹陷性水肿、双腿沉困主要为哪些脏腑功能失调引起的?

2. 患者形体消瘦、面色晦暗无华,与哪个脏腑发病有关?

3. 舌质黯,苔白,脉结代,属于哪些脏腑发病?

4. 按照脏腑辨证,本案共涉及哪几个脏腑发病?应采取何种治法?可选用哪些方剂配合治疗?

【治疗过程】

初诊:2008年12月21日。茯苓30g,泽泻20g,白术10g,白芍30g,附子6g,桂枝15g,党参20g,麦冬10g,五味子10g,炙麻黄6g,细辛3g,羌活20g,柴胡15g,黄芩10g,炙甘草10g,干姜6g,升麻10g,黄芪30g,当归15g,陈皮15g,怀牛膝20g,生姜30g。4剂,水煎服。

二诊:2008年12月26日。药后下肢浮肿减轻,双腿困痛减轻,睡眠欠佳,时发右胁下隐痛。舌黯,苔白,脉结代。上方减炙麻黄至3g、白芍至15g,去羌活、当归、陈皮,加附子3g、黄芩2g、苦参20g、生龙牡各30g、生姜30g。6剂,水煎服。

三诊：2009年1月2日。下肢浮肿消失，右胁下隐痛消失，胀痛改善，余无不适。舌红，苔薄白，脉结代。上方去炙麻黄、细辛、怀牛膝、生姜，加酸枣仁20g、生地15g、阿胶(烊化)10g。6剂，水煎服，以巩固疗效。

问题

5. 初诊选用主方是什么？如何理解药物配伍？

6. 二诊为何加入苦参、生龙骨、生牡蛎？

7. 三诊为何加入酸枣仁、生地、阿胶？主要用来调节哪个脏腑？

病例2：芦某，女，46岁；2009年1月9日初诊。

【主诉】下肢及面部浮肿1个月余。

【病史】患者患2型糖尿病10余年，长期用胰岛素控制血糖，情况良好。1个月前出现面部及下肢浮肿，至某医院就诊，诊断为糖尿病肾病，经治疗效果欠佳，遂来诊。

【现症】下肢凹陷性水肿，面部浮肿，活动后心慌、胸闷，头昏沉，眼干涩，视物模糊，食欲尚可，小便可，大便干日行1次。患者面色白，面部浮肿，面色晦暗，精神欠佳，言语声低无力。舌质黯，苔白润，脉滑。

问题

1. 患者下肢水肿产生的原因是什么？

2. 患者心慌、胸闷，是什么原因引起的？

3. 患者眼干涩、视物模糊，与哪个脏腑发病有关？

4. 舌质黯、苔白润、脉滑，是何原因引起的？

5. 按照脏腑辨证，本案共涉及哪几个脏腑发病？应采取何种治法？可选用哪些方剂配合治疗？

【治疗过程】

初诊：2009年1月9日。茯苓30g，泽泻20g，白芍15g，白术10g，附子6g，桂枝15g，炙甘草10g，猪苓20g，党参15g，麦冬10g，五味子10g，陈皮15g，杏仁10g，干姜6g，柴胡15g，黄芩10g，大黄6g，生姜30g。6剂，水煎服。

二诊：2009年1月16日。面部浮肿消失，下肢凹陷性水肿消失，活动后心慌、胸闷消失，口渴引饮明显改善，大便干改善，日行1次。活动后双腿疼痛，眼干涩，流泪，视物模糊，食欲尚可，小便正常。舌淡，苔白润，脉滑数。上方加炙麻黄5g，细辛3g，丹皮15g。6剂，水煎服。

三诊:2009年1月23日。腿肿及面部浮肿消失,活动劳累后,腿沉困时肿,大便日1次。舌淡,苔白润,脉弦滑。上方去丹皮,加升麻10g、黄芪30g、当归15g。12剂,水煎服。

四诊:2009年2月8日。病情改善。劳累后下肢沉困发凉,浮肿,晨起眼干昏流泪。舌淡红,苔白润,脉细数。上方去麦冬、五味子、杏仁、大黄,加桂枝3g,通草15g,细辛1g,黄芪10g,干姜5g,决明子20g,桃仁10g,赤芍15g,丹皮15g。5剂,水煎服。

五诊:2009年2月13日。病情进一步改善,大便通畅,晨起右眼干涩、昏蒙。舌淡红,苔白润,脉细数。效不更方,守上方6剂,水煎服。

问题
6. 处方中选用的主方是什么?如何理解处方中药物配伍?
7. 二诊中为什么加入炙麻黄、细辛、丹皮?
8. 三诊中为什么加入升麻、黄芪、当归?
9. 四诊中为什么加入通草、决明子、桃仁、赤芍、丹皮?

(四)问题解析
病例1

1. 患者工作劳累、经常熬夜,日久损伤脾肾阳气,致机体"水寒土湿",水土寒湿则不能生培肝木,肝木郁遏,生气不遂,故致木郁,形成了"水寒土湿木郁"之象,则肝脾肾三脏功能失调。脾失健运加之肾阳气化不利,故水湿泛滥于下,而致患者双下肢水肿、双腿沉困。

2. 脾主肌肉,湿旺脾郁,则形体消瘦;气血化生不足,不能上充清窍,故致面色晦暗无华。

3. 肝血瘀滞,则舌质黯;脉结代,乃少阴阳虚,心阳不足,心血失养,心失所主之故。

4. 综合分析,本案共涉及肝、脾、肾三脏发病,应采取疏肝解郁、健脾利水、温肾化气为治法,可选用真武汤、小柴胡汤、补中益气汤等方剂进行加减治疗。

5. 初诊所选主方为真武汤加减。真武汤见于《伤寒论》第82条"太阳病发汗,汗出不解,其人仍发热,心下悸,头眩,身瞤动,振振欲擗地者,真武汤主之。"和316条:"少阴病,二三日不已,至四五日,腹痛,小便不利,四肢沉重疼痛,自下利者,此为有水气,其人或咳,或小便不利。或下利,或呕者,真武汤主之。"方中用大辛大热之附子归经入肾,温肾阳而蒸气化;茯苓、白术归经入脾,渗湿利水,帮助附子化气行水;白芍柔肝,生姜散寒行水,共组成温阳化气利水之真武汤。加泽泻又可增加利水之力，即取《黄帝内经》"洁净府" 之意；党参、麦冬、五味子合为生脉散，气阴双补，改善心脏功能；炙麻黄、附子、细辛合为麻黄附子细辛汤，温通经脉，宣散水湿；羌活散寒除湿；柴胡、黄芩，疏肝清肝；附子、党参、白术、干姜、炙甘草，合为附子理中丸，温补脾肾阳气；黄芪、白术、陈皮、升麻、柴胡、党参、当归、炙甘草，合为补中益气汤，用之升举清阳之气，以利水湿的去除；怀牛膝畅行血脉而利水。

6. 二诊加入生龙骨、生牡蛎，取其皆能镇心安神敛神魂，达到保摄安神的目的。

7. 三诊加入酸枣仁、生地、阿胶三味，皆入于肝，用之可大补机体阴血，寓有炙甘草汤养血复脉以为善后之法。

病例 2

1. 本案患者消渴日久，阴损及阳，肝脾肾功能失调，脾肾阳虚，寒水侮土，土不培木，肝失疏泄，土不制水，肾阳虚衰，气化不利，水湿潴留，泛滥肌肤，发为水肿。水之制在脾，水之主在肾，脾阳虚则湿难运化，肾阳虚则水不化气而致水湿内停。同时肾寒脾湿不能生培肝木，木遏不达不能疏泄水湿，也是水湿内停的因素之一。肾中阳气虚衰，寒水内停，水湿泛溢于四肢，则肢体浮肿。

2. 水气上凌心肺，阻塞气机，则心悸、胸闷。

3. 肝木郁滞，化火上炎，则眼干涩，视物模糊。

4. 舌质黯为肝血瘀滞所致；苔白润、脉滑皆为阳虚水湿泛滥所致。

5. 综合分析，本案共涉及肝、脾、肾三脏发病，应采取疏肝解郁、健脾温肾、化气行水为治法，可选用真武汤、五苓散等方剂进行加减治疗。

6. 初诊主方为真武汤合五苓散加减。真武汤中附子温肾阳而助气化；茯苓、白术健脾渗湿利水；白芍柔肝，生姜散寒行水。五苓散利水渗湿，温阳化气，方中茯苓、猪苓、泽泻、白术皆利水渗湿，桂枝温通阳气，以助气化。党参、麦冬、五味子合为生脉散气阴双补；茯苓、杏仁、炙甘草合为茯苓杏仁甘草汤，《金匮要略·胸痹心痛短气病脉证治》："胸痹，胸中气塞，短气，茯苓杏仁甘草汤主之，橘枳姜汤亦主之"。胸痹轻证，因于饮者，多为饮阻于肺，使肺气壅塞，治宜宣肺化饮，方用茯苓杏仁甘草汤，以杏仁开其肺气，茯苓化其饮，甘草和其中也；附子、党参、白术、干姜、炙甘草共同组成附子理中丸，温补脾肾阳气；柴胡、黄芩、大黄，疏肝清肝，且大黄即可化其瘀，又可通其便。

7. 二诊中加入炙麻黄、细辛，与附子共同组成麻黄附子细辛汤，温肾散寒，通三经脉，以缓解双腿疼痛；加丹皮以增大清肝力度。

8. 三诊中加入升麻、黄芪，以升提清阳之气，用于下肢水肿沉困之症；加当归，与黄芪合为当归补血汤，补肝脾，养气血。

9. 四诊中加通草，与当归、细辛、桂枝、白芍、炙甘草构成当归四逆汤，温经通脉；加决明子以清肝明目；加桃仁、赤芍、丹皮，配伍桂枝、茯苓组成桂枝茯苓丸,疏肝达郁,活血祛瘀。

(五)学习小结

高老认为水肿为足三阴肝脾肾综合性疾病,因肾主水、脾主运化水湿、肝主疏泄水湿,若肾虚不能主水,脾虚不能运化水湿,肝虚不能疏泄水湿,导致水液内停发为水肿。因此肝脾肾功能失调为本病发病之关键,治以调理肝脾肾为宗旨,治以温肾壮阳,化气行水;温中祛寒,燥湿健脾;养血调肝,疏木达郁。常用方剂如真武汤(肝脾肾)、五苓散(肝脾)、桂枝汤(肝)、理中丸(脾)等。

(六)拓展

1. 水肿在《黄帝内经》《伤寒论》《金匮要略》均有比较详细的论述,查找其中的相关内容,分析水液病的病机。

2. 分析上述病案的异同点。

3. 结合临床分析水肿的致病因素有哪些。

4. 找出每个病案中处方的几个关键性药物,分析关键性药物的性味、归经、功用和古代医家对其药物的认识。

5. 写出学习本病后的心得体会。

6. 参考阅读:霍俊方,高天旭. 高体三教授运用真武汤治疗杂病临床辨析[J]. 中医学报. 2013,28(1):45-47.

二、淋　　证

(一)概述

淋证是指以小便频数短涩,淋沥刺痛,小腹拘急引痛为主症的病症。根据本病的临床表现,类似于西医学所指的急、慢性尿路感染,泌尿道结核,尿路结石,急、慢性前列腺炎,乳糜尿以及尿道综合征等病,凡是具有淋证特征者,均可参照本节内容辨证论治。

(二)辨治思路

高老认为泌尿系统疾病应根据病程首先辨别虚实寒热,即急性病多实多热,慢性病多虚多寒,慢性虚寒疾病不等于肝经无热。对于小便方面病变,若属急性实热者当从膀胱着手,属慢性虚寒者应从肾经论治。对于急性泌尿系统炎证当采用清利之法,代表方剂如导赤散(心肝)、八正散(肝膀胱)、小蓟饮子(肝)、龙胆泻肝汤(肝胆)等;对于慢性泌尿系统疾病应以温补为主,若发病过程中出现热象可配伍清利之品,代表方剂可选用真武汤(肝脾肾)、五苓散(肝脾)、四逆汤(肾脾)、乌梅丸(肝脾肾)等加减治疗。

(三)典型医案

病例:郑某,男,21岁;2008年10月31日初诊。

【主诉】排尿时尿道不适3年。

【病史】3年前患者因全身乏力,排尿时尿道不适,性功能减弱,到广州某专科医院就诊,被诊断为"前列腺炎"。后经过抗生素治疗效果欠佳。2008年来郑州某知名医院就诊,给予前列舒乐、萆薢分清颗粒及雄激素口服,症状轻微缓解。

【现症】患者尿道不适,伴大便干,肛门灼热,易上火发为口疮,腰膝酸软,全身乏力,性功能减退,精神欠佳,心情抑郁。舌淡,苔厚腻,脉弦。

问题

1. 患者尿道不适、大便干、肛门灼热与哪些脏腑发病?

2. 患者易发口疮,与哪些脏腑发病有关?

3. 患者腰膝酸软、全身乏力、性功能减退、精神欠佳与哪个脏腑发病有关?

4. 舌淡、苔厚腻、脉弦,属于哪些脏腑发病?

5. 按照脏腑辨证,本案共涉及哪几个脏腑?各采取何种治法?可选用哪些方剂配合治疗?

【治疗过程】

初诊:2008年10月31日。茯苓30g,泽泻20g,桂枝12g,赤白芍各12g,桃仁15g,丹皮15g,炙甘草10g,柴胡15g,黄芩12g,生地15g,栀子15g,炙麻黄5g,附子3g,细辛3g,当归15g,通草15g。6剂,水煎服。医嘱:慎食辛辣。

二诊:2008年11月7日。诸症改善,食纳可,二便调,精神欠佳,心情好转,口腔溃疡。舌黯,苔厚腻,弦滑。上方加红花10g,苍术10g,黄柏15g,仙灵脾15g,仙茅15g,鳖甲12g,煅牡蛎20g。6剂,水煎服。

三诊:2008年11月14日。诸症明显改善,口腔溃疡已愈,纳食可,小便正常,大便稀日2次。舌质黯,苔厚腻,脉弦滑。上方加干姜6g。6剂,水煎服。

四诊:2008年11月21日。诸症消失,性功能恢复正常,小便黄,余无特殊不适。舌质黯红,舌苔白腻,脉弦滑。上方加党参15g。6剂,水煎服。

五诊:2008年11月25日。患者一切正常,无不适。舌质黯红,舌苔黄腻,脉弦滑。上方减赤白芍至各10g,附子至2g。继服6剂以巩固疗效。

问题

6. 处方中选用的主方是什么?如何理解处方中药物配伍?

7. 二诊中为何加入红花、苍术、黄柏、仙灵脾、仙茅、鳖甲、煅牡蛎?

8. 三诊中为何加入干姜?

9. 四诊中为何加入党参?

（四）问题解析

淋证是泌尿系统常见的疾病，本病以肾虚为发病之本，多由于湿热下注，膀胱气化不利，湿浊黏腻，阻塞精道血脉，导致气滞血瘀所致。本病发病机理为脾肾阳虚，木郁化热，湿热内蕴，气滞血瘀，血脉瘀阻，膀胱气化失常。

1. 本案患者久病不愈，服用大量清热解毒之品损伤脾肾阳气，脾肾阳虚，一则土不培木，二则水不涵木，导致肝失疏泄，木郁化热，湿热内蕴，故尿道不适、大便干、肛门灼热。

2. 水寒土湿，木郁化火，肝火上炎，则发口腔溃疡。

3. 肾阳气虚，则腰膝酸软、性功能减退、精神欠佳。

4. 舌淡、苔厚腻为脾肾阳虚所致，脉弦为肝木郁滞所致。

5. 综合分析，本案共涉及肝、脾、肾三脏发病，应采取疏肝化瘀、健脾温肾、清利湿热为治法，可选用桂枝茯苓丸、当归四逆汤、小柴胡汤等方剂进行加减治疗。

6. 处方中选用桂枝茯苓丸为主方，桂枝茯苓丸见于《金匮要略·妇人妊娠病脉证并治》篇："妇人素有癥病……当下其癥，桂枝茯苓丸主之"。原方治妇人气滞血瘀胞宫痞块，高老认为中医治病不分男女，因经带胎产疾病均为肝脾功能失调所致，即所谓"调经不离肝脾"。因此，高老立足脏腑辨证并取类比象将桂枝茯苓丸用于男性生殖器疾病的治疗。方中辛温的桂枝，入肝温通血脉而消瘀血；芍药入肝缓急止痛；茯苓健脾祛湿，消痰利水；桃仁、丹皮破血祛瘀，消癥散结。加之柴胡、黄芩、生地、栀子疏肝清肝；炙麻黄、附子、细辛组为麻黄附子细辛汤，温肾散寒，通行经脉，有助于邪之消散；当归、通草、细辛、桂枝、白芍、炙甘草，共组为当归四逆汤，有助于温经散寒，养血通脉。

7. 二诊加红花以增加活血化瘀力度；加苍术、黄柏为二妙散，清下焦湿热；仙灵脾、仙茅温补肾阳；鳖甲、煅牡蛎软坚散结。

8. 三诊加入干姜，以增加温补脾阳的力度。

9. 四诊加入党参，以补气养阴。诸药合用，肝脾肾三脏同调，使湿热祛、血脉通、瘀肿消、气化正常，小便通畅。

（五）学习小结

淋证病因主要有外感湿热、饮食不节、情志失调、禀赋不足、劳伤久病五个方面，主要病机为肾与膀胱气化不利。高老认为淋证病理性质有实有虚，有寒有热，且多见虚实寒热夹杂。淋证的发生除膀胱与肾外，还与肝脾相关联。治疗上可采取疏肝解郁、健脾温肾、清利湿热、活血化瘀等治法。若属急性实热者当从膀胱着手，属慢性虚寒者应从肾论治。治法上应分清利和温补两大类，根据临证具体情况选用合适方剂。清利之法代表方剂有导赤散、八正散、小蓟饮子、龙胆泻肝汤等；温补方剂可选用真武汤、五苓散、四逆汤、乌梅丸等加减治疗。

（六）拓展

1. 淋证包括现代医学的哪些病？分析现代医学对这些疾病的认识和研究进展。

2. 从六经分析，淋证属哪一经发病？

3. 分析上述病案的异同点。

4. 找出每个病案中处方的几个关键性药物，分析关键性药物的性味、归经、功用和古代医家对其药物的认识。

5. 写出学习本病后的心得体会。

第六节　妇科病证

一、月经不调

（一）概述

月经不调为妇科常见病，表现为月经周期或出血量的异常，或是月经前、经期时的腹痛及全身症状。西医学中排卵性功能失调性子宫出血、子宫肌瘤、盆腔炎等妇科疾病及计划生育引起的月经周期紊乱、经量异常等与以上描述症状类似者，可参照本节内容治疗。

（二）辨治思路

高老认为月经不调即气血失调，其机理与肝、脾、肾及冲任等脏腑功能失调有关。因肝主藏血，脾主统血，肾主藏精，精血互生，故经血不调与肝脾肾关系密切，故有"调经不离肝脾""下焦肝肾""带证属湿，无湿不生带"之论。因此临床应立足于肝脾肾的调理，以温经汤（肝脾肾）为代表方加味治疗，力求温补肝脾肾，使气血调畅则经血自调。

（三）典型医案

病例：陈某，女，24岁；2009年3月24日初诊。

【主诉】月经延期10年。

【病史】月经延期10年，每次延期7~10天，最近不明原因出现月经50天未至，后经人介绍来诊。

【现症】月经延期，伴腹痛，有血块，乏力，喜叹气，心烦多梦，饮食、二便尚可。形体正常，精神倦怠，面色微黄。舌质淡红，苔白，脉弦。14岁月经初潮，月经后期，痛经。B超提示：多囊卵巢。

问题

1. 月经的调理主要应重视哪些脏腑?

2. 患者乏力、精神倦怠,属于哪个脏腑发病?

3. 患者心烦多梦的原因是什么?

4. 舌质淡红、苔白、脉弦,属于哪些脏腑发病?

5. 按照脏腑辨证,本案共涉及哪几个脏腑? 各采取何种治法? 可选用哪些方剂配合治疗?

【治疗过程】

初诊:2009 年 3 月 24 日。吴茱萸 6g,桂枝 12g,白芍 12g,炙甘草 10g,党参 20g,麦冬 10g,五味子 10g,半夏 10g,当归 15g,川芎 10g,阿胶 10g,干姜 6g,丹皮 10g。6 剂,水煎服。医嘱:忌食生冷及辛辣食物,调情志。

二诊:2009 年 3 月 31 日。病人服上方平和,精神好转,面色微黄、乏力、叹息症状改善,现仍心烦。舌黯红,苔薄白,脉弦。处方对症,上方党参加至 30g,加入黄连 10g。6 剂,水煎服。

三诊:2009 年 4 月 14 日。服上方精神好转,现食欲不振,大便略稀,眼干发困。舌淡红,苔薄白,脉弦。患者心烦消失,上方去黄连。6 剂,水煎服。

四诊:2009 年 5 月 5 日。病人复诊,服上方月经至,色黯,腹痛,眼干涩,食欲不振。舌淡红,苔薄白,脉弦缓。处方:当归 15g,赤白芍各 15g,桂枝 15g,吴茱萸 6g,川芎 15g,干姜 15g,党参 15g,炙甘草 10g,阿胶 10g,丹皮 15g,麦冬 10g,茯苓 30g,附子 10g,炙麻黄 10g,细辛 5g,桃仁 15g,三棱 25g,莪术 25g,白术 10g,红花 10g,柴胡 15g,黄芪 30g,陈皮 15g,焦三仙各 15g,生姜 30g。6 剂,水煎服。

五诊:2009 年 6 月 16 日。病人复诊,服上方月经至,量少、色黯,痛经有所改善,眼干涩。舌尖红,苔白,脉弦滑。加入黄芩 12g、菊花 30g,威灵仙 15g。6 剂,水煎服。

六诊:2009 年 6 月 23 日。病人复诊,服上方诸症好转,现月经周期正常,近两天气温升致心烦。B 超提示:(治疗前无尺寸)双侧卵巢多囊 4mm×6mm。舌淡红,苔薄白,脉弦数。去菊花,加竹叶 15g。12 剂,水煎服。

七诊:2009 年 7 月 14 日来诊,诸症好转,余无不适,服桂枝茯苓丸及七制香附丸,以巩固疗效。

问题

6. 处方中选用的主方是什么? 如何理解处方中药物配伍?

7. 二诊中为何加大党参、丹皮用量? 加入黄连是何原因?

8. 怎样理解四诊处方的药物配伍?

9. 五诊中为何加入黄芩、菊花? 是用于调节哪个脏腑的功能?

10. 六诊中为何加入竹叶?

(四)问题解析

1. "月经后期"一证,多由血虚失盈、寒凝冲任、情绪抑郁,使气滞血瘀,血行不利,冲任受阻而致。肝主藏血,脾主统血,经血不调与肝脾的关系极大,故有"调经不离肝脾"之论。

2. 本案患者出现的乏力、精神倦怠,为肝脾肾功能虚弱,生长功能不足。

3. 土虚不能培木,肝木郁滞,郁而化火,母病及子,故致心烦多梦。

4. 舌质淡红、苔白、脉弦为肝脾功能失调所致。

5. 综合分析,本案主要涉及肝脾肾三脏发病,应采取疏肝化瘀、健脾温肾为治法,可选用温经汤、茯苓四逆汤等方剂进行加减治疗。

6. 处方中选用温经汤为主方,温经汤见于《金匮要略》:"问曰:妇人年五十所,病下利数十日不止,暮即发热,少腹里急,腹满,手掌烦热,唇口干燥,何也? 师曰:此病属带下。何以故? 曾经半产,瘀血在少腹不去。何以知之? 其证唇口干燥,故知之。当以温经汤主之"。方中吴茱萸味辛苦性热归肝脾肾三经,疏肝补中,温肾散寒;桂枝辛温疏肝,温经散寒,通利血脉;当归、阿胶、川芎、芍药、丹皮养血疏肝,活血祛瘀;麦冬养阴润燥,党参、干姜、炙甘草益气温中健脾,使气血生化充足;半夏降逆温中;诸药合用三阴同调,以达温经散寒,养血祛瘀之功。方中加入五味子与党参、麦冬,组为生脉散,气阴双补。

7. 二诊加大党参用量,以增加健脾益气之力;加入黄连以增加清泄肝火及清心除烦之力。

8. 四诊中为温经汤加减,在温经汤基础上,加入麻黄附子细辛汤以温肾散寒,温通经络,助血运行;加入桃仁、红花、三棱、莪术以增强疏肝活血化瘀,行气破血止痛之力;柴胡清疏肝木,预防木郁化热;加入黄芪与方中当归组为当归补血汤,补气养血;加入陈皮、茯苓、焦三仙行气健脾,消积行滞。

9. 五诊中加入黄芩、菊花,两者皆入肝经,用之以清泄肝经热邪而明目。

10. 六诊加入竹叶以清心除烦。

(五)学习小结

"下焦肝肾""调经不离肝脾""带证属湿,无湿不生带"为治疗妇科疾病指导性原则,肝藏血,脾统血,脾胃为后天之本,气血化生之源,脾胃健旺则经血充足。肝司血海,主疏泄,肝气条达则经血来去定期。肾为先天之本,主藏精,与人类的生殖机能密切相关,癸水的至竭依赖于肾气。高老认为,治疗月经、带下及妇科杂症重在调整肝脾肾功能,当以温补脾肾,疏理肝气为主,临证当以温经汤(肝脾肾)、当归补血汤(肝脾)、黄土汤(肝脾肾)、理中丸(脾)、四逆汤(肾脾)等方剂配合使用,临床疗效确切。

(六)拓展

1. 查找《金匮要略》中温经汤的相关条文内容,并简要分析温经汤的方义。

2.《黄帝内经》中所说的"天癸"是否等同于女子月经?

3. 分析月经不调的致病因素有哪些? 与哪些脏腑有关?

4. 找出病案中处方的几个关键性药物,分析关键性药物的性味、归经、功用和古代医家对其药物的认识。

5. 写出学习本病后的心得体会。

二、崩 漏

(一)概述

崩漏是指经血非时暴下不止或淋漓不尽,前者称崩中,后者称漏下。崩与漏虽不同,但两者常交替出现,互相转化,故概称崩漏,属妇科疑难急重病证。西医学中的无排卵性功能性子宫出血属于中医崩漏范畴,可参照本节内容辨证治疗。

(二)辨治思路

高老认为此病虽病位在胞宫,但与足三阴肝、脾、肾经关系密切。正如清代医家黄元御所云:"经脉崩漏,因于肝木之陷。肝木主生,生意畅遂,木气条达,则经血温升,不至下泄。生意郁陷,木气不达,经血陷流,则病崩漏。乙木生长于水土,水旺土湿,脾阳陷败,不能发达木气,升举经血,于是肝气下郁,而病崩漏也。"据此,高老明确提出"肝不藏血""脾不统血""肾虚失固""清阳下陷"为本病的病机要点,故在治疗上应立足于足三阴肝、脾、肾的调理,采取疏肝、健脾、暖肾之法,运用《伤寒论》足三阴综合方剂黄土汤加减治疗崩漏,疗效显著。

(三)典型医案

病例:赵某,女,55岁;2009年5月29日初诊。

【主诉】月经量多5天。

【病史】患者已临近绝经,月经4个月未至。本月25日行经,出现腹痛、月经量多等症状,自行服用宫血宁、三七片等,症状反而加重,月经量大,有大量血块,小腹坠胀疼痛,遂来诊。

【现症】小腹坠胀疼痛,月经量多,伴有大量血块,腰酸,睡眠欠佳。头晕乏力,面色苍白,神疲乏力,少气懒言,时有遗尿。舌质红,舌苔薄黄,脉沉细。

问题

1. 患者月经紊乱、月经量多,伴有大量血块、小腹坠胀疼痛与哪些脏腑功能失调有关?

2. 患者头晕乏力、面色苍白、神疲乏力、少气懒言、睡眠欠佳、遗尿,与哪些脏腑功能失调有关?

3. 舌质红、舌苔薄黄、脉沉细,属于哪些脏腑发病?

4. 按照脏腑辨证,本案共涉及哪几个脏腑?应采取何种治法?可选用哪些方剂配合治疗?

【治疗过程】

初诊:2009 年 5 月 29 日。煅龙牡各 30g,白术 10g,附子 6g,阿胶珠 10g,黑黄芩 15g,生地炭 20g,炙甘草 10g,柴胡 15g,升麻 6g,黄芪 30g,党参 15g,麦冬 10g,五味子 15g,桂枝 15g,白芍 15g。6 剂,水煎服。医嘱:忌食生冷及辛辣食物,调情志。

二诊:2009 年 6 月 5 日。服上方诸症明显改善,崩漏止,精力充沛,现腰酸困痛,头微晕,遗尿,多梦。舌质红,舌苔黄,脉沉细。上方加茵陈 30g、黄连 6g、羌活 20g、川续断 20g、杜仲 15g。10 剂,水煎服。

问题

5. 处方中选用的主方是什么?如何理解处方中药物配伍?

6. 二诊中为何加入茵陈、黄连、羌活、川续断、杜仲?

(四)问题解析

1. 本案患者已过"七七"之年,处于绝经期,此时肾气已亏,肾虚不摄,则月经紊乱;脾肾虚寒,寒水侮土,土不培木,水不涵木,肝血虚滞,脾不统血,肝不藏血则月经量多,肝血瘀滞则见月经血块、小腹坠胀疼痛。

2. 脾胃虚弱则出现头晕乏力、面色苍白、神疲乏力、少气懒言的症状;心血失养则睡眠欠佳;肝脾肾功能虚弱,则清阳下陷而现遗尿。

3. 水不涵木,土不培木,则肝木郁滞,木郁化火,导致舌质红、舌苔薄黄。脉沉细为脾肾虚弱所致。

4. 综合分析,本案共涉及肝、脾、肾、心等脏腑发病,应采取疏肝清肝、健脾温肾、升阳举陷为治法,可选用温经汤、桂枝茯苓丸、四逆汤等方剂进行加减治疗。

5. 处方中选用黄土汤为主方,取其温阳健脾,养血止血之功效。方中白术、炙甘草、附子燥土暖水,温补脾肾;生地炭、阿胶珠滋阴补肝,养血止血;黑黄芩入血分,清肝止血;煅龙牡收敛之性,可助止血。柴胡、桂枝、白芍,疏肝养肝;柴胡、升麻、黄芪健脾益气,升阳举陷;党参、麦冬、五味子组成生脉散,气阴双补。如此肝脾肾三阴同调,则水暖土和,肝木畅达,脾统肝藏,则崩漏自愈。

6. 二诊加入茵陈、黄连以疏肝清热;加羌活、川续断、杜仲以温补肝肾,缓解腰酸困痛之症。

(五)学习小结

崩漏与足三阴肝、脾、肾经关系密切。"肝不藏血""脾不统血""肾虚失固""清阳下陷"为本病的病机要点,故在治疗上应立足于足三阴肝、脾、肾的调理,采取疏肝、健脾、暖肾之法,使水暖、土和、木达则清阳上升,崩漏可止。常用方剂有黄土汤(肝脾肾)、温经汤(肝脾肾)、补中益气汤(肝脾)等。

(六)拓展

1. 结合临床分析现代女性妇科疾病发病率较高的原因。

2. 查阅资料总结分析古代医家对崩漏的认识和治疗方法。

3. 治疗崩漏应立足于哪些脏腑来论治?为什么?

4. 举例说明崩漏在什么情况下需要用收涩止血药,什么情况下不需要收涩止血药。

5. 找出病案中处方的几个关键性药物,分析关键性药物的性味、归经、功用和古代医家对其药物的认识。

6. 写出学习本病后的心得体会。

三、癥 瘕

(一)概述

妇女胞中结块,伴有或痛或胀或满或出血者,称为癥瘕。癥者,坚硬不移,痛有定处;瘕者,推之可移,痛无定处。西医学中子宫肌瘤、卵巢肿瘤、盆腔炎性包块、子宫内膜异位症结节包块、盆腔结核性包块及陈旧性宫外孕血肿等,若非手术治疗,可参照本节内容辨证施治。

(二)辨治思路

高老认为此病乃气血瘀滞不通所致,与肝脾肾三脏功能失调密切相关,病因肾水虚寒、脾土化湿、肝木郁滞导致脏腑经络气血郁滞,痰湿内阻,瘀血内停,阻结于胞宫发为癥瘕。在辨证时应把握脾肾虚寒、肝郁气滞、肝血瘀阻病机关键,确立疏肝养肝、温补脾肾的治疗大法,并贯穿于疾病始终,临床上运用《伤寒论》之温经汤(肝脾肾)及《金匮要略》之桂枝茯苓丸(肝脾)化裁治疗癥瘕,疗效显著。

(三)典型医案

病例1:丁某,女,38 岁;2008 年 10 月 26 日。

【主诉】少腹胀痛 1 年。

【病史】患者 1 年前出现少腹胀痛,伴行经时间延长,一般 10 日左右,带下

量多,未予系统治疗。在某医院检查提示:

1. 多发性子宫肌瘤。

2. 盆腔积液。经妇科门诊给予中药及西药治疗后症状反加重,遂来诊。

【现症】患者精神欠佳,情绪低落,面色淡黄无华,言语声低,少气懒言,自诉少腹疼痛且胀,带下量多,食欲不振,情绪不佳,下午自觉双手瘀胀。舌质黯,舌苔白腻,脉弦缓。2008 年 10 月 18 日郑州大学第三附属医院超声检查报告提示:

1. 多发性子宫肌瘤,34mm×28mm,12mm×11mm。

2. 盆腔积液,子宫直肠窝 45mm×7mm 液性暗区。

问题

1. 患者的腹痛及双手瘀胀是什么原因引起的?

2. 患者精神欠佳、情绪低落、面色淡黄无华、言语声低、少气懒言是什么原因引起的?

3. 患者为何会带下量多?

4. 舌质黯、舌苔白腻、脉弦缓,属于哪些脏腑发病?

5. 按照脏腑辨证,本案共涉及哪几个脏腑?各采取何种治法?可选用哪些方剂配合治疗?

【治疗过程】

初诊:2008 年 10 月 26 日。茯苓 30g,泽泻 20g,白术 10g,赤白芍各 20g,附子 6g,炙麻黄 6g,细辛 4g,桂枝 15g,桃仁 10g,牡丹皮 15g,当归 20g,吴茱萸 10g,川芎 15g,黑干姜 12g,党参 15g,炙甘草 10g,阿胶 10g,麦冬 10g,香附子 15g,通草 15g,生姜 30g。3 剂,水煎服。医嘱:调畅情志。

二诊:2008 年 11 月 2 日。精神好转,时有腹胀,白带量正常,月经时间较长(8~9 天),量可。舌质黯,苔薄白,脉弦。以上方炙麻黄加为 9g,细辛加为 5g,桂枝加为 20g,桃仁加为 12g,黑干姜加为 15g,减吴茱萸为 6g,去香附子,加小茴香 6g。6 剂,水煎服。

三诊:2008 年 11 月 9 日。服前方后腹胀疼痛已消失,带下正常,双手瘀胀消失,饮食尚可,眠可,二便正常。舌质黯,苔白润,脉弦。此为肝脾肾三脏功能失调逐渐纠正之象,但舌脉仍属肝郁血瘀、脾肾虚寒。故前方附子加至 9g,炙麻黄加至 10g,桂枝加至 25g,吴茱萸加至 10g,黑干姜加至 20g,同时加煅牡蛎 20g,鳖甲 20g,鸡内金 20g。6 剂,水煎服。

四诊:2008 年 11 月 16 日。少腹胀减轻,余无不适。舌质黯,苔白润,脉弦。此脏腑经络气血郁滞,气机阻滞,瘀血内停,阻结于胞宫仍未解之故。故前方附子加至 12g, 炙麻黄加至 12g, 桂枝加至 30g, 黑干姜加至 30g, 鳖甲减至 15g, 加薏米 30g。6 剂, 水煎服。

五诊: 2008 年 11 月 23 日。服上方诸症改善, 少腹胀减轻, 余无不适。舌质黯, 苔白滑, 脉弦滑, 为脾肾阳虚、寒湿内盛之故。故前方附子加至 15g。6 剂, 水煎服。

六诊: 2008 年 11 月 30 日。服上方, 少腹胀愈, 大便正常。舌质淡红, 舌苔薄白, 脉弦细。去小茴香, 加败酱草 30g。6 剂, 水煎服。

七诊: 2008 年 12 月 7 日。服上方, 诸症减轻, 行经时间缩短为 8 日。B 超检查提示: 子宫肌瘤缩小, 盆腔积液减少。舌质黯, 舌苔白滑, 脉弦细滑。据舌脉, 黑干姜加至 40g。6 剂, 水煎服。

八诊: 2008 年 12 月 14 日。服上方, 病情稳定, 余无不适。舌质黯, 舌苔白滑, 脉弦细。根据舌脉, 去炙麻黄, 加小茴香 6g。12 剂, 水煎服。

九诊: 2008 年 12 月 28 日。服上方, 诸症消失, 面色红润, 精神可, 二便正常, 舌质黯红, 舌苔白, 脉和缓。上方继服 12 剂, 水煎服。

十诊: 2009 年 1 月 11 日。服上方, 大便稀日 2 次, 少腹痛。舌质黯, 苔白润, 脉弦滑。根据舌脉, 鳖甲加至 20g, 去薏苡仁、败酱草, 加炙麻黄 10g、黄柏 15g。12 剂, 水煎服。

十一诊: 2009 年 2 月 8 日。服上方, 自觉精神可, 月经好转, 行经时间较前缩短, 1 月 17 日行经, 7 天结束, 仍有少量血块。时发少腹隐痛, 大便稀日 2 次。舌质稍黯红, 苔白润, 脉弦缓。根据舌脉, 去小茴香、黄柏, 加陈皮 20g、防风 12g。12 剂, 水煎服。

十二诊: 2009 年 2 月 22 日。服上方, 自觉精神可, 月经好转, 本月行经 7 天, 未出现腹痛, 大便可。舌质黯, 苔白, 脉弦细。病情稳定, 继服上方 12 剂。

问题

6. 处方中选用的主方是什么? 如何理解处方中药物配伍?

7. 二诊中为何加大炙麻黄、细辛、桂枝的用量?

8. 三诊中为何加入煅牡蛎、鳖甲、鸡内金?

9. 六诊中为何加入败酱草?

10. 七诊中为何加大黑干姜用量?

11. 八诊中为何加入小茴香?

12. 十一诊中为何加入陈皮、防风? 是用于调节哪些脏腑?

病例 2: 刘某, 女, 44 岁, 2008 年 11 月 1 日初诊。

【主诉】小腹撑胀 1 年余。

【病史】因小腹部撑胀，到某医院就诊。诊为"宫颈多发性囊肿"，给予抗生素治疗效果欠佳。后多方求医，服多种中药疗效差，经人介绍遂来诊。

【现症】小腹撑胀，每遇饮食生冷加重，带下色黄，月经期正常，精神欠佳，大小便均可。既往体健。B超提示：宫颈肥大，宫颈多发囊肿，盆腔少量积液。舌质淡，苔薄白，脉沉。

> 问题
> 1. 患者小腹撑胀，每遇饮食生冷加重，说明哪些脏腑的功能出现了异常？
> 2. 患者带下色黄的原因是什么？
> 3. 舌质淡、苔薄白、脉沉，属于哪些脏腑发病？
> 4. 按照脏腑辨证，本案共涉及哪几个脏腑？各采取何种治法？可选用哪些方剂配合治疗？

【治疗过程】

初诊：2008年11月1日。茯苓30g，附子6g，白术12g，白芍10g，猪苓15g，泽泻20g，桂枝15g，党参15g，干姜10g，柴胡10g，黄芩10g，炙甘草10g，鳖甲10g，牡蛎15g。6剂，水煎服。医嘱：慎食辛辣凉食，畅情志，慎起居。

二诊：2008年11月8日。服上方后小腹仍胀，感觉热大，精神欠佳，面色无华，二便可。舌质淡，苔白厚，脉沉缓。加入薏苡仁20g，败酱草30g。6剂，水煎服。

三诊：2008年11月16日。服上方有效，精神可，气色可，腹胀隐痛减轻，现腰部酸痛。舌质淡，苔白，脉弦缓。上方加茵陈20g，栀子10g。6剂，水煎服。

四诊：2008年11月23日。服上方，腰痛、小腹痛均减轻。舌质黯，苔白，脉弦缓。上方去茯苓、泽泻、猪苓、茵陈、栀子、党参。6剂，水煎服。

五诊：2008年11月30日。服上方诸症减轻，现腰骶凉痛。舌质淡，苔白，脉弦缓。拟上方去柴胡、黄芩，上方附子加至10g、干姜加至15g，再加入党参30g。14剂，水煎服。

六诊：2008年12月16日。腰痛、腿痛每遇情志不舒则加重，伴小腹隐痛。舌质淡，苔白，脉弦缓。处方：桂枝15g，白芍15g，炙甘草10g，干姜15g，附子10g，阿胶珠10g，杜仲15g，川续断20g，柴胡15g，枳实15g，川芎12g，香附子20g，茯苓30g，桃仁10g，牡丹皮15g，炙麻黄10g，细辛5g，蒲黄15g，五灵脂15g，牛膝15g。15剂，水煎服。

七诊：2009年1月1日。服上方诸症减轻，仍觉少腹冷。舌质淡，苔薄白，脉沉弦缓。上方加党参15g，麦冬10g，五味子10g，鳖甲10g，黄芩10g，小茴香12g。15剂，水煎服。

八诊：2009 年 1 月 16 日。服上方诸症减轻，少腹仍冷痛。食纳可，二便调。舌质淡，苔白，脉弦。处方：当归 15g，通草 15g，细辛 5g，桂枝 20g，白芍 20g，炙甘草 10g，吴茱萸 10g，茯苓 40g，党参 15g，附子 15g，干姜 20g，小茴香 10g，乌药 20g，桃仁 10g，红花 10g，牡丹皮 15g，川芎 15g，薏苡仁 30g，败酱草 30g，柴胡 15g，黄芩 10g，升麻 10g，黄芪 30g，白术 10g。15 剂，水煎服。

> 问题
> 5. 处方中选用的主方是什么？如何理解处方中药物配伍？
> 6. 二诊中为何加入薏苡仁、败酱草？
> 7. 三诊中为何加入栀子、茵陈？是用来调节哪些脏腑？
> 8. 五诊中为何加大附子、干姜用量？
> 9. 六诊处方选用的主方是什么？如何理解处方中药物配伍？
> 10. 七诊中为何加入党参、麦冬、五味子、鳖甲、黄芩、小茴香？
> 11. 八诊处方选用的方剂有什么？

（四）问题解析
病例 1

1. 本案患者素体脾肾阳虚，水寒土湿，则土不培木，水不涵木，致肝木郁滞，又可横克脾土，致机体气机不利，脏腑经络气血郁滞不通而引起腹痛，此即黄元御所谓"乙木克己土，痛在脐腹"。肝失条达，气滞血瘀，血行不畅，故少腹胀痛，双手瘀胀。

2. 脾肾阳虚，肝经血虚，肝郁克脾，脾失健运，气血化生乏源故精神欠佳、情绪低落、面色淡黄无华、言语声低、少气懒言，食欲欠佳。

3. 脾虚湿盛，肝郁化热，湿热蕴结，故带下量多；气血郁滞日久，气聚血结于胞宫，则生癥瘕结块。

4. 舌质黯为气血瘀滞所致，舌苔白腻、脉弦缓为脾肾阳虚，加之肝气郁滞所致。

5. 综合分析，本案共涉及肝、脾、肾三脏发病，应采取疏肝化瘀、健脾温肾为治法，可选用温经汤、桂枝茯苓丸等方剂进行加减治疗。

6. 初诊主方为温经汤加减。方中吴茱萸温肝和脾，温经散寒；党参、黑干姜、甘草益气温阳健脾；桂枝、当归、川芎、牡丹皮、阿胶、白芍养血疏肝，行瘀活血。桂枝、茯苓、桃仁、赤芍、丹皮，组为桂枝茯苓丸。桂枝茯苓丸见于《金匮要略·妇人妊娠病》篇："妇人素有癥病，经断未及三月，而得漏下不止，胎动在脐上者，为癥痼害。妊娠六月动者，前三月经水利时，胎也。下血者，后断三月,衃也。所以血不止者,其癥不去故也,当下其癥,桂枝茯苓丸主之。"方中辛温的桂枝,入肝温通血脉而消瘀血;芍药入肝缓急止痛;茯苓健脾祛湿,消痰利水;桃仁、丹皮破血祛瘀,消癥散结。炙麻黄、附子、细辛组为麻黄附子细辛汤,当归、通草、细辛、桂枝、白芍、炙甘草组为当归四逆汤,两者皆可温通经脉,促进血脉通利,结块消散。

7. 二诊中加大炙麻黄、细辛、桂枝用量,以增加温通行散之力。

8. 三诊中加入煅牡蛎、鳖甲、鸡内金,以软坚散结、缓消癥块。四至九诊时诸症好转,肝脾肾功能逐渐恢复正常,故逐渐调整温阳散寒之品。

9. 六诊中加入败酱草,与附子、薏苡仁组成薏苡附子败酱散,取其散寒除湿、排脓消肿之功,以散胞宫之寒湿瘀血。

10. 七诊中加大黑干姜用量,以加强温补脾阳,温经止痛之功。

11. 八诊中加入小茴香,取其入肝、脾、肾、胃经,味辛行散,能疏理肝胃之气,性温胜寒,能温补脾肾。

12. 十一诊中加入陈皮、防风,配伍白术、白芍,组成痛泻要方,取其调肝理脾、缓急止痛之功。

病例2:

"癥瘕"一证,多因脏腑功能失调,气机阻滞,瘀血内停所致。

1. 本案患者小腹撑胀每遇饮食生冷加重,实为寒湿瘀阻,气滞血瘀所致,清代黄元御云:"木生于水,长于土",水寒土湿,肝木郁滞,则肝脾肾三脏功能失调。

2. 脾虚化湿,木郁化热,湿热下注,故带下色黄,故有"带证属湿,无湿不生带"之说。

3. 舌质淡、苔薄白、脉沉为脾肾阳虚之证。

4. 综合分析,本案共涉及肝、脾、肾三脏发病,应采取疏肝清肝、健脾温肾、散结消癥为治法,可选用真武汤、理中丸等方剂进行加减治疗。

5. 处方中选用真武汤主方,用大辛大热之附子归经入肾,温肾阳而蒸气化;茯苓、白术归经入脾,健脾渗湿利水;芍药柔肝缓急,生姜辛温行散。白术、泽泻、猪苓、茯苓、桂枝,组为五苓散,茯苓、猪苓、泽泻、白术皆利水渗湿,桂枝温通阳气,以助气化。党参、干姜、白术、炙甘草,组为理中丸,温补脾胃阳气。柴胡、黄芩,疏肝清肝;鳖甲、牡蛎,软坚散结,以助消散。

6. 二诊中加薏苡仁、败酱草,与附子组为薏苡附子败酱散,以助温化寒湿,破血行瘀,通经止痛。

7. 三诊中加入茵陈、栀子以清利脾胃肝胆之湿热。

8. 五诊中加大附子、干姜用量以增加温补脾肾阳气之力。

9. 六诊处方为桂枝姜附阿胶汤加减。《四圣心源》谓"腰者,水之所在,腹者，土之所居，土湿而木气不达，则痛在于腹，水寒而木气不生，则痛在于腰。"方中桂枝、白芍、阿胶珠疏肝柔肝补肝；茯苓、炙甘草，培土泻水；干姜、附子，温补脾肾阳气。加杜仲、续断以补益肝肾；加柴胡、枳实、川芎、香附，疏理肝气；茯苓、桂枝、桃仁、芍药、丹皮，组为桂枝茯苓丸，疏肝活瘀；炙麻黄、附子、细辛，温通经脉；蒲黄、五灵脂、牛膝，活血化瘀。

10. 七诊中加入生脉饮滋阴养血，以防耗伤阴血；鳖甲滋阴潜阳，软坚散结；小茴香温肾暖肝，散寒止痛；黄芩清肝木之郁热。

11. 八诊中用当归四逆汤温通经脉，茯苓四逆汤温经散寒、养血通脉；再加小茴香、乌药，温经散寒止痛；柴胡、黄芩，疏肝清肝；薏苡仁、败酱草清热利湿排脓；升麻、黄芪，升举清阳之气。

（五）学习小结

高老认为癥瘕的病机主要是气滞血瘀、痰瘀互结，病之根本在肝郁脾虚肾寒。《黄帝内经》曰"阳化气，阴成形"。癥瘕作为人体内有形的病理产物，属阴。治疗当以温补脾肾，疏肝达郁，则血脉温通，气机条达，瘀化痰消，最终有形之癥瘕缓缓消散于无形。常用方剂有温经汤（肝脾肾）、桂枝茯苓丸（肝脾）、真武汤（肝脾肾）、麻黄附子细辛汤（肾）等。

（六）拓展

1. 查找《金匮要略》中桂枝茯苓丸的条文内容，并分析方义。

2. 癥瘕包括现代医学的哪些病？分析现代医学对这些疾病的认识和研究进展。

3. 分析总结除软坚散结之外针对该病还有哪些治法。

4. 分析该病治疗周期长的原因，尝试探索除手术治疗以外缩短治疗周期的方法。

5. 找出每个病案中处方的几个关键性药物，分析关键性药物的性味、归经、功用和古代医家对其药物的认识。

6. 写出学习本病后的心得体会。

7. 参考阅读：魏子杰，高天旭. 高体三教授从"三阴"论治癥瘕探析 [J]. 中医学报. 2014，29（4）：508-509.

第七节　疑难杂病

一、郁　证

（一）概述

郁证是指以心情抑郁、情绪不宁、胸部胀满、胁肋胀痛，或易怒喜哭，或咽中如有异物梗塞等症为主要临床表现的一类病证。根据郁证的临床表现及其情志内伤为致病原因的特点,主要见于西医学的神经衰弱、癔症及焦虑症等,另外也见于更年期综合征及反应性精神病,当这些疾病出现郁证的临床表现时,可参考本节内容辨证治疗。

(二)辨治思路

高老认为,郁证虽为心神方面疾病,但与肝脾密切相关。从病位病机上讲,郁证初起,首在于肝、脾,久之则母病及子,波及心神。《黄帝内经》云:"怒则气上,思则气结。"又云:"怒伤肝,思伤脾。"盖因肝主疏泄,性喜条达,如果气恼忿怒,长期情志不快,精神紧张,则必导致肝失疏泄,气机郁滞。脾主运化,关乎气机升降,倘若所愿不遂,思虑过度,使脾气郁结,影响运化。肝郁日久,则木郁化火,横克脾土,脾失健运,湿聚痰生,痰火互结,则易内扰心舍,影响神志,诸症丛生,郁证成焉。故在治疗上当立足于肝脾,兼顾心神,采取清疏肝胆、健脾祛湿、养心安神之治法,故以小柴胡汤(肝胆脾胃)、温胆汤(肝胆脾胃)、四逆散(肝脾)、甘麦大枣汤(心肝脾)等方剂加减治疗,方可获得满意疗效。

(三)典型医案

病例:王某,男,47岁;1997年10月26日初诊。

【主诉】周身郁热半年

【病史】半年前因情志不畅引起周身郁热,测体温在37℃以下,心烦,睡眠欠佳,口干苦,食欲不振,常服中药无效,遂前来我院就诊。

【现症】患者时周身郁热,悲伤欲哭,心烦失眠,口干苦,恶心欲吐。舌红,苔薄黄,脉弦细。

问题

1. 患者周身郁热,属于哪个脏腑发病?

2. 患者口干苦,恶心欲吐的原因是什么?

3. 患者心烦失眠的原因是什么?

4. 患者悲伤欲哭的原因是什么?

5. 舌红,苔薄黄,脉弦细,与哪几个脏腑发病有关?

6. 按照六经及脏腑辨证,本案共涉及哪几经及脏腑发病?应采取何种治法?可选用哪些方剂配合治疗?

【诊疗过程】

初诊:1997年10月26日。柴胡15g,黄芩10g,生地20g,当归20g,白芍

20g,栀子10g,枣仁30g,知母15g,川芎10g,茯苓15g,茵陈20g,丹皮15g,甘草15g,半夏15g,竹茹15g,小麦50g,大枣3枚。3剂,水煎服。

二诊:1997年10月30日。服上方患者精神较前好转,周身郁热稍缓解,口干苦减轻,但仍心烦眠差。舌红,苔薄黄,脉弦细。病情好转,守方继服6剂。

三诊:1997年11月6日。病人精神明显好转,口干苦及周身郁热症状减轻,心烦及睡眠好转。舌淡红,苔薄白,脉弦细。以上方去茵陈、半夏、竹茹,加夜交藤30g。6剂,水煎服。

四诊:1997年11月22日。患者病情稳定,周身郁热及悲伤欲哭、心烦失眠等症状消失,精神尚可,稍感乏力。舌淡红,苔薄白,脉弦细。以上方去夜交藤,加黄芪30g。3剂继服巩固疗效。

问题

7. 处方中选用的主方是什么?如何理解处方配伍?

8. 三诊中为何去茵陈、半夏、竹茹,加入夜交藤?

9. 四诊中又为何去夜交藤,加入黄芪?

(四)问题解析

1. 本案患者因情志不畅,肝失条达,木郁化热,而致周身郁热。

2. 木郁化热,胆火上炎,甲木横克戊土,胃失和降,症见口干苦,恶心欲吐,此为少阳之证也。

3. 肝木郁滞,胆火扰心,母病及子,耗伤心血,则致心烦失眠。

4. 患者悲伤欲哭,此为肝郁气滞,木火刑金所致。

5. 舌红,苔薄黄,脉弦细,乃为肝木之郁滞化热而作。

6. 综合分析,本案共涉及少阳经和肝脾心肺脏腑发病,而以肝为主要发病脏腑,应采取以清疏肝胆、养血安神为治法,可选用小柴胡汤、酸枣仁汤等方剂进行加减治疗。

7. 处方中选用小柴胡汤为主方合酸枣仁汤和甘麦大枣汤加减治疗。小柴胡汤在《伤寒论》中是治疗少阳病的主方,具有和解少阳、清疏肝胆、健脾和胃之功,《金匮要略》酸枣仁汤养血安神、清热除烦,甘麦大枣汤,健脾养血,润肺除燥,三方紧扣本案病因病机。方中柴胡疏解少阳之郁热;黄芩清解胆腑之邪气;柴胡、黄芩合用,以清解胆腑之邪热;生地、当归、白芍、丹皮滋阴养血,凉血疏肝;配伍茵陈、栀子,以增强清泄肝火之功;半夏调和胃气而降逆止呕,竹茹清胆火而止呕;炙甘草、大枣甘温补脾益气;酸枣仁养心安神、补肝血;知母清肺胃之热,以使心火下降,合川芎疏肝木、交心、除烦;茯苓祛湿健脾宁心;小麦润辛金而除肺燥。

8. 因患者口苦恶心及郁热症状减轻,故三诊中去茵陈、半夏、竹茹,加入夜交藤养血安神助睡眠。

9. 患者睡眠正常,故四诊中去夜交藤,患者乏力,加入黄芪以补脾肺之气。诸药合用共奏清疏肝胆、健脾和胃、养心安神之功,则疾病自愈。

(五)学习小结

郁证的病因主要为情志所伤,发病与肝关系密切,主要在于肝失疏泄,累及心、脾、肾。长期的肝郁不解,可造成五脏气血失调,肝郁化火,母病及子,上扰心神,肝郁不达,横克脾土,土不制水。据此,高老认为郁证的治疗当以疏达肝木为第一治则,然后再根据病程长短、病情轻重配合清心养血安神、健脾祛湿化痰、温肾散寒行水等治法。常用方剂有小柴胡汤、温胆汤、四逆散、甘麦大枣汤等。

(六)拓展

1. 郁证的致病因素有哪些?与哪些脏腑功能失调有关?

2. 查阅资料找到古代对郁证有独到见解的医家并总结其治疗方法。

3. 郁证包括现代医学的哪些病?分析现代医学对这些疾病的认识和研究进展。

4. 找出病案中处方的几个关键性药物,分析关键性药物的性味、归经、功用和古代医家对其药物的认识。

5. 写出学习本病后的心得体会。

二、虚 劳

(一)概述

虚劳又称虚损,是指以食少厌食,乏力气短,心悸不安,自汗盗汗,面容憔悴,或五心烦热,或畏寒肢冷,脉虚无力,甚者形神衰败,身体羸瘦,大肉尽脱等为主要症状的一类病证。西医学中多个系统的多种慢性消耗性和功能衰退性疾病,出现类似虚劳的临床表现时,均可参照本节内容辨证治疗。

(二)辨治思路

高老认为虚劳是慢性虚劳性疾病的简称,即生长功能不足。在一年四季中,肝木应春而主生,脾土应长夏而主长,由此可见,虚劳实为肝脾两虚(即气血两虚)。因此,治疗虚劳应立足于肝脾,根据三阴经的生理和发病规律,最终形成肝脾肾三虚,进而导致五脏俱虚。高老采取温补三阴之法治疗虚劳,临床常获佳效。代表方剂如桂枝汤(肝)、小建中汤(脾肝)、当归补血汤(肝脾)、补中益气汤(肝脾)、归脾汤(肝脾)、理中丸(脾)、茯苓四逆汤(脾肾)、生脉散(心肺肝脾)等。

（三）典型医案

病例1：张某，男，56岁；1999年8月20日初诊。

【主诉】下肢酸困乏力2月余。

【病史】患者2个月前无明显原因出现下肢酸困乏力，时有麻木，查肝功无异常，血沉、抗"O"均正常，每遇阴天时下肢疼痛发作。曾服用"壮骨关节灵"，针灸治疗10余天，均无明显效果。

【现症】下肢酸困无力，麻木疼痛，精神不振。舌淡红，苔薄白，脉沉缓。血沉10mm/h，抗"O"＜500U。血常规正常。

问题

1. 患者下肢酸困无力、麻木疼痛，属于哪个脏腑发病？

2. 怎样理解患者每遇阴天疼痛发作？

3. 按照脏腑辨证，本案共涉及哪几个脏腑发病？应采取何种治法？可选用哪些方剂配合治疗？

【诊疗过程】

初诊：1999年8月20日。黄芪30g，桂枝15g，当归15g，通草10g，细辛3g，赤白芍各15g，炙甘草12g，牛膝15g，狗脊12g，葛根30g，天花粉15g，川芎10g，大枣12枚。3剂，水煎服。医嘱：避风寒，勿过劳。

二诊：1999年8月24日。下肢酸困乏力明显减轻，麻木也有所减轻，余无特殊不适。舌淡红，苔薄白，脉缓。效不更方，继服上方6剂，日1剂，水煎服。

三诊：1999年9月1日。病人下肢酸困乏力、麻木等症基本消失，劳累后稍有不适，精神尚可。舌淡红，苔薄白，脉缓。上方10剂为丸，每天3次，每次6g，口服。

问题

4. 处方中的主方是什么？如何理解处方中药物的配伍意义？

病例2：汪某，女，33岁；2009年5月29日初诊。

【主诉】乏力10年余。

【病史】乏力10年余，多方求治，服用多种中西药物罔效，故前来应诊。

【现症】乏力伴口苦，头痛，眼干涩，大便干，3~5天一行，白带量多色黄，小便频数，月经色黯。舌体胖大黯红，苔白微黄，脉沉。

问题

1. 患者乏力的病因是什么?

2. 患者口苦,头痛,眼干涩,属于哪一经发病?

3. 患者大便干的根本病机是什么?

4. 患者白带量多色黄,小便频数,属于哪个脏腑发病?

5. 按照脏腑辨证,本案共涉及哪几个脏腑发病? 应采取何种治法? 可选用哪些方剂配合治疗?

【诊疗过程】

初诊:2009 年 5 月 29 日。茯苓 30g,党参 20g,附子 3g,干姜 12g,炙甘草 10g,柴胡 15g,黄芩 15g,麦冬 10g,五味子 10g,桂枝 15g,白芍 15g,当归 15g,黄芪 30g,升麻 6g,泽泻 20g,芡实 15g,丹皮 15g,生地 30g,炙麻黄 6g,细辛 3g。6 剂,水煎服。医嘱:慎食辛辣凉食,畅情志,勿过劳。

二诊:2009 年 6 月 5 日。服上方诸症有所改善,乏力、带下好转,小便频数好转,大便两日一行。现症:时有头痛,眼干涩。舌体胖,苔黄,脉沉细。药已中病,效不更方,以上方附子增至 6g,加入川芎 30g。6 剂,水煎服。

三诊:2009 年 6 月 23 日。服上方后头痛止,带下正常,仍乏力,下肢酸困,近日口舌生疮。舌质黯,苔薄黄,脉沉细。上方去当归、泽泻、枳实、炙麻黄、细辛、川芎、生地。附子增至 12g、干姜 15g、黄芪 60g,加独活 20g、桃仁 10g、赤芍 15g、竹叶 15g、栀子 15g。3 剂,水煎服。

问题

6. 处方中选用的主方是什么? 如何理解处方配伍?

(四)问题解析

病例 1

1. 患者脾虚,运化水湿无权,气血生化无源,肌肉失于充养,水湿内停,症见下肢酸困无力,精神不振,脉沉缓;土虚不能培木,肝血失养,疏泄功能失常,营血凝涩,经脉不通,症见下肢麻木疼痛。

2. 患者每遇阴天则疼痛发作,为脾肾阳虚,肝血虚寒,足三阴内虚,不能抵御外邪,所谓"邪之所凑,其气必虚"。

3. 综合分析,本案共涉及肝、脾、肾三脏发病,证属气滞血瘀、肝脾亏虚,应采取以温补三阴,益气活血通脉为治法,可选当归四逆汤、黄芪桂枝五物汤、附子理中丸等方剂进行加减治疗。

4. 处方中选用黄芪桂枝五物汤为主方,合当归四逆汤加减治疗。《金匮要略·血痹虚劳病脉并治》曰:"血痹阴阳俱微……外证身体不仁,如风痹状,黄芪桂枝五物汤主之。"本方为调理肝脾之良方,方中大枣、白芍滋营血而清风木;桂枝、黄芪宣营卫而行瘀涩;《伤寒论》当归四逆汤温补疏肝,以达到温经散寒,养血通脉之功;川牛膝、狗脊补肾壮阳;葛根通行足阳明经脉。共奏三阴并补,益气活血,养血通脉之功。获效后改为丸剂长期服用以图全功。

病例2

"虚劳"一证,多由禀赋薄弱、过劳、饮食不节、久病、情志内伤等,导致脏腑功能衰退,气血阴阳化生不足所引起。传统认为"以虚为纲",多注重脾肾的论治,而本案是立足肝脾肾治疗虚劳。

1. 患者脾土虚弱,土不制水,寒水侮土,土不培木,肝终致足三阴肝脾肾同病,气血化生无源,生意不遂,脾失所主(肌肉四肢)导致患者乏力。

2. 患者口苦,头痛,眼干涩,苔白微黄,为邪在少阳,经气不利,木郁化热,火热上扰所致。

3. 土不生金,肺气虚弱,肃降失常,则导致大便干而三日一行。

4. 土虚木乘,木郁化火,肝脾不升,清阳下陷,症见白带量多色黄、小便频数。

5. 综合分析,本案共涉及肝、脾、肾三脏发病,而以肝脾为主,证属肝脾两虚,应采取以益气养血,调补三阴为治法,可选生脉散、当归补血汤、桂枝汤、附子理中丸等方剂进行加减治疗。

6. 处方中选用茯苓四逆汤为主方,合小柴胡汤加减治疗。《伤寒论·太阳篇》曰:"发汗后,若下之,病仍不解,烦躁者,茯苓四逆汤主之。"明确指出茯苓四逆汤能够温脾暖肾,补土培木,正中本案病机。小柴胡汤清疏肝胆,健脾和胃,正所谓"土得木则达"。方中大辛大热之附子入少阴,暖肾阳温经散寒为主;干姜亦为大辛大热之药,归经脾胃,温中阳祛寒湿辅助附子回阳救逆;茯苓渗湿健脾养心安神;党参甘温益气,健脾补中;炙甘草入太阴补脾胃又能调和诸药,共同组成温肾补脾之剂;柴胡、黄芩、桂枝、丹皮、生地,清肝疏肝补肝调肝;黄芪大补脾肺之气,以资化源,使气旺血生;配以少量当归养血和营;芡实、泽泻健脾祛湿止带;细辛、川芎辛温行散,祛风止痛。诸药合用,可使"水暖土和木达",生机充沛而虚劳自愈。

(五)学习小结

虚劳一证实为肝脾两虚(即气血两虚),根据三阴经的生理和发病规律,最终形成肝脾肾三虚,进而导致五脏俱虚。故治疗虚劳应以调补三阴为宗旨,采取养血疏肝,健脾益气,温肾散寒之法,使之水暖、土和、木达,则气血充盛,虚劳自愈。代表方剂如生脉散、桂枝汤、小建中汤、当归补血汤、补中益气汤、归脾汤、理中丸、茯苓四逆汤等。

（六）拓展

1. 在当今社会背景下导致虚劳发病的原因有哪些？应从哪些脏腑来论治？

2. 把虚劳单独列出并详细阐述的古代医家有哪几位？他们对虚劳的认识有何不同？

3. 虚劳包括现代医学的哪些病？分析现代医学对这些疾病的认识和研究进展。

4. 分析上述病案的异同点。

5. 找出每个病案中处方的几个关键性药物，分析关键性药物的性味、归经、功用和古代医家对其药物的认识。

6. 写出学习本病后的心得体会。

三、血　　证

（一）概述

凡血液不循常道，或上溢于口鼻诸窍，或下泄于前后二阴，或渗出于肌肤，所形成的一类出血性疾病，统称为血证。西医学中多种急慢性疾病所引起的出血，包括多系统疾病有出血症状者，以及造血系统病变所引起的出血性疾病，均可参考本节内容辨证治疗。

（二）辨治思路

高老认为出血性疾病为肝脾功能失调所致，一则肝不藏血，二则脾不统血。因肝脾肾三脏密切相关，故治疗各种血证时应立足于肝脾肾，以治肝为主，兼医脾肾，临床处方用药灵活多变，紧扣三脏生理病理，每获良效。代表方剂如桂枝汤加龙骨牡蛎汤（肝）、犀角地黄汤（肝）、白头翁汤（肝）、理中丸（脾）、归脾汤（肝脾）、黄土汤（肝脾肾）等。

（三）典型医案

病例1：吴某，男，30岁；1999年4月27日初诊。

【主诉】间断性黑便8年。

【病史】8年前无明显诱因逐渐出现上腹部疼痛、胀满，纳差，疼痛无规律性，食后、空腹及夜间均可发生。1998年10月在河南省人民医院做胃镜检查：提示糜烂出血性胃炎。常服丽珠得乐、甲氰咪胍、洛赛克、香砂养胃丸、吗丁啉片等，症状可稍减。8年来曾先后5次出现黑便，无呕血、烧心、反酸等。

【现症】黑便，上腹部疼痛、胀满，纳差，疼痛无规律性，食后及空腹、夜间均可发生，形体消瘦，面色萎黄。胃脘部有压痛。舌淡红，苔微腻，脉沉弦。胃镜提示：糜烂出血性胃炎。大便潜血（＋）。

问题

1. 患者上腹部疼痛、胀满,纳差的病因是什么?

2. 患者形体消瘦,面色萎黄,是何原因引起的?

3. 患者黑便的原因是什么?

4. 按照脏腑辨证,本案共涉及哪几个脏腑发病? 应采取何种治法? 可选用哪些方剂配合治疗?

【诊疗过程】

初诊:1999年4月27日。柴胡20g,黄芩15g,半夏15g,鳖甲15g,桂枝10g,白术15g,附子10g,阿胶15g,生地15g,炙甘草10g,赤石脂10g。3剂,水煎服。医嘱:忌酒、辛辣刺激。

二诊:1999年4月30日。患者服药后上腹部疼痛有所减轻,纳少,腹胀,大便色深黄。舌淡红,苔黄腻,脉弦数。以上方加焦三仙各15g。6剂,水煎服。

三诊:1999年5月7日。服上方患者上腹疼痛消失,胀满也有所减轻,纳食增加,大便色黄。舌淡红,苔白,脉弦。复查大便潜血(-)。以上方去焦三仙,加鸡内金15g。3剂,水煎服。

四诊:1999年5月14日。病人目前精神尚可,上腹疼痛、胀满均消失,食欲正常,大便色黄,时感乏力,余无不适。舌淡红,苔薄白,脉沉弦。以上方去鸡内金,加黄芪30g,当归10g。6剂,水煎服。

问题

5. 处方中选用的主方是什么? 如何理解处方配伍?

6. 二诊中为何加入焦三仙?

7. 三诊中为何又去焦三仙而加入鸡内金?

8. 四诊中又为何去鸡内金加入黄芪、当归?

病例2:赵某,男,58岁;1999年2月23日初诊。

【主诉】间断性尿痛、尿血2年余。

【病史】病人于2年前因劳累后出现尿痛,尿频,尿血。尿潜血(++)~(+++),有时发现脓球,一般均有白细胞,蛋白(±)或(+)。常服三金片及通淋清利之剂,症状减轻,但尿潜血常在(++)左右。

【现症】尿痛,尿血,乏力,睡眠正常,纳食尚可。精神不振,面色萎黄。舌淡红,苔薄白,脉沉弦。尿常规:潜血(++),脓球可见少量。膀胱镜示:点状糜烂黏膜。病理报告：黏膜慢性炎症。

问题

1. 患者发生尿血的病因是什么？尿血在何脏？与哪些脏腑相关？
2. 本案应采取什么治法？可选用哪些方剂治疗？

【诊疗过程】

初诊：1999年2月23日。桂枝10g，白芍20g，炙甘草10g，茯苓20g，泽泻15g，栀子20g，血余炭10g，阿胶15g，瞿麦15g，柴胡15g，黄芩12g，生地炭15g，萹蓄15g，竹叶10g。3剂，水煎服。

医嘱：饮食宜清淡，忌食辛辣生冷等物。

二诊：1999年2月26日。服药后尿色变淡，尿痛消失，精神好转。舌淡红，苔薄白，脉弦。尿潜血(+)。上方加丹皮15g。4剂，水煎服。

三诊：1999年3月2日。病人精神好转，小便正常，无尿痛、尿频等。舌淡红，苔薄白，脉弦。尿潜血(±)。上方加黄芪20g。18剂，水煎服。

四诊：1999年3月23日。诸症完全消失，后多次查潜血均为(-)，饮食二便均正常。舌淡红，苔薄白，脉沉弦。继服上方6剂以巩固疗效。

问题

3. 处方中选用的主方是什么？如何理解处方配伍？
4. 二诊中为何加入丹皮？
5. 三诊中为何加入黄芪？

（四）问题解析

病例1

本案患者发病之初主要表现为胃脘痛，既往常常单纯按胃炎治疗，效果不佳，反复发作加重，并且出现胃黏膜渗血，故大便潜血阳性。根据中医整体观念及患者舌脉症状表现、反复治疗的病史，应该把辨治思路放开。饮食水谷的受纳与运化固然是脾胃功能的直接体现，但脾的升清与胃的降浊须依赖肝胆的疏泄条达，若肝胆郁热横逆犯胃，则脾胃纳运水谷失权、脾不升清、胃不降浊等一系列肝胆脾胃功能失调的症状。同样，脾胃不和，则土不培木，木郁化热，肝胆疏泄功能失常。脾胃与肝胆在功能上具有密切的关系，一方得病则影响另一方的功能失常，正如《金匮要略》中云："见肝之病，知肝传脾，当先实脾。"

1. 患者上腹部疼痛、胀满、纳差，乃为木郁克土，胃失和降，受纳失常所致。

2. 土得木则达,肝胆疏泄功能失常,脾胃纳运水谷,气血生化无源,况且患者久病,正气耗伤,气血更虚,故症见形体消瘦,面色萎黄,苔微腻,脉沉弦。

3. 脾土功能制水,土虚不能制水则肾经寒水邪气泛滥,寒水又反侮土,形成水土寒湿,不能生培肝木,肝木郁遏,生气不遂,于是足之三阴病作,肝不藏血,脾不摄血,症见胃黏膜渗血,血液经由大便排出,滞留时间长,故见大便色黑。

4. 综合分析,本案共涉及肝脾肾脏腑发病,应采用以疏利肝胆、温阳止血为治法,可选用柴胡桂枝鳖甲汤、黄土汤等方剂进行加减治疗。

5. 处方中选用柴胡桂枝鳖甲汤为主方,合黄土汤加减治疗。柴胡桂枝鳖甲汤由小柴胡汤和桂枝汤加减化裁而成,黄元御在《四圣心源》中指出:柴胡桂枝鳖甲汤治胃胆上逆、痛在心胸者,根据患者上腹部疼痛等胆胃不和的主要临床表现,故选之为主方。方中柴胡、桂枝、鳖甲、白芍、黄芩入肝胆疏木达郁;茯苓、甘草入脾胃培土渗湿;其中半夏、鳖甲合用,散结行滞,和中降逆;黄土汤温补脾肾,养血补肝,是温阳止血的代表方,又为仲景治疗三阴病的代表性方剂。

6. 二诊中加入焦三仙消食开胃,使水谷得进,气血生成有源。

7. 三诊中患者纳食量增加,故去焦三仙,加入既能消积化食又能扶中燥土之鸡内金,以达开胃增效,方精药简。

8. 四诊中患者食欲正常,故去鸡内金。邪气已去,正气未复,患者时感乏力,故加入当归补血汤之黄芪、当归,以益气养血。诸药相伍,使木气条达,肝能藏血,脾土运转,脾能摄血,肝脾肾调和,滞消郁散。如此寒温并用,消补兼施,气血充盛,可使胃之黏膜修复而出血自止。

病例2

1. 本案患者由于肝经郁热,耗伤阴血,致肝脾失调,热在肝经陷于膀胱,脾虚不能统血,肝虚不能藏血而发尿血。从发病脏腑分析:症状在膀胱,病本在肝,与脾相关。

2. 本案寒热错杂,虚实相兼,治以清疏肝木,渗湿健脾,清热通淋,养血止血。可选用桂枝汤、导赤散、小蓟饮子等方剂。

3. 初诊主方为桂枝汤合导赤散加减。方中桂枝汤疏达肝木,调理肝脾;柴胡、黄芩清疏肝木;阿胶、血余炭、生地炭养血止血;茯苓渗湿健脾,益气统血。泽泻、栀子、萹蓄、竹叶清热利湿,导热从小便出;全方共奏清疏肝木,渗湿健脾,清热通淋,养血止血之效。服药后病情明显好转,药证相符。

4. 二诊加丹皮清肝凉血活血,使止血而不留瘀。

5. 三诊加黄芪以增强健脾益气摄血之功。

(五)学习小结

血证以血液不循行常道,溢于体外为共同特点。肝藏血,脾统血,高老通过调整肝脾功能治疗血证,主要治则有疏肝清热,温脾摄血,治疗药物寒热并投,疗效确切。临证常用方剂多以三阴综合方剂黄土汤为主要代表方,兼用其他清肝凉血、养血补肝、活血止血等药物。

(六)拓展

1. 查找"肝藏血""脾统血"的出处,如何理解?

2. 简要总结清代医家唐容川《血证论》对血证的认识和治疗方法。

3. "男血贵,女血贱"是调血的基本常识,简要分析针对男女体质不同治疗血证的异同之处。

4. 分析上述病案的异同点。

5. 找出两个病案中处方的几个关键性药物,分析关键性药物的性味,归经特点和古代医家对其药物的认识。

6. 写出学习本病后的心得体会。

四、消　渴

(一)概述

消渴是指以多饮、多食、多尿、形体消瘦为特征的病证。现代医学的糖尿病、尿崩症等出现消渴症状者属于本病范畴。

(二)辨治思路

高老认为消渴为肝、脾、肾三脏功能失调清阳下陷所致的慢性疑难杂病,以足厥阴肝为主。《伤寒论·厥阴篇》曰:"厥阴之为病,消渴……"厥阴风木与少阳相火为表里,风木之性,专欲疏泄,寒水不能涵木,土湿脾陷不能培木,乙木遏抑,疏泄不遂,则相火失其蛰藏。手少阳三焦以相火主令,足少阳胆从相火化气,手少阳陷于膀胱,故下病淋癃,足少阳逆于胸膈,故上病消渴。缘风火合邪,津血耗伤,是以燥渴也。其临床常用厥阴经之乌梅丸(肝脾肾)、少阳经之小柴胡汤(肝胆脾胃)加减治疗,并参考仲景对本病设立的三阴综合方剂金匮肾气丸(肝脾肾),获得满意疗效。

(三)典型医案

病例:朱某,女,59岁;2009年10月20日初诊。

【主诉】多尿3年余。

【病史】3年前无明显原因出现口渴欲饮不解,小便频数量多,检查空腹血糖9.2mmol/L,西医诊为糖尿病,服盐酸二甲双胍,空腹血糖控制在6.5~7.2mmol/L,口渴减轻(偶尔发作)。平素畏寒,遇冷心悸易发作,口唇发紫,近半年每遇劳累则空腹血糖升高,遂寻求中医治疗。

【现症】小便频数,伴畏寒,心悸,遇冷心悸易发作,口唇发紫,时口渴欲饮。舌红,苔薄黄,脉结代。空腹血糖6.5~7.2mmol/L,舌质红,苔薄黄,脉结代。

问题

1. 患者畏寒、小便频数,属于哪个脏腑发病?

2. 患者心悸、口唇发紫的原因是什么?

3. 为什么患者每遇劳累则血糖升高?

4. 口渴欲饮,舌红,苔薄黄的原因是什么?

5. 按照脏腑辨证,本案共涉及哪几个脏腑发病? 应采取何种治法? 可选用哪些方剂配合治疗?

【诊疗过程】

初诊:2009 年 10 月 20 日。乌梅 12g,桂枝 10g,附子 3g,细辛 2g,花椒 3g,干姜 6g,黄连 6g,黄柏 10g,当归 10g,党参 15g,麦冬 10g,五味子 10g,柴胡 15g,黄芩 10g,白芍 10g,生地 30g,火麻仁 20g,炙甘草 6g,黄芪 20g,升麻 6g,阿胶(烊化)10g,生姜 20g。6 剂,水煎服。医嘱:慎食辛辣凉食;畅情志;勿过劳。

二诊:2009 年 11 月 6 日。服上方平和,自觉全身轻松。血糖 5.8mmol/L。时有心悸,受凉后加重,睡眠欠佳。舌红,苔薄黄,脉沉细。药已中病,效不更方上方加入酸枣仁 20g、煅龙牡各 20g。6 剂,水煎服。

问题

6. 处方中选用的主方是什么? 如何理解处方配伍?

7. 二诊中为何加入酸枣仁、煅龙牡?

(四)问题解析

消渴多由禀赋不足、饮食失节、情志失调、劳欲过度等因素引起,根据临床特征,主要是指西医所说的糖尿病。根据临床调查,糖尿病的发病率正逐年攀升,与人们长期过食肥甘厚味、辛辣刺激有着直接联系。对于本病的治疗,中医具有显著优势。

1. 本案患者畏寒、小便频数,乃为脾肾阳虚,肾之蒸化功能失常,脾之升清功能失常,清阳下陷所致。

2. 脾虚运化水谷无权,气血生化无源,土不培木,肝血虚滞,母病及子,况且患者久病,阴阳耗伤,心脉失养,心虚失主,症见心悸、口唇发紫,脉结代。

3. 患者原本脏腑功能衰退,气血虚弱,再加之劳累,则脏腑功能更弱,无权升举清阳,气血更虚,在西医学理化指标中表现在血糖升高。

4. 寒水不能涵木,土湿不能培木,木郁化热,症见患者口渴,舌红,苔黄。

5. 综合分析,本案共涉及肝、脾、肾、心脏腑功能失调,证属上热下寒、清阳下陷,应采取以清疏肝木、温补三阴、益气养血为治法,可选用乌梅丸、炙甘草汤、生脉散、小柴胡汤等方剂进行加减治疗。

6. 处方中选用乌梅丸为主方,合炙甘草汤加减治疗。乌梅丸出自《伤寒论·厥阴病篇》,其中云:"伤寒脉微而厥,至七八日肤冷……蛔厥者,乌梅丸主之。"若仅据此将乌梅丸归入驱虫剂,视为制蛔之专方,则未免过于局限。《医宗金鉴》云:"此方治上热下寒之主方",章虚谷亦云:"此为厥阴病证治之方也。"在长期的临床实践中,高老发现乌梅丸不仅是厥阴病的代表方剂,而且还是为治三阴病之良方。根据患者肝脾肾功能失调及上热下寒之消渴症状,故选为主方。本案患者还伴有心悸、脉结代,故选炙甘草汤加减配伍治疗。方中乌梅、桂枝、白芍、当归味酸甘辛温,入厥阴肝经,养血补肝,疏木达郁;黄连、黄柏味苦性寒,苦主降下,寒能清热,归经心肝,以清上热;细辛、附子、蜀椒大辛大热,归于下焦肝肾,暖水温脏,下寒自愈;党参、干姜入脾,温中补虚,制水培土;柴胡、黄芩疏肝清热;配以炙甘草汤,滋心阴、养心血、益心气、温心阳,以复脉定悸;升麻、黄芪升阳举陷,助主药改善尿频。

7. 二诊中患者仍时发心悸,且睡眠欠佳,故加入酸枣仁、煅龙牡以养血定惊安神。诸药合用,阴平阳秘,气血旺盛,诸症自愈。

(五)学习小结

消渴为临床疑难杂病之一,病变影响广泛可累及诸多脏腑发病。高老认为此病为足三阴肝脾肾功能失调所致的慢性疑难杂病,以足厥阴肝为主。因此在治疗上当立足于肝脾肾三脏的调理,以求水暖、土和、木达,则沉疴迎春。常用方剂有厥阴经之乌梅丸、少阳经之小柴胡汤、三阴综合方剂金匮肾气丸等。

(六)拓展

1. 查找《伤寒论》《金匮要略》中与消渴有关的条文内容。

2. 查阅资料分析说明消渴是否等同于现代医学的糖尿病? 现代医学的糖尿病属于中医的哪类病证?

3. 试述消渴与脾瘅的异同。

4. 找出病案中处方的几个关键性药物,分析关键性药物的性味、归经、功用和古代医家对其药物的认识。

5. 写出学习本病后的心得体会。

五、汗 证

(一)概述

汗证是指人体不受外界环境因素的影响,出现汗液过多外泄,造成患者身体感觉不适的一种病证。西医学中的甲状腺功能亢进、自主神经功能紊乱、风湿热、结核病等所致的自汗、盗汗亦可参考本节辨证治疗。

（二）辨治思路

高老认为，汗证有自汗和盗汗之分，无论自汗还是盗汗最终结果均为气阴两虚，其病机要点为营卫不和，关键在于调和营卫（气血）。营卫者，即人体浅表之气血也。卫归肺气，营归肝血，营气疏泄，病在开，卫气收敛，病在阖，营卫分离，中虚之故。肝木郁滞，郁而化火，木郁克土，土虚木贼乘之，营疏泄太过，卫收敛不足则汗出。治疗上应重点调理肝脏和营卫，兼调肺脾肾以求营卫（气血）调和，则汗出有度。高老常选用麻黄汤（肺肝脾）、桂枝汤（肝脾）、生脉散（心肺肝脾）、小柴胡汤（肝胆脾胃）、当归补血汤（肝脾）、玉屏风散（肝脾）、当归六黄汤（肝脾）、乌梅丸（肝脾肾）等方剂灵活加减治疗汗证，效果显著。

（三）典型医案

病例1：庞某，男，38岁；2009年3月22日初诊。

【主诉】自汗2月余。

【病史】2个月前因劳累出现出汗量大，动则加重，夜间盗汗，自服六味地黄丸效果不明显，遂来诊。

【现症】自汗，乏力，右侧手掌及前臂酸痛，平素畏食生冷，食后腹泻。胸腹部皮肤红斑、瘙痒。舌质淡红，苔白腻。脉弦细数。

问题

1. 患者平素畏食生冷，易发腹泻，与哪个脏腑功能失调有关？

2. 患者皮肤红斑瘙痒病机是什么，与汗出有何联系？

3. 患者苔白腻，脉弦细数，应如何理解？

4. 按照脏腑辨证，本案共涉及哪几个脏腑发病？应采取何种治法？可选用哪些方剂配合治疗？

【诊疗过程】

初诊：2009年3月22日。炙麻黄6g，桂枝15g，白芍15g，炙甘草10g，党参20g，麦冬10g，五味子10g，煅龙牡各30g，柴胡15g，黄芩12g，附子6g，细辛3g，连翘20g，赤小豆20g，桑白皮15g，丹皮15g，生地30g，干姜10g，茯苓30g，白术10g。4剂，水煎服。电话随访，汗已止，已停药。

问题

5. 处方中选用的主方是什么？如何理解处方配伍？

病例 2：徐某，男，23 岁；2009 年 4 月 26 日初诊。

【主诉】盗汗 10 余年。

【病史】患者 10 年前无明显诱因出现盗汗，寐则汗出，醒即汗止，且白天活动后汗出如浴。多方求医服用多种中药治疗，无明显效果，遂来诊。

【现症】盗汗，伴心烦急躁易怒，饮食、二便尚可。舌质淡，苔薄白，脉细数。

问题

1. 患者盗汗并有自汗的病机是什么？涉及哪些脏腑发病？
2. 患者心烦急躁易怒的原因是什么？
3. 应采用什么治法？可选用哪些方剂配伍治疗？

【诊疗过程】

初诊：2009 年 4 月 26 日。炙麻黄 5g，桂枝 15g，白芍 30g，炙甘草 15g，党参 20g，麦冬 10g，五味子 15g，煅龙牡各 30g，黄芪 30g，柴胡 15g，黄芩 10g，附子 3g，细辛 3g。6 剂，水煎服。

二诊：2009 年 5 月 1 日。盗汗止，心烦，急躁。舌质红，苔黄滑，脉弦数。上方加竹叶 15g。6 剂，水煎服。

问题

4. 处方中选用的主方是什么？如何理解处方配伍？

（四）问题解析

病例 1

汗证分为自汗和盗汗，白昼时时汗出，动则益甚者，称为自汗；寐中汗出，醒来自止者，称为盗汗。西医对于此类疾病无特效药物，而中医治疗则有其显著优势。

1. 本案患者食欲不振，畏食生冷，易发腹泻，乃脾肾阳虚也。

2. 肝血亏虚，疏泄失常，气血不和，营卫失调，卫归肺气，营归肝血，脾肺气虚，卫外不固，营卫不和，营阴失敛，则汗出；汗出后，毛孔开泄，易受邪风，营卫郁滞，症见患者胸腹部皮肤红斑、瘙痒，亦为营卫不和也。

3. 脾胃功能失调，气血生化乏源，土虚不能培木，肝脾失调，症见苔白腻，脉弦细数。

4. 综合分析，本案共涉及肝、脾、肾、肺、脏腑发病，应采取以调和营卫、固表止汗为主要治法，兼顾足三阴，可选麻黄汤、桂枝汤、生脉散、附子理中丸等方剂进行加减治疗。

5. 处方中选用麻黄汤为主方,集调和营卫与调肝于一身。方中麻黄味辛温,归肺、膀胱经,善走卫分,轻扬上达,无气无味,乃气味之最清者,故能透出皮肤毛孔之外,又能深入积痰凝血之中。凡药力所不到之处,此能无微不至,为散卫分之邪的要药;桂枝辛温入肝,善走营分,疏肝祛风、配合麻黄透营和卫,营气外透而卫气外发,营卫调和;如元代名医王好古曰:"麻黄治卫实之药,桂枝治卫虚之药,二物虽为太阳证药,其实营卫药也。……用麻黄、桂枝,即汤液之源也。"党参、麦冬、五味子养心气,益心阴,敛阴固表止汗;伍茯苓、白术、炙甘草,益气健脾,以资气血生化之源;柴胡、桂枝疏肝散郁,白芍、煅牡蛎补肝体、助肝用;麻黄、附子、细辛发散解表,温肾助阳;合麻黄连翘赤小豆汤解表化湿,透疹止痒。诸药合用,气血充盈,卫气外发,营卫调和则病解。

病例 2

1. 盗汗,睡则汗出,醒则汗止,为阴虚火旺所致;自汗证因阳气虚弱,腠理不密所致。本案患者盗汗,病因肝经阴血不足,木郁化火,肝失疏泄(疏泄太过);患者白天活动后汗出如浴属阳虚自汗,病因脾肺阳气虚弱而为。故本患者属阴阳两虚,为肝脾功能失调导致营卫(气血)不和而发病。

2. 肝经热盛,肝火扰心,则心烦急躁易怒。

3. 一般治汗之法,大多遵循"阳虚自汗,治宜补气以卫外;阴虚盗汗,治当补阴以营内"(《临证指南医案》)。基于营卫与气血脏腑的关系和本案的发病特点,治当益气养阴,调和营卫,疏肝宣肺,健脾温肾。可选用生脉散、桂枝汤、黄芪建中汤等方剂加减治疗。

4. 本案所选主方为麻黄汤、桂枝汤加减。麻黄汤、桂枝汤为《伤寒论》太阳经之主方,实为调和营卫及调肝之良方,本案奥妙在于"复发其汗",通过宣肺疏肝,透发营卫,达到营卫调和汗出自止的目的。方中麻黄味辛性温,归肺、膀胱经,善走卫分,轻扬上达,乃气味之最清者,故能透出皮肤毛孔之外,又能深入积痰凝血之中,凡药力所不到之处,此能无微不至,为散卫分之邪的要药;桂枝辛温疏肝,专走营分,善于解肌发表,透营疏风,与麻黄相伍,使营气外透而卫气外发,则营卫调和;白芍味苦酸甘微寒,归肝、脾经,养肝阴、调肝气以防木郁克土,伍桂枝可调和营卫而止汗。如《神农本草经百种》中曰:"芍药花大而荣,得春气为盛,而居百花之殿,故能收拾肝气,使归根返本,不至以有余肆暴,犯肺伤脾,乃养肝之圣药也。";炙甘草甘平,归肺、脾、心经,益气补中,调和药性;党参、麦冬、五味子益气养阴,固表止汗;柴胡、黄芩、煅龙牡疏肝补肝,清泄肝经郁热;炙麻黄伍附子、细辛,辛温行散,温经通络;竹叶清心以除烦躁。诸药合用,脏腑功能恢复,营卫调和,则汗出自愈。

(五)学习小结

高老认为无论自汗还是盗汗最终结果均为气阴两虚,其病机要点为营卫

（气血）不和，对应治疗原则为调和营卫（气血）。治疗上应重点调理肝脏和营卫，兼调肺脾肾以求营卫（气血）调和，则汗出有度。可选用麻黄汤、桂枝汤、生脉散、小柴胡汤、当归补血汤、当归六黄汤、玉屏风散、乌梅丸等方剂灵活加减治疗。

（六）拓展

1. 结合临床分析头面部汗出与全身汗出病机有何不同。

2. 查阅资料分析汗证久治难愈的原因，其主要发病脏腑有哪些？

3. 举例说明汗证在什么情况下需要用止汗药，什么情况下不需要用止汗药。

4. 找出病案中处方的几个关键性药物，分析关键性药物的性味、归经、功用和古代医家对其药物的认识。

5. 写出学习本病后的心得体会。

六、痹　　证

（一）概述

痹证是指以肌肉、筋骨、关节发生疼痛、麻木、重着、屈伸不利，甚至关节肿大灼热为主要临床表现的病证。西医学中的风湿性关节炎、类风湿性关节炎、反应性关节炎、肌纤维炎、强直性脊柱炎、痛风、增生性骨关节炎等出现痹症的临床表现时，均可参照本节内容辨证治疗。

（二）辨治思路

高老认为痹证与足三阴肝、脾、肾关系密切，临床辨证秉承《黄帝内经》："风寒湿三气杂至，合而为痹。"的原则，将其病机落实到脏腑，因为肝主风，脾主湿，肾主寒，故在治疗痹证时应紧扣肝脾肾三脏。然而"邪之所凑，其气必虚"。常采取外散风寒湿，内补肝脾肾为治疗大法，即补肝在于祛风，健脾可以祛湿，温肾方可散寒，如此以达到祛除风寒湿之目的。在选药配方时，高老擅长选用经方治疗，肝经常以桂枝汤、当归四逆汤类养血补肝祛风；脾经常以理中丸类温阳健脾祛湿；肾经常以四逆汤类温肾壮阳散寒；对于热痹也属于肝脾肾综合疾病，只不过是以木郁化火为主而已，故在治疗上在温补三阴的同时，配伍清肝泻火类方药如：桂枝芍药知母汤及丹皮、生地、黄连、黄柏等，疗效显著。

（三）典型医案

病例 1：岳某，女，60 岁；1997 年 5 月 20 日初诊。

【主诉】双手指肿胀疼痛 20 年，加重半个月。

【病史】20 年前因劳累后出现双手指关节疼痛、发热，后逐渐出现关节肿胀，检查：类风湿因子阳性，血沉增快，曾多处治疗服用西药、中药汤剂及中成药，病情时有减轻时有加重，缠绵不愈。近半个月来，上述症状加重。

【现症】双手指关节疼痛、肿胀，发热（37.3℃），神疲乏力。十指关节肿胀略红,趾关节无畸形。舌质淡红,苔黄腻,脉沉弦。类风湿因子阳性,血沉 12mm/h,抗 O < 500U。

问题

1. 怎样理解患者发病始初之病因病机?

2. 患者手指关节肿胀疼痛、发热的原因是什么?

3. 患者苔黄腻,脉沉弦,属于哪个脏腑发病?

4. 本案共涉及哪几个脏腑发病? 可选用哪些方剂配合治疗?

【诊疗过程】

初诊:1997 年 5 月 20 日。桂枝 10g,白芍 30g,知母 20g,麻黄 3g,防风 10g,茯苓 30g,白术 10g,猪苓 20g,泽泻 20g,黄芪 60g,制附子 15g,柴胡 15g,黄芩 10g,延胡索 20g,炙甘草 10g。生姜 30g。15 剂,水煎服。

二诊:1997 年 6 月 6 日。病人服上方 15 剂后,手指肿胀及疼痛明显减轻,指关节活动较前灵便,红色变浅,饮食及二便正常,无心悸、发热等表现。舌质淡红,苔薄黄,脉沉弦。上方去延胡索,加川芎 20g。20 剂,水煎服。

三诊:1997 年 6 月 27 日。病人服上方 20 剂后,精神好转,手指肿胀、疼痛、色红均已消失,指关节活动正常。复查类风湿因子阴性,血沉 11mm/h。舌质淡红,苔薄黄,脉沉。治疗效果好,上方去麻黄,加当归 20g,继服 10 剂巩固疗效。

问题

5. 处方中主方是什么,如何理解处方中药物的配伍意义?

6. 二诊中为何去延胡索加入川芎?

7. 三诊中又为何去麻黄加入当归?

病例 2:朱某,女,50 岁;2008 年 11 月 22 日初诊。

【主诉】膝关节及背部疼痛 4 年余,加重 1 年,伴头痛 10 年。

【病史】4 年前不明原因出现膝关节及背部疼痛,遇冷加重,到某西医院被诊断为"类风湿性关节炎"。给予止痛药治疗,症状暂时缓解。曾多方求医,进行中西药治疗效果欠佳,后经人介绍遂来诊。

【现症】膝关节及背部疼痛,遇冷加重,头痛,畏食生冷,口干。舌质淡,苔白,脉弦数。

问题

1. 患者膝关节及背疼痛，为什么遇冷则加重？
2. 患者畏食生冷，与哪个脏腑功能失调有关？
3. 如何理解患者口干症状？
4. 按照脏腑辨证，本案共涉及哪几个脏腑发病？
5. 应采用何种治法？可选用哪些方剂配合治疗？

【诊疗过程】

初诊：2008 年 11 月 22 日。当归 15g，通草 15g，细辛 3g，桂枝 15g，白芍 15g，炙甘草 10g，茯苓 20g，党参 15g，附子 6g，干姜 12g，黄芪 30g，炙麻黄 6g。6 剂，水煎服。医嘱：避风寒，勿过劳，畅情志。

二诊：2008 年 11 月 28 日。服上药，疼痛加剧，自觉口干，头昏。舌质淡，苔薄黄，脉弦数。上方加黄芩 12g、知母 15g。10 剂，水煎服。

三诊：2008 年 12 月 8 日。服上药，诸症大减，现受凉后头痛时发，四肢及腰部酸困。舌质淡红，苔薄白，脉弦细。上方去茯苓、党参，桂枝 20g、干姜 20g，加羌活 20g、防风 10g、白术 10g、苍术 10g、川芎 30g、升麻 6g。续服 30 剂。

四诊：2009 年 1 月 10 日。服上药，疼痛明显减轻，发作次数减少，现受凉后时发头痛（微痛）。舌质淡，苔薄白，脉弦缓。嘱上方不变，续服 60 剂。

五诊：2009 年 3 月 11 日。服上方病情稳定，疼痛全部消失，自述身穿单薄衣服验证无复发。舌质淡，苔白，脉弦细。上方去升麻、柴胡、白术，炙麻黄加至 12g、炙甘草加至 15g、附子加至 15g，加茯苓 30g、党参 15g、土鳖虫 15g。10 剂，水煎服。

问题

6. 处方中的主方是什么，如何理解处方中药物的配伍意义？

病例 3：侯某，女，46 岁；1998 年 5 月 12 日初诊。

【主诉】肘膝腰背疼痛，低热半年。

【病史】病人于半年前无明显原因出现腰背疼痛，肘膝关节也有疼痛，疼痛甚时局部敷贴伤湿止痛膏可减轻，并出现乏力神倦，发热（37.3~38℃），后查抗"O"830U，血沉 38mm/h，曾用青霉素肌注，常服芬必得，症状可减但不能控制。

【现症】肘膝腰背疼痛，乏力，纳差，时感恶心，发热（37.3~37.5℃），阴雨天疼痛加重。四肢活动尚可，精神倦怠，肘膝腰背关节无红肿畸形。舌质淡红，苔黄腻,脉细稍数。

问题

1. 本案患者肘膝腰背疼痛的病因病机是什么?
2. 患者为什么出现发热、恶心的症状?
3. 苔黄腻,脉细稍数,与哪个脏腑功能失调有关?
4. 综合分析本案共涉及哪些脏腑发病? 采取何种治法? 可选用哪些方剂治疗?

【诊疗过程】

初诊:1998 年 5 月 12 日。乌梅 20g,当归 20g,桂枝 10g,黄连 10g,黄柏 10g,附子 15g,细辛 3g,干姜 10g,党参 20g,白术 20g,茯苓 30g,赤白芍各 20g。6 剂,水煎服。

二诊:1998 年 5 月 15 日。患者服药平和,未诉特殊不适,述周身关节疼痛困乏有所减轻,纳食略有增加,余症同前。舌质淡红,苔黄腻,脉细稍数。因其舌苔黄腻,仍存在肝胆郁热,加柴胡 10g、黄芩 10g。6 剂,水煎服。

三诊:1998 年 5 月 19 日。周身关节疼痛明显减轻,饮食量有所增加,体温较治疗前降低,精神好转。舌质淡红,苔薄腻微黄,脉细。上方加陈皮 20g,续服 10 剂。

四诊:1998 年 6 月 2 日。周身关节疼痛基本消失,纳食及二便正常,发热也未再发生(36.5~36.8℃)。复查血沉 17mm/h,抗"O" < 500U。舌质淡红,苔薄白,脉细。去赤白芍,加黄芪 30g 补气扶正以善其后。15 剂,共为细末,水泛为丸,每次 6g,日 3 次。

问题

5. 处方中的主方是什么,如何理解处方中药物的配伍意义?
6. 二诊中为何加入柴胡、黄芩?
7. 三诊中为何加入陈皮?

(四)问题解析

病例 1

1. 本病属于祖国医学"痹证"范畴。痹证的病因病机主要是脏腑内虚,风、寒、湿三气乘虚而入,闭阻经络,导致气血不通,不通则痛而发病。西医学的风湿性关节炎、类风湿性关节炎、强直性脊柱炎、骨性关节炎、坐骨神经痛等疾病以肢体痹病为临床特征者归属本病范畴。本案患者劳累后,气血虚弱,被邪所袭而发病,此非一日而为,而是脏腑亏虚日久,终不敌邪而作,正所谓"邪之所凑,其气必虚"。

2. 患者手指关节肿胀疼痛,发热,说明在寒湿之中蕴含郁热,寒湿在脾肾,郁热在肝经;双手指关节疼痛、肿胀、发热,神疲乏力,属于热痹。

3. 患者舌苔黄腻,脉沉弦,为脾不运化水湿,土不培木,肝木不达,郁滞化热而致。

4. 综合分析,本案共涉及肝、脾、肾三脏发病,可选用当归四逆汤、桂枝茯苓丸、附子理中丸、小柴胡汤、桂枝芍药知母汤等方剂进行加减治疗。

5. 处方中选用桂枝芍药知母汤为主方合用黄芪桂枝五物汤、真武汤、五苓散进行加减治疗。《金匮要略·中风历节病脉证并治》中指出:"诸肢节疼痛,身体尪羸,脚肿如脱,头眩短气,温温欲吐,桂枝芍药知母汤主之。"本案例患病先决条件是因内在肝脾肾不足,导致外来风寒湿邪乘虚而入,脾虚生湿,肾虚生寒,肝虚生风,寒湿之邪性质属阴,而风性可阴可阳可热可寒。此桂枝芍药知母汤乃寒热并用,温补脾肾,养肝清热。方用桂枝、白芍、防风补肝疏肝以祛风;附子温肾暖水以散寒;白术、黄芪、甘草健脾培土以除湿;配麻黄通经络而开痹塞;柴胡、黄芩疏肝清肝;方用知母者,痹证之发,风寒外束,湿寒内动,内外相逼,经络热生,热在经络,寒在骨髓,故配合知母以清经络。寓真武汤、五苓散可温脾肾以通阳化寒湿。延胡索活血行气,专于止痛。

6. 二诊中患者疼痛已明显减轻,故去延胡索,加入川芎为血中之气药,行血脉之闭涩,较延胡索缓和。

7. 三诊中患者疼痛已消,方中去麻黄加入当归补血,重在补肝祛风。诸药合用共达疏肝清热祛风、健脾祛湿,温肾散寒,紧扣病机,效果良好。

病例2

1. 本案患者素体阳气不足,风寒湿之邪客背部经脉,不通则背痛、膝痛,加之遇冷,经脉寒凝则疼痛加重,如《济生方·痹篇》曰:"皆因体虚,腠理空虚,受风寒湿气而成痹也。"说明痹证的病因病机是正虚复感受外邪,正虚主要责之于肾阳不足及肝脾两虚,致风寒湿邪内伤,深侵督脉,气血凝滞不通而发病。

2. 患者畏食生冷,为脾胃阳虚,此为判别患者本为寒证的重要依据之一。

3. 肝血虚滞,木郁化火,症见口干。

4. 肝虚生风、脾虚生湿、肾虚生寒,肝脾肾功能失调,又可导致风寒湿邪内生,故肝脾肾功能失调是引起本病的根本原因。综合分析,本案共涉及肝、脾、肾三脏发病。

5. 应采取以温补三阴、温经通脉为治法,可选当归四逆汤、附子理中汤、茯苓四逆汤、独活寄生汤等方剂进行加减治疗。

6. 处方中选用当归四逆汤为主方加减治疗。方中当归入肝，能温能疏，为补血要药；桂枝入肝，温通血脉，芍药入肝，养血和营，两药合用助当归共奏养血疏肝之功。附子、党参、茯苓、炙甘草温补脾肾，健脾益气。麻黄附子细辛合通脉四逆汤，温肾壮阳，通脉止痛。九味羌活汤祛风，胜湿，止痛。柴胡、黄芩、知母以防肝郁化热。芍药、土鳖虫益阴和营，活血通脉，与桂枝相伍，内疏厥阴，调和营卫；甘草既可补中健脾，又可调和诸药。如此相伍则邪祛正复，营卫调和，血脉通利，关节灵活，而疼痛自除。

病例3

1. 此病人肘膝腰背疼痛，低热半年，无疑属于痹证。风寒湿三气杂至内外合邪而为痹，肝主风，脾主湿，肾主寒，往往缘于肝脾肾功能失调而成病。此病人关节疼痛遇风遇寒遇阴天而加重，似属阴证，但苔黄腻脉数又属阳热之征，所以实乃寒热错杂之病，总属脾肾虚寒，肝经血虚有热。

2. 肝经血虚，木郁化热，故见发热，脾土虚弱，肝木克土则恶心。

3. 苔黄腻，脉细稍数，为肝脾失调，化湿生热所致。

4. 综合分析本案共涉足三阴肝脾肾发病，治当温补三阴，清疏肝木，可选当归四逆汤、理中汤、茯苓四逆汤、小柴胡汤等方剂进行加减治疗。

5. 本案主方为乌梅丸，其虽是《伤寒论》中治疗蛔厥之方，但其组方实为肝脾肾典型综合剂型。肝主升发，性喜条达，赖于脾肾功能之相助，使其生培有源，才能发荣畅茂，木静而风恬也。此足厥阴脏寒之证，它与脾肾虚寒不能生培相助相关。方用酸温之乌梅为主，是从其性而欲入其肝，合用味甘辛而性温之桂枝、当归养血疏肝以祛风；配伍人参、干姜归经入脾，温阳健脾以祛湿；复用附子、细辛大热之药，温肾壮阳以祛寒；因其肝木不能协水上济，木郁化火而见上热，故本方又佐用黄连、黄柏苦寒泻火以清热。综合分析乌梅丸以补肝养血为主，温脾暖肾为辅，佐以清上之法。另有茯苓、白术可健脾祛湿，白芍养肝和营，与乌梅丸共同组方，会更增其疗效。大法不变，调理三阴，祛风除湿散寒，终则"水暖土和木达"，疼痛消失而热自退。

6. 二诊加柴胡、黄芩以清疏肝胆。

7. 三诊加入陈皮以理气和胃燥湿。

（五）学习小结

痹证是临床常见病证，主要病机为气血不通。《黄帝内经》："风寒湿三气杂至，合而为痹"。肝主风，脾主湿，肾主寒，又因"邪之所凑，其气必虚"，高老认为痹证属于足三阴肝脾肾疑难杂症之一。治疗当以疏肝祛风、健脾祛湿、温肾散寒为主要治法。肝经常以桂枝汤、当归四逆汤类养血补肝祛风；脾经常以理中丸类温阳健脾祛湿；肾经常以四逆汤类温肾壮阳散寒；对于热痹则在温补三阴的同时，可配合桂枝芍药知母汤及丹皮、生地、黄连、黄柏等清肝泻火之方药。

（六）拓展

1. 总结痹证的分类及病机要点。

2. 痹证包括现代医学的哪些病证？分析现代医学对这些疾病的认识和研究进展。

3. 除药物治疗外针对痹证还有哪些有效的治疗方法？举例说明并分出其中优劣。

4. 分析上述病案的异同点。

5. 找出每个病案中处方的几个关键性药物，分析关键性药物的性味、归经、功用和古代医家对其药物得出认识。

6. 写出学习本病后的心得体会。

7. 参考阅读：高天旭，任平，韦大文. 高体三教授治疗痹证经验 [J]. 中华中医药杂志. 2013, 28（12）: 3573-3574.

七、腰　　痛

（一）概述

腰痛是指以腰及腰骶部疼痛为主要症状的一类病证，可表现为腰一侧或两侧的疼痛。西医学中的腰肌纤维炎、强直性脊柱炎、腰椎骨质增生、腰椎间盘病变、腰肌劳损等腰部病变以及某些内脏疾病，凡以腰痛为主要症状者，可参考本节辨证治疗。

（二）辨治思路

高老认为，腰痛乃足三阴肝脾肾功能失调所致。《素问·脉要经微论》曰："肾者，腰之府。"肾居脊骨七节之中，正在腰间，肝木生于肾水，水寒则不能生木，木陷于水，结塞盘郁，是以痛作。然水寒木郁痛之原，必兼土病。癸水既寒，脾土必湿，湿旺木郁，肝气必陷，陷而不已，坠于深渊，故腰痛作也。腰痛实属痹证范畴，即痹证之疼痛表现在腰部，痹证之形成为风寒湿三气杂至合而导致。根据肝病多风、肾病多寒、脾病多湿的脏腑病理特点，肝脾肾功能失调是导致风寒湿邪内生，引起本病的根本原因。临床上运用《伤寒论》中的当归四逆汤（肝脾）、桂枝姜附阿胶汤（肝脾肾）、茯苓四逆汤（脾肾）、麻黄附子细辛汤（脾肾）等方剂化裁治疗腰痛，疗效显著。

（三）典型医案

病例1：马某，女，43岁；1999年1月26日初诊。

【主诉】腰痛1年。

【病史】病人1年前无明显原因出现腰部酸困疼痛，四肢关节疼痛，每遇阴冷天气疼痛加重，常服芬必得、消炎痛等药，时轻时重，先后多次服用中药汤剂及中成药如筋骨痛消丸等效果不佳，且用麝香止痛膏类稍可减轻。腰部及膝关节 X 光片提示退行性骨关节炎,血沉、抗"O"均基本正常,常服中药汤剂活血化瘀类及治风湿药,疗效不显著。近 1 个月来腰部疼痛、僵硬不舒,膝关节疼痛、屈伸不利,不能日常生活。

【现症】腰部疼痛、僵硬不舒,膝关节疼痛屈伸不利,每遇阴天及受寒则疼痛加重,神疲乏力,面色萎黄,扩胸受限,腰部俯仰不利,四肢关节无畸形。既往服正清风痛宁,嘱其停服。舌质淡红,苔白腻,脉沉。理化检查:抗"O" < 500U,类风湿因子阴性,血沉 16mm/h。

问题

1. 患者腰痛,每遇阴天及受寒后腰痛加重,是何原因引起?

2. 为什么患者膝关节屈伸不利?

3. 患者神疲乏力,面色萎黄,与哪个脏腑发病有关?

4. 苔白腻,脉沉,属于哪几个脏腑发病?

5. 按照脏腑辨证,本案共涉及哪几个脏腑发病? 应采用何种治法? 可选用哪些方剂配合治疗?

【诊疗过程】

初诊:1999 年 1 月 26 日。麻黄 6g,附子 12g,细辛 3g,桂枝 15g,白芍 15g,干姜 12g,炙甘草 6g。6 剂,水煎服。医嘱:忌食生冷及辛辣食物,调情志,多服热开水并原地活动。

二诊:1999 年 2 月 2 日。纳食正常,病人腰痛强硬及膝关节疼痛都有所减轻。舌质淡红,苔白,脉沉。处方对症,守上方继服 10 剂。

三诊:1999 年 2 月 12 日。病人已停服所有其他药物,只服上方,感腰部强硬改善,可增加局部活动度,扩胸度改善,疼痛也有所减轻。现病人精神尚可,体力增加。舌质淡红,苔白,脉沉。以上方加入土鳖虫 10g。15 剂,水煎服。

四诊:1999 年 3 月 15 日。病人共服中药约 1 个月,腰部僵硬疼痛及膝关节疼痛均有明显改善,可进行日常工作生活,仅在阴天下雨时隐约可见,但程度极轻。舌质淡红,苔白,脉沉。中药同初诊方 10 剂,研面共为末,做成丸剂,长服以治本。

问题

6. 处方中选用的主方是什么? 如何理解处方中药物的配伍?

7. 三诊中为何加入土鳖虫?

病例2：樊某，男，38岁；1998年5月12日初诊。

【主诉】腰部酸痛强硬半年。

【病史】病人因受寒后引起腰部酸困疼痛，活动受限，晨起僵强，伴精神疲乏，下肢软弱，睡眠不佳，多梦，纳食尚可，尿常规无异常，二便正常，病来无发热。

【现症】腰部酸困疼痛，活动受限，晨起僵强，精神疲乏，面色淡白，下肢软弱，睡眠不佳，多梦，纳食尚可，腰部无红肿，四肢关节无畸形、疼痛。舌质淡红，苔薄白，脉沉细。尿常规正常，HLA-B27阳性，血沉32mm/h，类风湿因子阴性，抗"O"正常。X线片显示骶髂关节边缘模糊，并稍致密，关节间隙加宽。

问题

1. 腰部酸痛强硬的病因是什么？

2. 患者神疲乏力，面色淡白，下肢软弱，与哪几个脏腑发病有关？

3. 患者脉沉细，与哪个脏腑发病有关？

4. 按照脏腑辨证，本案共涉及哪几个脏腑发病？

5. 应采用何种治法？可选用哪些方剂配合治疗？

【诊疗过程】

初诊：1998年5月12日。当归12g，通草10g，桂枝10g，白芍20g，细辛3g，干姜15g，附子15g，阿胶（烊化）10g，茯苓30g，党参20g，炙甘草10g。7剂，水煎服。医嘱：忌食生冷辛辣刺激食物，调情志。

二诊：1998年5月19日。服上方3剂后，精神明显好转，腰部活动较前灵活。自述至第三剂时即觉腰痛明显减轻，未诉其他异常不适。舌质淡红，苔薄白，脉沉细。效不易法，以上方去通草。10剂，水煎服。

三诊：1998年5月29日。腰痛症状已基本消失，体力增加，精力充沛，只是劳累及受凉后仍觉腰部轻微疼痛，平时几乎无异常。舌质淡红，苔薄白，脉细。理化检查：血沉18mm/h，HLA-B27阳性。X线片显示骶髂关节边缘清晰。中药照上方去阿胶。6剂，水煎服。

问题

6. 处方中选用的主方是什么？如何理解处方中药物的配伍？

7. 二诊中为何去通草？

（四）问题解析

病例1

腰痛一年四季均可发生，其发病率较高，为中医内科门诊较为常见的病种之一。西医学中的腰肌纤维炎、腰椎骨质增生、腰肌劳损、腰椎间盘病变之腰痛归属于本病的范畴。此外，肾脏疾病、泌尿生殖系疾患、局部外伤以及多种内科疾病如结核、高血压、肿瘤等亦可引起腰痛。其病因主要是内伤、外感及跌仆挫伤，内伤腰痛多由负重劳累、房劳过度、年老体衰、久病致虚、情志失调等导致，外感腰痛主要由感受外界风湿寒邪导致。但内伤是腰痛发生的主要因素，正如《黄帝内经》云："正气存内，邪不可干。"

1. 本案患者腰痛由寒凝于足少阴肾经、足太阳膀胱经，经脉不通而致。肾阳虚弱，不敌寒邪，导致寒凝血瘀，不通则痛，故出现每遇阴天或受寒则腰痛加重。

2. 寒水不能生木，湿土不能培木，导致肝血虚寒，筋脉不得滋养，肝失条达，导致关节屈伸不利，《黄帝内经》曰："肝主筋""诸筋者，皆属于节"。

3. 患者脾土虚弱，气血生化无源，形神不充，故神疲乏力，面色萎黄。

4. 脾肾阳虚，气化不利，水湿内停，症见苔白腻，脉沉。

5. 综合分析，本案共涉及肝脾肾三脏发病，证属肝脾肾功能失调，寒湿留注筋脉关节，应采取温补三阴、祛除寒湿为治法，可选用麻黄附子细辛汤、当归四逆汤、附子理中丸等方剂进行加减治疗。

6. 处方中选用麻黄附子细辛汤为主方，黄元御《伤寒悬解·少阴经全篇》指出，麻黄附子细辛汤既可散太阳之外寒，又可温少阴之内寒，此正为寒凝少阴太阳经络之腰痛而作。方中附子、细辛温肾助阳散寒；干姜、炙甘草温中健脾；桂枝、白芍温肝补肝疏肝；麻黄宣散寒湿，一派温通助阳之药使水暖土和春木畅达，血脉畅通，腰痛自愈。

7. 土鳖虫加强通络止痛之效。

病例2

1. 腰痛强硬，活动受限，在西医学中，被称作强直性脊柱炎，是一种免疫系统疾病，属于中医痹证范畴，相当于骨痹。《素问·逆调论》中说："肾者水也，而生于骨，肾不生则髓不能满，故寒甚至骨也……病名曰骨痹，是人当挛节也。"《济生方·痹篇》曰："皆因体虚，腠理空疏，受风寒湿气而成痹也。"说明痹证的病因病机是正虚复感外邪。正虚主要责之于肾阳不足，才致风寒湿邪内伤，并深侵督脉，气血凝滞不通，脊骨失养，故腰脊关节强直疼痛，不能俯仰。

2. 患者肾阳不足，必致脾阳亦虚，脾虚生湿，气血亏虚，故见患者神疲乏力，面色淡白，下肢软弱。

3. 肾阳虚弱，气血不足，故脉沉细。

4. 肝木生于肾水而长于脾土,水寒不能涵养肝木,脾湿不能培养肝木,终致肝血虚寒,筋脉失养,经络不通而发病。综合分析,本案共涉及肝脾肾三脏发病。

5. 应采取以温经养血、温补三阴为治法,可选当归四逆汤、桂枝姜附阿胶汤、附子理中丸等方剂进行加减治疗。

6. 处方中选用桂枝姜附阿胶汤为主方合当归四逆汤加减治疗。方中阿胶、当归温补肝血助肝之用;桂枝、白芍温肝疏肝;通草通经络而利湿;附子、细辛温肾助阳而散寒;干姜、党参、炙甘草温中健脾。

7. 通草虽有通经络利湿之功,但其性寒,二诊时患者腰痛已明显减轻,去通草以图温通经脉之全功。诸药配伍,紧扣病机,温补肝脾肾,气血充盈,筋脉调和,则腰痛自愈。

(五)学习小结

高老认为,腰痛乃足三阴肝脾肾功能失调所致,实属痹证范畴。根据肝病多风、肾病多寒、脾病多湿的脏腑病理特点,肝脾肾功能失调是导致风寒湿邪内生,引起本病的根本原因。治疗当以疏肝祛风、健脾祛湿、温肾散寒为主要治法。可运用《伤寒论》中的当归四逆汤、桂枝姜附阿胶汤、茯苓四逆汤、麻黄附子细辛汤等方剂加减治疗。

(六)拓展

1. 结合临床分析男性和女性的腰痛病机的异同。

2. 查阅资料结合临床分析腰痛的致病因素有哪些。

3. 治疗腰痛是否均要从肾入手? 如果不是,具体分析还可以从哪些方面入手治疗腰痛。

4. 分析上述病案的异同点。

5. 找出每个病案中处方的几个关键性药物,分析关键性药物的性味、归经、功用和古代医家对其药物的认识。

6. 写出学习本病后的心得体会。

八、震　颤

(一)概述

震颤是指由内伤积损或其他慢性病证致筋脉失荣失控,以头身肢体不自主地摇动、颤抖为主要临床表现的一种病证。根据本病的临床表现,西医学中的震颤麻痹、肝豆状核变性、小脑病变的姿位性震颤、特发性震颤、甲状腺功能亢进等,凡具有震颤临床特征的锥体外系疾病和某些代谢性疾病,均可参照本节辨证治疗。

(二)辨治思路

高老认为,颤震为肝风内动的一种表现,正如《素问·至真要大论》曰:"诸风掉眩,皆属于肝。"其病机核心实为足三阴肝脾肾同病,以足厥阴肝木为主。一则脾虚土不培木,二则肾虚水不涵木,终致肝血虚滞,筋脉失养,木郁风动。治当疏肝祛风、调补三阴,可选用桂枝汤(肝)、桂枝茯苓丸(肝脾)、镇肝熄风汤(肝肾)、羚角钩藤汤(肝)、苓桂术甘汤、真武汤等方剂辨证灵活运用,方可取得满意疗效。

(三)典型医案

病例:杨某,男,77 岁;2008 年 12 月 9 日初诊。

【主诉】全身震颤 30 余年,伴心下痞硬胀满 1 年余。

【病史】患者 30 年前出现全身震颤,时重时轻,多次治疗无明显改善。1 年前无明显原因出现心下痞硬胀满,服用中药及西药效果不佳。糖尿病及高血压病史 20 余年。

【现症】全身震颤显著,站立不稳,行动迟缓,头部及双手震颤幅度较大,患者神志清楚,精神欠佳,面色淡白,言语声低,少气懒言,自诉心下痞硬,脘腹胀满,口干苦,食欲不佳,便秘,2~3 日一行,睡眠尚可。舌质黯红,舌苔黄腻,脉细数。

> 问题
>
> 1. 患者面色淡白,言语声低,少气懒言,精神欠佳,属于哪个脏腑发病?
> 2. 患者心下痞硬,脘腹胀满,属于哪一经及脏腑发病?
> 3. 患者震颤的原因是什么?
> 4. 舌质黯红,舌苔黄腻,脉细数,属于哪几个脏腑发病?
> 5. 按照脏腑辨证,本案共涉及哪脏腑发病?应采取何种治法?可选用哪些方剂配合治疗?

【诊疗过程】

初诊:2008 年 12 月 9 日。党参 15g,麦冬 10g,五味子 10g,柴胡 15g,黄芩 10g,桂枝 12g,白芍 24g,炙甘草 10g,木香 15g,砂仁 10g,茯苓 30g,鳖甲 15g,干姜 15g,黄连 6g,附子 3g,菊花 20g,钩藤 20g,土鳖虫 15g,陈皮 15g,焦三仙各 15g,牡丹皮 12g,桃仁 10g,赤芍 15g,生姜 30g。3 剂,水煎服。医嘱:食宜松软易消化之品。

二诊:2008 年 12 月 14 日。服上方口苦减轻,心前区发紧减轻。口干,咽干,食欲尚可,大便干。舌质黯,苔滑腻,脉细数。故前方去木香、砂仁、菊花、钩藤、细辛,黄连加至 10g,干姜减至 10g,加决明子 20g。6 剂,水煎服。

三诊:2008 年 12 月 21 日。服前方后口干、咽干症状减轻,自觉心下痞硬,心前区紧闷。舌质黯红，苔白厚，脉弦滑。以上方去黄连。6剂，水煎服。

四诊：2008年12月28日。服上方口苦减轻，心下痞症状消失，大便2日一次，饮食睡眠尚可。舌质黯红，苔黄腻，脉弦数。以上方加肉苁蓉15g。3剂，水煎服。

五诊：2009年1月4日。服上方诸症改善，眼干痛改善，脘痞消失，口苦减轻，食欲增加，睡眠可。现大便干，2日一行，晨起偶尔口干。舌质黯红，舌苔黄厚滑，脉弦细数。以上方加仙灵脾10g，6剂，水煎服。

六诊：2009年1月13日。服上方，震颤明显改善，饮食、睡眠尚可，眼干痛，大便欠通畅。舌质黯红，舌苔厚滑，脉弦细数。以上方加白术6g，继服10剂，以巩固疗效。

问题

6. 处方中选用的主方是什么？如何理解处方配伍？

7. 如何理解二诊中处方化裁的意义？

8. 三诊中为何去黄连？

9. 四诊、五诊中分别加入肉苁蓉和仙灵脾的目的是什么？

10. 六诊中为何加入白术？

（四）问题解析

1. 本案患者有糖尿病及高血压病史20余年，年老体衰，脏腑亏虚，脾胃失于运化，水谷不能化生气血，气虚血少，症见面色淡白，言语声低，少气懒言，精神欠佳；患者口干苦，食欲不佳，乃少阳病也，为脾土不能培养肝木，木郁化火，少阳胆火上炎所致。

2. 木郁克土，脾胃升降失调，气机壅遏中焦，症见心下痞硬，脘腹胀满。

3. 肾气不足，肾精亏耗，则肾水不能滋养肝木，肝失所养，木郁风动，肌肉筋脉失养、失控而不能自主则发为震颤。

4. 肝经郁滞，血脉不畅症见舌质黯红，脾不健运，内生水湿，湿土壅木，木郁化火症见舌苔黄腻，脉细数。

5. 综合分析，本案共涉及肝脾肾脏腑发病，证属脾肾虚寒、肝风内动，应采取以清疏肝木、温补三阴、养血通络为治法，可选用小柴胡汤、桂枝汤、附子理中丸、真武汤、苓桂术甘汤等方剂进行加减治疗。

6. 处方中选用柴胡桂枝鳖甲汤为主方进行加减治疗。方中柴胡、黄芩清疏肝胆；桂枝、白芍温补疏肝；鳖甲滋补肝阴，平肝潜阳；真武汤中附子、白术、白芍、茯苓、生姜，壮脾肾之阳，温化寒湿，疏泄肝木，《伤寒论》：头眩，身眴动，振振欲僻地者,真武汤主之,正是此意;党参、干姜、甘草,温中祛寒,益气健脾;决明子、黄连清肝泄热。木香、砂仁理气和胃。菊花、钩藤平肝潜阳。生脉散加桃仁、赤芍、牡丹皮、土鳖虫益气养阴、活血化瘀,疏通经络。陈皮、焦三仙开胃消食,增进饮食。

7. 二诊时口苦减轻、心下痞减轻,大便稍干,故加入决明子以清肝明目、润肠通便,去木香、砂仁、菊花、钩藤以防耗气伤阴。

8. 三诊时去黄连,以防苦寒败胃。

9. 四诊、五诊时诸症好转,仅余大便稍干,2日一行,此为年老体衰,脾肾阳气虚弱,肠道失于濡润而致,加入肉苁蓉与仙灵脾,起温阳通便之功。

10. 六诊中加入白术增强益气健脾之功以治本。全方重在疏肝养肝与温补脾肾合用,紧扣脾肾虚寒、肝风内动病机,确立清疏肝木、温补三阴的治疗大法,并贯穿于疾病辨治始终。诸药合用,温清消补于一体,标本兼顾,共奏清疏肝木、温补三阴之功。

(五)学习小结

"诸风掉眩,皆属于肝"。颤震为肝风内动的一种表现,实为足三阴肝脾肾同病,以足厥阴肝木为主。一则土不培木,二则水不涵木,终致木郁风动。治当疏肝祛风、调补三阴,可选用桂枝汤、桂枝茯苓丸、镇肝熄风汤、羚羊角钩藤汤、苓桂术甘汤、真武汤等方剂辨证灵活运用。

(六)拓展

1. 震颤的致病因素有哪些? 主要与哪些脏腑功能失调有关?

2. 查阅资料总结分析古代医家对有关震颤的论述和认识。

3. 震颤包括现代医学的哪些疾病? 分析现代医学对这些疾病的认识和研究进展。

4. 找出病案中处方的几个关键性药物,分析关键性药物的性味、归经、功用和古代医家对其药物认识的异同。

5. 写出学习本病后的心得体会。

九、梅核气

(一)概述

梅核气是指以咽喉中有异物阻塞感觉,但不影响进食为特征的病证。如梅核塞于咽喉,咯之不出,咽之不下,时发时止。西医学中的慢性咽炎,咽部神经官能症等疾病的治疗可参考本节内容。

(二)辨治思路

高老认为,梅核气主要是由于气机升降失常,清阳不升,浊阴不降,痰气郁结咽喉而形成。此病虽在咽喉(肺),但病之根源在于脾胃,即肝脾不升,肺胃不降。又因肝脾肾关系密切,所以最终形成肝脾肾三脏综合发病。脾肾阳虚,水湿停聚,久而成痰,肝郁不达,气机不畅。最终痰气交结。故治疗上应清疏肝胆,温补脾肾,使肝脾肾升达,肺胃顺降,痰气自消,咽病自除。选用黄元御《四圣心源》柴胡桂枝鳖甲汤(肝脾)、理中丸(脾胃)、麻黄附子细辛汤(肺肾)、半夏厚朴汤(肺胃)等方剂加减治疗,效果显著。

(三)典型医案

病例:陈某,女,57岁;2008年12月12日初诊。

【主诉】咽中有如物阻20余年,加重1个月。

【病史】患者20年前出现咽中不适,如有物阻,每遇情志不畅则加重,伴口吐白痰,睡眠欠佳,一直未予治疗。近1个月症状加重,遂来诊。

【现症】咽中如有物阻,咳吐不出,咽之不下,时有呃逆,吐白痰,便秘,3日一行。舌质淡红,苔白腻,脉弦缓。

问题

1. 为什么患者每遇情志不畅则病情加重?

2. 患者呃逆,吐白痰,与哪个脏腑发病有关?

3. 患者苔白腻,脉弦缓,属于哪个脏腑发病?

4. 按照脏腑辨证,本案共涉及哪几个脏腑发病?应采用何种治法?可选用哪些方剂配合治疗?

【诊疗过程】

初诊:2008年12月12日。柴胡15g,黄芩12g,桂枝15g,白芍15g,炙甘草10g,茯苓30g,白术10g,鳖甲15g,桔梗15g,党参15g,苏叶15g,厚朴20g,干姜12g,炙麻黄6g,附子3g,细辛3g,陈皮15g,泽泻20g,生姜30g。6剂,水煎服。医嘱:忌食生冷及辛辣食物,调情志。

二诊:2008年12月21日。患者自诉服药后自觉症状明显改善,睡眠良好,大便日一行。切中病机,守上方去桔梗、苏叶。6剂,水煎服。

问题

5. 处方中选用的主方是什么?如何理解处方中药物的配伍意义?

6. 二诊中为何去桔梗、苏叶?

(四)问题解析

《灵枢·经脉》曰:"胃足阳明之脉,循喉咙而入缺盆。脾足太阴之脉,挟咽而连舌本……肝足厥阴之脉，循喉咙而入颃颡。"可见梅核气发病部位虽在咽喉，但本为肝脾功能失调所致。西医学中的慢性咽炎、咽部神经官能症、咽癔症、癔球归属本病。该病多发于壮年人，以女性居多。

1. 本案患者每遇情志不畅则病情加重，为肝气不疏，木郁克土，脾胃功能失调，湿土埋塞，清阳不升，浊阴上逆，痰浊阻于气道而致。

2. 脾胃功能虚弱，运化水湿无权，故见患者吐痰而呃逆，正所谓"脾为生痰之源，肺为贮痰之器"；患者年老体衰，加之长期劳累致使肾阳亦虚，水不涵木，木郁贼克脾土，土不制水，寒水侮土，终至肝脾不升，肺胃降无出路，是本案发病的根本原因。

3. 患者苔白腻，脉弦缓，乃肝脾肾功能失调所致。

4. 综合分析，本案共涉及肝脾肾三脏发病，以肝脾功能失调为主，应采取行气开郁、燥湿和胃、温补三阴为治法，《金匮要略》曰："病痰饮者，当以温药和之"。可选用真武汤、半夏厚朴汤、四逆散、附子理中丸、苓桂术甘汤、麻黄附子细辛汤、桂枝汤、小柴胡汤等方剂进行加减治疗。

5. 处方中选用柴胡桂枝鳖甲汤为主方加减治疗，运用其清疏肝胆、降逆和胃之功，切中病人患病病机。方中柴胡、黄芩、桂枝、白芍、厚朴、陈皮清疏肝胆，理气化痰，和胃降逆；鳖甲软坚散结，补肝阴助肝用；麻黄附子细辛汤温肾散寒，辛散郁结之痰湿；党参、干姜、泽泻温中健脾，温化水湿；桔梗、苏叶开宣肺气，疏利气机；真武汤开玄武之门，阳光普照，温化全身之寒湿。

6. 二诊时患者症状明显改善，故去桔梗、苏叶治标之药。诸药相合，肝脾肾功能恢复，则清阳上升而浊阴下降，咽喉自利。

（五）学习小结

高老认为形成梅核气的基本病机为清阳不升，浊阴不降，痰气交阻于咽部，此病虽在咽喉（肺），但与肝脾肾三脏功能失调密切相关。所以治疗应温肾健脾，疏理肝气，最终气顺痰消，梅核气得治。可选用柴胡桂枝鳖甲汤、半夏厚朴汤、理中丸、麻黄附子细辛汤等方剂灵活配伍使用。

（六）拓展

1. 梅核气的发病与哪些脏腑关系密切，并分析其发病机理。

2. 查阅资料找到最早提出"梅核气"的概念的医家并阐述他对梅核气的认识与治疗方法。

3. 治疗梅核气的关键点在哪？

4. 找出病案中处方的几个关键性药物，分析关键性药物的性味、归经、功用和古代医家对其药物的认识。

5. 写出学习本病后的心得体会。

十、阴疽

（一）概述

"阴疽"是由营血虚寒，寒凝痰阻，痹滞于肌肉、筋骨、血脉，以致气血凝滞，痰瘀凝结积聚所致，其病变部位以皮色不变，漫肿不红，麻木疼痛，并无焮热，难消难溃，既溃难敛为特征。西医学中的四肢、体表等处的化脓性炎症临床表现如上述症状者，可参考本节内容治疗。

（二）辨治思路

高老认为阴疽与肝脾肾三脏相关，脾肾阳虚，寒湿邪侵袭脉络，肝血虚滞，肌肉失以温养而发。高老将本病形象比喻为如同自然界寒冬腊月，大地冰冻三尺，土地生机消失而寸草不生，只有冬去春来，冰消雪融，阳光普照，春回大地，万物才能复苏。故临床从肝脾肾三脏辨证施治，治宜温补肝脾肾，化气利水，养血通脉，散寒通滞。临床常用方如真武汤（肝脾肾）、附子理中丸（脾肾）、当归四逆汤（肝脾）、当归补血汤（肝脾）等方剂配伍治疗，常获佳效。

（三）典型医案

病例：李某，女，30岁；2008年10月29日初诊。

【主诉】左下肢外侧疮面久溃不愈伴疼痛半年。

【病史】半年前不慎将开水溅到左下肢外侧，局部起一水疱，溃破后流清水不能愈合，经西医局部消炎及静脉点滴而未能治愈。后经中医以清热燥湿解毒收敛类药物治疗，并配合某医院配制的喷剂作局部治疗，但仍未取得明显疗效。半年来，虽经中西医多方求治却始终未愈。患者痛苦难耐，慕名前来诊治。

【现症】左下肢外踝上10cm处有一约3cm×4cm疮面，局部疮面溃烂、流清水，无红肿，伴双脚浮肿。纳可，二便调。舌质淡，苔白滑，脉弦细。

问题

1. 患者左下肢局部疮面溃烂、流清水、无红肿，说明了什么问题？与哪些脏腑密切相关？

2. 舌质淡、苔白滑、脉弦细，属于哪些脏腑发病？

3. 按照脏腑辨证，本案共涉及哪几个脏腑？各采取何种治法？可选用哪些方剂配合治疗？

【治疗过程】

初诊：2008年10月29日。茯苓20g，泽泻20g，白术10g，赤白芍各15g，附子6g，当归20g，黄芪30g，桂枝15g，桃仁10g，牡丹皮15g，玄参20g，金银花

20g,生甘草 10g,柴胡 15g,升麻 10g,党参 15g,黑干姜 15g,通草 15g,怀牛膝20g,炙麻黄 10g,细辛 4g,生姜 30g。6 剂,水煎服。

二诊:2008 年 11 月 5 日。脚浮肿及疼痛明显减轻,疮面溃烂、流清水有所改善,食纳可,二便调。舌质淡,苔白润,脉弦缓。去行气之通草,加白芥子12g,黄芪加量至 60g。水煎服,日 1 剂,连服 12 天。

三诊:2008 年 11 月 19 日。疮面发痒,结痂脱落三分之二。近两天自觉腹部胀痛,精神、饮食、二便正常。舌质淡,苔白润,脉弦缓。加入延胡索 20g、川楝子 20g、蒲黄 15g、五灵脂 15g。6 剂,水煎服。随访愈,无复发。

问题

4. 处方中选用的主方是什么? 如何理解处方中药物配伍?

5. 二诊中为何加重黄芪用量?

6. 三诊中为何加入延胡索、川楝子、蒲黄、五灵脂? 主要是用来调节哪个脏腑?

(四)问题解析

"阴疽"一证,多因寒湿毒邪伤及血分,阻滞于肌肤而发。

1. 本案患者左下肢局部疮面溃烂、流清水、无红肿,为脾肾阳虚,寒湿不化,加之肝血虚滞,肌肉失以温养,故发为阴疽。

2. 舌质淡、苔白滑,为脾肾阳虚,寒水内停所致;清代黄元御云:"木生于水,长于土",水寒土湿,肝木郁滞,故脉弦细。

3. 综合病人体征,本病证为肝、脾、肾三脏功能失调所致,脾肾阳虚,寒水内停,其疮面就好比自然界寒冬腊月,大地冰冻三尺,土地生机消失而寸草不生,怎么办? 只有待阳光普照,春回大地,冰消雪融,万物才能复苏。故治宜温补脾肾,化气利水,养血通脉,散寒通滞。综合分析,本案共涉及肝、脾、肾三脏发病,应采取疏肝化瘀、健脾温肾为治法,可选用真武汤、理中丸等方剂进行加减治疗。

4. 初诊主方为真武汤。方中真武汤配合理中丸,通过温补脾肾,化气行水,以求达春回大地、冰消雪融、万物复苏之目的;配伍补中益气汤,补气生血,促使脾主肌肉;当归四逆汤、麻黄附子细辛汤合桂枝茯苓丸温经散寒,活瘀通脉;另配四妙勇安汤于方中,以杜绝木郁化热之变。如此,阳气恢复,血脉通畅,疮面自然愈合。

5. 二诊中加大黄芪用量以增加当归补血汤补气生血之功和升举清阳之力。

6. 三诊中加入延胡索、川楝子,以缓腹部胀痛;加入蒲黄、五灵脂,以增加活血化瘀之力,四药皆入肝经,用之以调节肝之气血。诸药合用如同春回大地,冰消雪融,万物复苏,生机充沛,疮面自愈。

(五)学习小结

高老认为阴疽属肝脾肾三阴病之一,脾肾阳虚,寒湿邪侵袭脉络,肝血虚滞,肌肉失以温养而发。治宜温补三阴,养血通脉,散寒通滞,以求水暖、土和、木达,则疮疡可愈,可选用真武汤、附子理中丸、当归四逆汤、当归补血汤、阳和汤等方剂配伍治疗。

(六)拓展

1. 阴疽的致病因素有哪些?

2. 从六经分析阴疽属哪经发病?

3. 有效治疗阴疽的外治法有哪些?

4. 找出病案中处方的几个关键性药物,分析关键性药物的性味、归经、功用和古代医家对其药物的认识。

5. 写出学习本病后的心得体会。

十一、风 团

(一)概述

风团是由于皮肤、黏膜小血管扩张及渗透性增加而出现的一种局限性水肿反应,通常在 2~24 小时内消退,但反复发生新的皮疹,病程常迁延数日至数月。此病相当于西医学中的荨麻疹。

(二)辨治思路

高老认为痒自风来,风归肝管,故本病实为肝经病变之一。风为阳邪,善行而数变,故起病急骤,时隐时现,发无定位。病因邪热郁于血分,血热生风或热邪灼伤阴血,血虚生风,则使病情反复发作,迁延难愈。从脏腑发病来看,主要责之于肝脾肾,以肝为主。肝木郁滞,木郁化热,脾肾阳虚,寒湿内阻,或湿热内蕴、或寒湿不化,致使营卫郁滞,木郁生风。以调理三阴(肝脾肾)为原则,治宜清疏肝木、健脾祛湿、温肾散寒,透发营卫,疏风止痒,方获佳效。

(三)典型医案

病例:师某,男,22 岁;2009 年 3 月 13 日初诊。

【主诉】风团 10 余年。

【病史】10 年前不明原因汗出当风,即发全身风团、瘙痒,斑疹温度触之烫手。自述青春期加重,近几年注意保暖则减轻,饮酒后好转,服"开瑞坦"无效。

【现症】全身风团皮肤斑块,瘙痒,上肢感觉郁胀,饮食可。舌质黯红,苔白润,脉沉缓。

问题

1. 患者为什么汗出当风,即发全身风团、瘙痒?

2. 舌质黯红、苔白润,说明了什么问题?

3. 按照脏腑辨证,本案共涉及哪几个脏腑?应采取何种治法?可选用哪些方剂配合治疗?

【治疗过程】

初诊:2009 年 3 月 13 日。炙麻黄 10g,连翘 20g,赤小豆 20g,桂枝 15g,赤白芍各 15g,炙甘草 15g,桑白皮 15g,附子 6g,细辛 3g,茯苓 30g,白术 10g,党参 20g,麦冬 10g,五味子 10g,薏苡仁 60g,蝉蜕 6g。6 剂,水煎服。医嘱:忌食鱼虾、鸡肉、羊肉等物,畅情志。

二诊:2009 年 7 月 10 日。症状减轻,夜间加重,新起风团面积小、单个、不扩散成片,夜间瘙痒,白天不明显,排便不爽,上肢郁胀消失。舌质黯红,苔黄润,脉沉弦数。上方桂枝加至 18g、赤白芍加至 18g、附子加至 9g、细辛加至 5g,加牡丹皮 15g、生地黄 20g、当归 15g、黄芪 30g。8 剂,水煎服。

三诊:2009 年 7 月 19 日。风疹反复发作,但较前明显减轻,晚间加重。舌质红,苔白腻微黄,脉沉缓。上方桂枝加至 25g、赤白芍加至 25g、附子加至 10g,加土茯苓 30g、干姜 10g。8 剂,水煎服。

四诊:2009 年 7 月 26 日。风团基本好转,遇情志急躁而偶发。舌尖红,苔白腻黄,脉沉滑。上方加防风 10g。6 剂,水煎服。

问题

4. 处方中选用的主方是什么?如何理解处方中药物配伍?

5. 二诊中为何加大附子、细辛用量?

6. 二诊中为何加入丹皮、生地、当归、黄芪?

7. 四诊中为何加入防风?

(四)问题解析

"风团"一证多由饮食不慎、感受六淫及禀赋不足所引起,郁于肌肤而发。

1. 本案患者汗出当风,即发全身风团、瘙痒,此乃因素体卫阳不足,营卫不和,风邪外袭,以致内不得疏泄,外不能透达,郁于皮肤腠理之间,邪正相搏而发病。

2. 舌质黯红乃肝经瘀滞所致,苔白润为脾虚湿盛所致,故治疗以透发营卫、调理肝脾为原则。

3. 综合分析,本案共涉及肺、肝、脾三脏发病,应采取透发营卫,调理肝脾为治法,可选用麻黄连翘赤小豆汤、桂枝汤等方剂进行加减治疗。

4. 处方中选用麻黄连翘赤小豆汤为主方,方中麻黄味甘温,善走卫分,轻扬上达,无气无味,乃气味之最清者,故能透邪于皮肤毛孔之外;桂枝辛温入肝,善走营分,疏肝祛风,配合麻黄透营和卫;白芍味苦酸甘微寒,归肝、脾经,养肝阴调肝气,以防木郁克土,伍桂枝调营血以疏肝木。连翘、赤小豆、薏苡仁、桑白皮清热解毒利湿,以清营卫郁滞之热。炙麻黄附子细辛汤,温肾暖脾,温通经脉,以助消散;党参、白术、茯苓、炙甘草健脾益气以资气血运化。蝉蜕入肝、肺经,疏风散热,透疹止痒。诸药合用木达土和水暖,营卫调和,血行风灭而诸症自愈。

5. 二诊中加大附子、细辛用量以增加温通经脉之力。

6. 加丹皮、生地以清肝经郁热;加当归、黄芪,组为当归补血汤,内补气血,以助外调营卫。

7. 四诊加入防风以增加疏肝力度,缓解性情急躁之症。

(五)学习小结

高老认为本病为肝经病变之一,肝经血虚而风生,肝经郁热而风动。肝经发病与脾肾相关,即水寒土湿导致木郁风动而发风团。治宜清疏肝木、健脾祛湿、温肾散寒,透发营卫、疏风止痒。可选用麻黄连翘赤小豆汤(肝肺脾)、麻黄附子细辛汤(肺肾)、理中丸(脾)、消风散(肝脾)等方剂配合治疗。

(六)拓展

1. 查找麻黄连翘赤小豆汤的相关条文内容并简要分析其方义。

2. 风团的致病因素有哪些?

3. 简述风团的病机要点。

4 找出病案中处方的几个关键性药物,分析关键性药物的性味、归经、功用和古代医家对其药物的认识。

5. 写出学习本病后的心得体会。

十二、口　疮

(一)概述

口疮是以口腔唇内、颊、舌、齿龈等处肌膜见豆大之溃疡,周围红晕,表面凹陷,灼热疼痛,反复发作为主要表现的疮疡类疾病,相当于西医学中的复发性口腔溃疡。

(二)辨治思路

高老认为:"急性病多实多热,慢性病多虚多寒。"急性口疮多为实热,故用一般清热泻火之品即可治愈,而慢性顽固性口疮多为寒热错杂,上热下寒之证,临床治疗大多一味投以清热解毒（清肝）之品，热邪未除反伤及脾肾阳气，形成脾肾阳虚，土不培木，水不涵木，木郁化热，火热炎上，致使口疮反复发作，而迁延难愈。治应标本兼施，清上（肝）温下（脾肾），清疏肝木，温补三阴。方选《伤寒论》乌梅丸（肝脾肾）加味治疗，效果甚佳。

（三）典型医案

病例1：王某，女，67岁；2009年10月26日初诊。

【主诉】口腔溃疡10余年，伴上下肢单侧乏力6年。

【病史】口腔溃疡10余年，曾在西医院诊治，多采用维生素及抗生素治疗和局部治疗，效果欠佳，并形成依赖，每月均需输液2次方可。其间间断口服一些清热解毒中药，虽经多方治疗无效。

【现症】口腔溃疡，上下肢单侧乏力，畏食生冷，口苦，小便黄。舌淡红，苔薄白，脉细滑。

> 问题
> 1. 患者长期口疮的病因病机是什么？与哪些脏腑关系密切？
> 2. 患者为何出现肢体乏力、畏食生冷、口苦、小便黄的症状？
> 3. 按照脏腑辨证，本案共涉及哪几个脏腑？应采取何种治法？可选用哪些方剂配合治疗？

【治疗过程】

初诊：2009年10月26日。柴胡18g，黄芩12g，黄连10g，黄柏15g，升麻10g，石膏30g，谷精草30g，乌梅15g，桂枝12g，附子3g，细辛3g，花椒5g，干姜6g，当归15g，党参15g，白芍15g，天门冬10g，怀牛膝20g，煅龙牡各30g，代赭石30g。4剂，水煎服。

二诊：2009年11月7日。溃疡面积减小，颜色变淡，上下肢单侧乏力减轻，口苦减轻，食纳可，二便调。上方加生地黄15g、竹叶15g、栀子15g。日1剂，连服6日。

三诊：2009年11月23日。口疮基本治愈，并且自己停服降压药血压未升高。去清心泻火之竹叶，防寒凉伤胃。6剂，水煎服，以巩固疗效。

> 问题
> 4. 处方中选用的主方是什么？为六经中哪一经的主方？如何理解处方中药物配伍？
> 5. 二诊中为何加入生地、党参、竹叶、栀子？

病例 2: 薛某,女,59 岁。

【主诉】持续性口疮疼痛 2 年,反复加重。

【病史】2 年前无明显原因出现口腔内溃疡疼痛,多日不消,此起彼伏,缠绵不愈,重则不能进食,影响睡眠,病重时常服牛黄解毒片、黄连上清片,及多种西药消炎药(包括维生素 B_2 等)无效,先后多次服中药(共约几十种)亦无明显效果。

【现症】口腔黏膜溃疡 5~6 处,芝麻大小至黄豆大小不等,周边色鲜红,或覆薄白苔,疼痛影响进食,大便干结 3 日一行。发育正常,精神差。舌质红,舌苔黄腻,脉沉弦细。心电图正常。

问题

1. 本案患者口疮的病因病机是什么? 与哪些脏腑密切相关?

2. 患者大便干结的原因是什么?

3. 舌质红、舌苔黄腻、脉沉弦细,与哪些脏腑密切相关?

4. 按照脏腑辨证,本案共涉及哪几个脏腑? 各采取何种治法? 可选用哪些方剂配合治疗?

【治疗过程】

初诊:乌梅 15g,当归 30g,党参 15g,附子 3g,桂枝 3g,柴胡 15g,黄芩 10g,黄连 10g,黄柏 10g,生地黄 20g,竹叶 10g,木通 10g,炙甘草 10g,决明子 20g,肉苁蓉 30g,生姜 3 片。3 剂,水煎服。医嘱:忌食生冷、辛辣、刺激食物,调情志。

二诊:1998 年 10 月 30 日。服上方 3 剂后,口腔疼痛减轻,小溃疡处已无疼痛,大便通畅质软,日行 1 次。舌质红,苔薄黄腻,脉沉弦细。因其大便已通顺,可去润肠通便之决明子、肉苁蓉,加养血柔肝之阿胶。3 剂,水煎服。

三诊:1998 年 11 月 3 日。目前精神好,口腔溃疡逐渐愈合、已无疼痛,能正常进食,大便稍溏。舌质淡红,苔薄黄,脉沉弦细。因其大便稍溏,故二诊方去阿胶、生地之滋腻药物。6 剂,水煎服。

问题

5. 处方中选用的主方是什么? 如何理解处方中药物配伍?

6. 二诊中为何去决明子、肉苁蓉,加阿胶?

(四)问题解析

病例 1

1. 长期"口疮"者,疾病之初多责心肝火旺上炎,而为口疮。本案患者长期应用清热解毒之品,热邪未除反伤及脾肾阳气,水寒之气上乘,迫心火外炎,发为口疮,肝脾肾三脏功能失调,最终形成上热下寒、寒热错杂的证候。《素问》云:"岁金不及,炎火乃行,复则寒雨暴至,阴厥且格,阳反上行。"

2. 脾肾阳虚故肢体乏力、畏食生冷;水寒土湿,肝木郁滞,木郁化火,故口苦、小便黄。

3. 综合分析,本案共涉及肝、脾、肾三脏发病,应采取清疏肝木,温补三阴的治法,可选用乌梅丸、小柴胡汤等方剂进行加减治疗。

4. 处方中选用乌梅丸为主方,乌梅丸为厥阴经主方,见于《伤寒论》中338条:"伤寒,脉微而厥,至七八日肤冷……蛔厥者,乌梅丸主之。又主久痢。"原治疗上热下寒之蛔厥证的乌梅丸,高老用以治疗寒热错杂之口疮,温补脾肾阳气,清泄心肝之火。方中乌梅味酸入肝,滋补肝体;桂枝、当归可加强养阴之力,疏肝解郁;黄连、黄柏清肝经郁热,以求补肝、疏肝、清肝之功。配党参、干姜、附子、花椒、细辛,温补肾阳、健脾和中。加柴胡、黄芩,疏肝清肝;加入镇肝息风之品代赭石、煅龙牡,取平肝潜阳之功。

5. 二诊中加入生地、竹叶、栀子寓有导赤散之意,以增加清泄心肝力度。

病例2

1. 本案患者口腔溃疡迁延2年,多处求医用药几乎为清一色清热药,但总不奏效。久用清热苦寒之药,损伤脾肾阳气,导致机体水寒土湿。黄元御云:"木生于水,长于土",水寒土湿,导致肝木郁滞,木郁化火,肝火上炎,则口疮反复不愈。究其病因实为本虚标实,寒热错杂,肝脾肾三脏功能失调。肾水寒既不能涵养肝木,又势必侮于脾土,如此则形成了肝木生培无源。肝主升发,性喜条达,赖于脾肾功能之相助,使其生培有源,才能发荣畅茂,木静而风恬也。

2. 木郁化热,肝经阴血不足,不能疏泄大肠,肠失濡润,故大便干。

3. 舌质红、舌苔黄腻、脉沉弦细,为肝脾肾三脏功能失调,虚实寒热错杂之象。

4. 本案之肝经郁热之证,与脾肾虚寒不能生培相助有一定的关系,故治疗应肝脾肾三脏同治。综合分析,本案共涉及心、肝、脾、肾四脏发病,应采取清心疏肝、健脾温肾的治法,可选用乌梅丸、导赤散等方剂进行加减治疗。

5. 处方中选用乌梅丸为主方加减治疗,方中味酸之乌梅为主,是从其性而欲入其肝,合用味甘辛而性温之桂枝、当归养血疏肝;配伍党参归经入脾,补中气而培脾土;复用附子大热之药,温肾阳又祛脏寒;因其肝木不能协水上济而证见上热口疮,故又佐用黄连、黄柏苦寒泻火而清上。故方用乌梅丸是以补肝养血为主、温脾暖肾为辅、佐以清上之法,但病人舌红苔黄腻有心火上炎之势,故合用导赤散清心解热,且大便干结肠道失润,临时加用补肝清肝之肉苁蓉、决明子润肠清利通便。

6. 二诊时症状大减，肠道已通，故去肉苁蓉、决明子，加用阿胶增强养肝柔肝之力，使效果更加巩固。

（五）学习小结

口疮的发病与个人体质、饮食生活习惯、情志等多种因素相关，顽固性口疮迁延难愈。如以上病例中所述，医生多投以清热药，往往忽略了顽固性口疮上热下寒，寒热错杂的客观事实，难以收到理想效果。高老认为应标本兼施，清肝木以治上热，温脾肾以治下寒，故采取清疏肝木，温补三阴之法，临证以乌梅丸为主方加减治疗慢性口疮，方证相应，疗效确切。

（六）拓展

1. 简述口疮久治难愈易复发的原因。

2. 治疗慢性口疮的关键点在哪儿？

3. 找出两个病案中处方的几个关键性药物，分析关键性药物的性味、归经、功用和古代医家对其药物的认识。

4. 写出学习本病后的心得体会。

5. 参考阅读：高天旭，韦大文，郑书娟. 高体三教授运用乌梅丸治疗口腔疾病[J]. 中医学报. 2009, 24（6）: 65-66.

十三、奔　豚

（一）概述

奔豚，古病名，豚，即小猪。以气"从少腹起，上冲咽喉，发作欲死，复还止"为特征的病证。中医之奔豚，从症状来讲较类似于西医学胃肠神经官能症。

（二）辨治思路

高老认为此病与足三阴肝、脾、肾关系密切，主要是由于七情内伤，寒水上逆所致。正如清代医家黄元御所云："奔豚者，肾肝之阴气聚而不散者也。水寒木枯，郁而生风，摇撼不已，则心下悸动。悸见脐下，则根本振摇，奔豚发矣。奔豚上腾，侮土凌心，发作欲死，最为剧证。大凡脾肾寒湿，无不有惊悸之证，惊悸不愈，必生奔豚积块。此皆中气亏损，阴盛阳虚之病也。"肝胆郁滞，木郁克土，土败胃逆，相火不降，寒水凝聚，结于少腹，逢郁而发，奔腾而上，则发奔豚，故调理三阴（肝脾肾），平冲降逆为治疗本证的主要治则。临床上运用《金匮要略》"奔豚汤"化裁治疗奔豚，疗效显著。

（三）典型医案

病例：熊某，女，79 岁；2009 年 8 月 4 日初诊。

【主诉】脘腹部跳动 3 个月伴心慌。

【病史】心慌、脘腹部跳动 3 个月，伴睡眠不安，晨起口干苦，大便稀薄。曾到某西医院就诊口服多种西药，效果欠佳，遂来诊。

【现症】心慌,脘腹部跳动,睡眠不安,晨起口干苦,大便稀薄,食欲欠佳。舌质黯,苔白腻,脉缓结代。心电图提示:室性早搏。

问题:
1. 患者心慌、脘腹部跳动是何原因引起?
2. 患者睡眠不安,是何原因引起?
3. 患者晨起口干苦,大便稀薄,食欲欠佳的原因是什么?
4. 患者舌质黯,苔白腻,脉缓结代的原因是什么?
5. 按照六经及脏腑辨证,本案共涉及哪几经和脏腑发病? 应采取何种治法? 可选用哪些方剂配合治疗?

【治疗过程】
初诊:2009 年 8 月 4 日。党参 15g,麦冬 10g,五味子 10g,柴胡 15g,黄芩 12g,桂枝 15g,白芍 15g,炙甘草 10g,生龙牡各 30g,夜交藤 30g,当归 15g,川芎 20g,半夏 12g,葛根 30g,桑白皮 15g,干姜 6g。3 剂,水煎服。医嘱:慎食辛辣凉食,畅情志,勿过劳。

二诊:2009 年 8 月 8 日。服上方症状稍有改善,现仍时发脘腹部跳动感。舌质黯红,苔白,脉缓结代。处方对症,上方加生地黄 15g、酸枣仁 20g、阿胶 10g。6 剂,水煎服。

三诊:2009 年 8 月 15 日。现腹部跳动消失,睡眠改善,时感心慌,口干苦。舌质黯,苔黄,脉结代。继服上方巩固疗效,6 剂,水煎服。

问题
6. 处方中选用的主方是什么? 如何理解处方配伍?
7. 二诊中为何加入生地、酸枣仁、阿胶?

(四)问题解析
1. 患者气阴两虚,心神失养,心阳浮越,而见心慌;肝气郁结,木郁化火,木性条达,肝气夹热上冲可见脘腹部跳动。
2. 肝木升则阳气升发而善寐,胃土降则阳气收藏而善寐,肝郁脾陷,气虚浮动无归,则睡眠不安。
3. 气机郁滞,疏泄失职,胆木横逆,口干苦,脾失健运,太阴土虚,少阴水寒,清阳下陷,寒水不化而致大便溏薄;中气不转,胃反上壅,故而食欲欠佳。
4. 气血凝滞,脾湿不化,脏气虚衰,症见舌质黯,苔白腻,脉缓结代。

5. 综合分析,本案共涉及少阳和肝脾肾脏腑发病,应采取和解枢机、温补三阴为治法,可选用小柴胡汤、奔豚汤、桂枝加桂汤等方剂进行化裁。

6. 本案方选生脉散合奔豚汤加减。奔豚汤为《金匮要略》治奔豚之主方,患者心慌日久,耗气伤阴;太阴虚寒,少阳郁滞化火。《金匮要略》原文提出:"奔豚气上冲胸,腹痛,往来寒热,奔豚汤主之。"历代医家皆认为此方为治疗肝郁化热之奔豚的方剂。腹痛为肝郁气滞,往来寒热为少阳枢机不利,皆为奔豚病发于肝的特征,并非奔豚必发之症。奔豚汤养血降逆,又可清解少阳郁热,方中以桑白皮代李根皮,清风木之郁热,平奔冲之肝气;当归、白芍、川芎合用,补肝血,养肝体,养血疏肝;肝欲散,以葛根、半夏辛而散之,助肝恢复其条达之性;黄芩清火平肝,清解少阳;炙甘草、生姜和中健脾,和胃降逆。本案中在奔豚汤的基础上合生脉散以益气生津、滋养心神,改善心脏功能;加桂枝以温通心阳;加柴胡与黄芩相伍入足厥阴肝经,亦疏亦利,疏肝清肝,以降逆平冲;加干姜以温补太阴,健脾祛湿;加生龙牡以重镇潜敛以安浮越之心神,夜交藤以补养阴血、养心安神;

7. 二诊中加入生地黄、阿胶、酸枣仁入心、肝之经,加强养肝敛肝、宁心安神之效。诸药合用,气机条畅,诸症自愈。

(五)学习小结

高老认为此病与足三阴肝、脾、肾关系密切,肝胆郁滞,木郁克土,土败胃逆,相火不降,寒水凝聚,结于少腹,逢郁而发,奔腾而上,则发奔豚,故调理三阴,平冲降逆为主要治则。本病治疗多以奔豚汤为主方。

(六)拓展

1. 查找《金匮要略》中奔豚汤的条文内容,并简要分析奔豚汤方义。

2. 简述奔豚证的病机特点。

3. 治疗奔豚证除了奔豚汤外还有哪些方?与奔豚汤有何不同?

4. 找出两个病案中处方的几个关键性药物,分析关键性药物的性味、归经、功用和古代医家对其药物的认识。

5. 写出学习本病后的心得体会。

十四、痤 疮

(一)概述

痤疮,又叫青春痘、粉刺,是一种由毛囊皮脂腺的慢性炎症所导致的皮肤疾患,为皮肤科最常见病种之一。本病中西医描述较为一致。

(二)辨治思路

高老认为此病与营卫气血关系密切,痤疮者,即营卫(气血)之壅阻也,重点脏腑为肝脾发病。如清代黄元御在《四圣心源》中云:"痈疽者,寒伤营血之病也。血之为性,温则流行,寒则凝涩,寒伤营血,凝涩不运,卫气郁阻,蓄而为热,热盛则肉腐为脓。脓瘀不泄,烂筋而伤骨,骨髓消烁,经脉败漏,熏于五脏,脏伤则死矣。"营血郁遏,卫气不行,营卫郁遏则发热,气血不走发为疮。痤疮发病中,郁热为其基本因素,郁热即木郁化热,重点为肝经发病,与脾肾相关,然而单纯清热解毒非其治法,当以调理肝脾肾为指导性原则,采用疏散消肿,和畅营卫,行瘀散结,清热解毒,活血止痛为主。可选用仙方活命饮(肝)合桂枝茯苓丸(肝脾)加减治疗痤疮,疗效颇佳。

(三)典型医案

病例:高某,女,29岁;2009年2月13日初诊。

【主诉】痤疮2个月余。

【病史】患者在某西医院做肛周脓肿手术切除后,突发全面部丘疹、囊肿。曾到某西医院被诊为"面部毛囊炎",经中西药治疗无效,遂来诊。

【现症】面部丘疹、囊肿,烦躁,失眠,便秘,食欲可。舌质红,苔白,脉弦数。

问题

1. 患者面部丘疹、囊肿是何原因引起?

2. 患者烦躁、失眠的原因是什么?

3. 患者便秘的原因是什么?

4. 患者舌质红,苔白,脉弦数为哪几个脏腑发病?

5. 按照脏腑辨证,本案共涉及哪几脏腑发病? 应采取何种治法? 可选用哪些方剂配合治疗?

【治疗过程】

初诊:2009年2月13日。金银花30g,防风10g,白芷6g,当归15g,陈皮15g,生甘草10g,浙贝母10g,花粉15g,乳没各6g,皂角刺20g,桂枝15g,赤白芍各15g,茯苓20g,桃仁10g,牡丹皮15g,大黄10g,生地30g,黄芩15g,黄连10g,玄参15g,牛蒡子15g,柴胡15g,竹茹15g,板蓝根30g。3剂,水煎服。医嘱:慎食辛辣、生冷食物,避风寒,调情志。

二诊:2009年2月17日。服上方3剂,痤疮明显控制、红肿消退,面部郁肿消失,精神可,烦躁失眠明显改善,大便通畅日1~2次,时发便血。舌尖红,苔白,脉弦滑。上方大黄12g,牛蒡子20g。3剂,水煎服。

三诊:2009年2月27日。服上方痤疮大面积减轻,基本消退,色素沉着,现口干苦,大便稀带血。舌质红,苔白,脉弦数。去柴胡、升麻、板蓝根,加入白头翁20g、竹茹15g、连翘20g。6剂,水煎服。

问题

6. 处方中选用的主方是什么？如何理解处方配伍？

7. 二诊中为何加大大黄、牛蒡子用量？

8. 三诊中为何加入白头翁、竹茹、连翘？

（四）问题解析

1. 患者有肛周脓肿病史，肝经气血瘀滞，木郁化火，郁热在下，血腐成脓而成，手术后虽已好转，但伤及气血，脏腑功能紊乱，火热郁结更盛，下无以发，发于上而为痤疮。

2. 患者烦躁、失眠，为肝气不舒，母病及子，木郁化火，火性炎上，发为痈疽。

3. 火热与阳明燥屎相搏，大便不通，而便秘。

4. 营卫不和，气机郁滞，郁热内生，肝脾功能失调可见舌质红，苔白，脉弦数。

5. 综合分析，本案共涉及肝胆脾胃发病，应采取清疏肝热、行瘀消痈治法，才能从根本上解决其体内热邪偏盛的状态，水液得化则痰湿不生，郁热得清则毒无以聚，血脉调畅则疮痈自愈。否则，肛周脓肿采取切除，痤疮出现只清热，头痛治头，脚痛治脚，则在治疗上易陷于被动。方可选用仙方活命饮、大柴胡汤、桂枝茯苓丸等加减。

6. 本案方选仙方活命饮合桂枝茯苓丸加减，仙方活命饮出自《妇人良方》，是治疗外科疮疡肿毒阳证的常用方剂，实为清疏肝经热毒之良方，凡疮疡肿毒属于阳证者，均可使用。其既能散、能清，又能消、能溃，脓未成者，服之可消散，脓已成者，可促使外溃。《医宗金鉴》赞誉本方为"疮疡之圣药，外科之首方"。方中白芷、防风归经入肝，疏散消肿，和畅营卫；金银花、甘草清热解毒；当归、赤芍、乳香、没药活血散瘀以止痛；穿山甲、皂角刺、天花粉、贝母通经散瘀而破结；气行则血行，加入理气之陈皮和疏肝之柴胡，使气血通畅则肿痛止。桂枝茯苓丸出自《金匮要略》，主治妇人癥积不去，漏下难止，功可消瘀化癥、活血化瘀，本案中用之乃寓疏肝活瘀，缓消痞块之意。方中桂枝、芍药通调血脉；丹皮、桃仁活血化瘀；茯苓渗湿利水；伍生地黄、玄参防伤阴太过；以升麻则助诸药上行。

7. 二诊中加重大黄入于肠胃及肝，重在涤荡瘀热，重用牛蒡子可解毒消肿。

8. 三诊时患者大便带血，加入白头翁凉血止痢，连翘消肿散结、清热解毒，竹茹可清热化痰,除痰而有利于色素的消退。诸药合用,肝经郁热得疏,血脉畅通而诸症自愈。

(五)学习小结

高老认为人体诸热皆来自于肝,诸寒皆来自于肾。肝郁化火而生热,肾阳虚衰生寒。临床所见痤疮为肝脾功能失调,肝经郁热,疏泄不畅,气血瘀滞不行,最终火热肿毒发于面部而成痤疮。治当凉血疏肝,活血化瘀。高老采用仙方活命饮合桂枝茯苓丸加减治疗痤疮,疗效颇佳。

(六)拓展

1. 查阅资料分析说明"疮""痈""疽""疔"的区别。
2. 简述痤疮病机特点。
3. 查阅资料结合临床总结分析痤疮的致病因素有哪些。
4. 找出病案中处方的几个关键性药物,分析关键性药物的性味、归经、功用和古代医家对其药物的认识。
5. 写出学习本病后的心得体会。

十五、脂溢性脱发

(一)概述

脂溢性脱发,类似中医的"油风""发蛀""白屑风"等病。青春期后开始出现额、颞、顶部的进行性缓慢脱发,以男性患者更为常见。

(二)辨治思路

高老认为脂溢性脱发为肝脾肾脏腑功能失调所致,属于三阴病的范畴。肾其华在发,发为血之余(肝),脾湿而生油脂。少阴肾寒,太阴脾湿,厥阴肝郁,化生湿热,湿热熏蒸于上,木摇发落。发病多因过食油脂辛辣,湿热内蕴或平素脾胃虚弱,运化无力,湿郁热生,油腻外溢,阻遏经络气血,致使新血难以养发而枯落;或因汗后当风,毛孔开张,风感血燥,肌肤失养而致脱发。脾虚生湿、肾水虚寒、肝郁风动为其发病之关键,调治当立于足肝脾肾,以疏肝活瘀,温补脾肾,化湿利水为基本治法,方选血府逐瘀汤(肝)、麻黄附子细辛汤(肺肾)、真武汤(肝脾肾)加减,常获良效。

(三)典型医案

病例:连某,男,30岁;2009年8月28日初诊。

【主诉】脱发5年余。

【病史】5年前无明显诱因出现毛发逐渐变稀,诊为脂溢性脱发,曾使用章光101等多种育发产品,效果不佳,头发依然渐稀。

【现症】巅顶处毛发稀疏,自述以手抚摸头发即有脱落,头部油脂分泌旺盛,头皮发痒。舌质黯、体胖大、有齿痕,苔白,脉弦缓。

问题

1. 患者毛发稀疏原因为何?

2. 患者头部油脂分泌旺盛,头皮发痒为哪一脏腑发病?

3. 患者舌质黯、体胖大、有齿痕,苔白,脉弦缓为哪一脏腑发病?

4. 按照脏腑辨证,本案共涉及哪几脏腑发病?应采取何种治法?可选用哪些方剂配合治疗?

【治疗过程】

初诊:2009年8月28日。川芎30g,当归15g,生地15g,桃仁10g,红花10g,赤白芍各15g,炙甘草10g,枳壳10g,桔梗10g,柴胡15g,怀牛膝15g,炙麻黄6g,附子3g,细辛3g,桂枝15g,茯苓30g,党参15g,干姜6g,首乌20g,旱莲草15g。6剂,水煎服。医嘱:忌食辛辣、油腻食物,畅情志。

二诊:2009年9月4日。服上方平和,自述抚摸头发亦无脱落,大便稀,余无不适。舌质淡、有齿痕,苔白,脉弦滑。上方加白术10g、泽泻20g。24剂,水煎服。

三诊:2009年10月13日。服上方平和,脱发改善明显,局部毛囊可见2~3根毛发。舌质黯、有齿痕,苔薄黄,脉弦缓。以上方附子10g、干姜15g、桂枝20g,加黄芩15g。12剂,水煎服。

四诊:2009年10月27日。病情稳定,头发渐密,现手足心热、脱皮。舌体胖大、有齿痕、质黯红,苔腻微黄,脉弦细。上方加牡丹皮15g。6剂,水煎服。患者自觉头发可,遂停止用药。

问题

5. 处方中选用的主方是什么?如何理解处方配伍?

6. 二诊中为何加入白术、泽泻?

7. 三诊中为何加重附子、干姜、桂枝用量,加入黄芩?

8. 四诊中为何加入牡丹皮?

(四)问题解析

1. 患者脱发日久,气血失和,日久必致瘀,肝经郁滞,木郁化火,气血瘀阻,不能濡养毛发,而见毛发稀疏。

2. 饮食不当,脾虚湿阻,肝木郁结,肾水虚寒,无力上济,肝火独旺,湿热相合,熏蒸于上,可见油脂旺盛,营郁于内,卫外不固,营卫失和,血虚风燥而见痒。

3. 肝脾肾功能失调,气血瘀阻,湿热郁蒸,症见舌质黯、体胖大、有齿痕,苔白,脉弦缓。

4. 综合分析,本案共涉及肝脾肾三脏腑发病,应采取疏肝活瘀,调补三阴为治法,可选用血府逐瘀汤、桂枝汤、小柴胡汤、理中丸等方剂进行加减治疗。

5. 本案方选血府逐瘀汤。本方系主治瘀血证的常用方剂,并且是针对瘀血偏重滞于上者而设。肝为司血的主要器官,所以本方除桔梗、甘草外,均系归经入肝之药物。如当归、柴胡、生地养血疏肝,清热润燥,适用于血瘀兼热之证。桃仁、赤芍、红花入肝逐瘀活血,有破瘀止痛之功。血不得气不走,气不得血不行,川芎为血分之气药;枳壳擅长理气疏肝,二味合用协本方活瘀理气,并有调和肝脾作用。桔梗归入肺经,可载药上行;牛膝归经肝肾,可引药下达,滋阴荣发。加入甘草调诸药而和中,共组成通行上下,活血逐瘀之剂。党参、干姜、茯苓、甘草健脾益气祛湿,以资气血生化之源,生血养发。加入麻黄、附子、细辛以温肾散寒,加强温经通络之力。何首乌、旱莲草滋补肝肾,养血益精。

6. 二诊加入白术、泽泻,健脾祛湿。

7. 三诊附子、干姜、桂枝加量,以加大温补三阴之力,加入黄芩滋阴清热。

8. 四诊患者手心热,加入丹皮清肝凉血。诸药合用瘀滞得活,三阴得调,生机充沛,脱发自愈。

(五)学习小结

肝郁化火生热,脾不运化生湿,湿热熏蒸于上而成脱发。肝血虚滞,肾精不足,毛发不得濡养,亦会枯败脱落。因此脱发本在肝脾肾,脾虚生湿、肾水虚寒、肝郁风动为其发病之关键,治以疏肝活瘀,温补脾肾,化湿利水为基本治法,方选血府逐瘀汤、麻黄附子细辛汤、真武汤加减。

(六)拓展

1. 查找"发为血之余"的出处,如何理解?

2. 简述脱发的致病因素有哪些。

3. 结合临床归纳总结脱发的病机,应从哪些脏腑论治?

4. 找出病案中处方的几个关键性药物,分析关键性药物的性味、归经、功用和古代医家对其药物的认识。

5. 写出学习本病后的心得体会。

十六、舌　沟　炎

(一)概述

舌背上可见纵横、深浅、长短不一的裂纹称为沟纹舌或裂纹舌。伴随疼痛者,称为舌沟炎。

(二)辨治思路

高老认为治疗本病应秉承《黄帝内经》之"治病必求于本"的原则,因舌为心之苗、脾之外候，而且是五脏六腑之外候，当脏腑功能失调时可导致舌痛，其中肝脾肾三脏功能失调为本病发病之关键，病机要点为水寒、土湿、木郁，即脾肾寒湿，肝木郁滞，一则母病及子，肝火扰心；二则肝脾两虚，气血不足，伤口久不愈合，故治疗时应以调理脏腑功能为原则，平调寒热，温补三阴。以三阴综合方剂乌梅丸为主加减治疗，疗效显著。

（三）典型医案

病例：范某，女，54 岁；2009 年 3 月 3 日初诊。

【主诉】舌痛 1 年余。

【病史】1 年前无特殊原因舌痛，曾到某中医院服中药半年，未见明显好转，后到某西医院诊为"舌沟炎"。服谷维素片及多种维生素效果欠佳，遂来诊。有高血压病史 10 年余。

【现症】舌痛，伴下肢酸困，耳鸣，失眠，伴口气热臭，口黏，咽干痛，大便干，小便数（夜尿频）。舌质红，苔黄腻，脉沉细。

问题

1. 患者舌痛的原因是什么？

2. 患者失眠、耳鸣是什么原因引起的？

3. 患者下肢酸困、口黏是什么原因引起的？

4. 舌质红，苔黄腻，脉沉细是何原因？

5. 按照脏腑辨证，本案共涉及哪几脏腑发病？应采取何种治法？可选用哪些方剂配合治疗？

【诊疗过程】

初诊：2009 年 3 月 3 日初诊。乌梅 15g，桂枝 12g，附子 3g，细辛 3g，花椒 3g，干姜 6g，黄连 10g，黄柏 15g，当归 10g，党参 10g，柴胡 15g，黄芩 15g，苏叶 15g，生地黄 15g，竹叶 10g，栀子 15g，生龙牡各 30g，怀牛膝 20g，玄参 15g，天门冬 10g，龟板 10g，代赭石 20g，阿胶 10g，川楝子 15g。6 剂，水煎服。

二诊：2009 年 3 月 20 日。舌痛消失，睡眠正常，咽哑止。现口中涩，饮食二便正常。舌质红，苔薄黄，脉缓。去代赭石，加白芍 10g，五味子 10g。6 剂，水煎服。

问题

6. 处方中选用的主方是什么？如何理解处方配伍？

（四）问题解析

本案是因肝脾肾功能失调而引起的三阴病。

1. 患者有高血压病史多年，脉弦数，为肝阳上亢。肝为心之母脏，母病及子，导致心火旺盛，火性炎上，舌为心之苗窍，发为舌痛。

2. 心火旺盛，心神被扰则失眠，肝经热邪循经上扰则耳鸣。

3. 患者下肢酸困，口黏，为脾肾寒湿，水不涵木，木郁克土，土壅木郁，脾为湿困所致，因而形成上热下寒的寒热错杂证候。

4. 脾肾虚寒，木郁化火，湿热内生，故见舌质红，苔黄腻，脉沉细。

5. 本案共涉及心肝脾肾功能失调，治以清泄心肝，温补脾肾。可选用导赤散、乌梅丸等方剂加减治疗。

6. 初诊主方为乌梅丸加减。方中乌梅味酸入肝，滋补肝体；桂枝、柴胡、当归补肝疏肝；黄芩、黄连、黄柏清肝经郁热，以达到补肝、疏肝、清肝之功。配党参、干姜、附子、蜀椒、细辛温补肾阳，健脾和中。合导赤散清心养阴，方中生地黄甘寒而润，入心肾经，凉血滋阴以制心火；竹叶甘淡，清心除烦，淡渗利窍，导心火下行；甘草调和诸药，以防寒凉伤胃。用栀子代替木通，以防伤肾。伍镇肝熄风汤，镇肝息风，滋阴潜阳。全方寒热并用，共成清泄心肝，温补三阴之功。

（五）学习小结

高老认为火炎于上，水寒于下，口唇疾病临床所见多为寒热错杂之证。舌沟炎的治疗，同前文口疮治疗相似，病机要点为水寒、土湿、木郁，治疗原则为水暖、土和、木达，当以平调寒热，温补三阴为法，以厥阴经主方乌梅丸为主进行灵活加减运用。

（六）拓展

1. 简述正常人体舌苔的生成原因。

2. 简述舌沟炎的病机要点，从哪些脏腑论治？

3. 找出病案中处方的几个关键性药物，分析关键性药物的性味、归经、功用和古代医家对其药物的认识。

4. 写出学习本病后的心得体会。